口腔临床免疫学实验技术

主　编　陈万涛

副主编　张建军　贾　荣　刘世宇

编　者（以姓氏笔画为序）

王　旭　上海交通大学医学院附属第九人民医院
王衣祥　北京大学口腔医学院
田　臻　上海交通大学医学院附属第九人民医院
刘世宇　空军军医大学第三附属医院
严　明　上海交通大学医学院附属第九人民医院
邹　欣　复旦大学上海医学院
张建军　上海交通大学医学院附属第九人民医院
陈万涛　上海交通大学医学院附属第九人民医院
陈广洁　上海交通大学医学院
陈福祥　上海交通大学医学院附属第九人民医院
周红梅　四川大学华西口腔医学院
贾　荣　武汉大学口腔医学院
顾文莉　上海交通大学医学院附属第九人民医院
徐　骎　上海交通大学医学院附属第九人民医院
路丽明　上海交通大学医学院

人民卫生出版社
·北　京·

图书在版编目（CIP）数据

口腔临床免疫学实验技术 / 陈万涛主编 . —北京：人民卫生出版社，2023.11

ISBN 978-7-117-35534-6

Ⅰ. ①口… Ⅱ. ①陈… Ⅲ. ①口腔科学 —免疫学 Ⅳ. ①R780.3

中国国家版本馆 CIP 数据核字（2023）第 203667 号

人卫智网	**www.ipmph.com**	**医学教育、学术、考试、健康，购书智慧智能综合服务平台**
人卫官网	**www.pmph.com**	**人卫官方资讯发布平台**

口腔临床免疫学实验技术

Kouqiang Linchuang Mianyixue Shiyan Jishu

主　　编：陈万涛
出版发行：人民卫生出版社（中继线 010-59780011）
地　　址：北京市朝阳区潘家园南里 19 号
邮　　编：100021
E - mail：pmph @ pmph.com
购书热线：010-59787592　010-59787584　010-65264830
印　　刷：北京盛通数码印刷有限公司
经　　销：新华书店
开　　本：889 × 1194　1/16　**印张**：16　**插页**：4
字　　数：383 千字
版　　次：2023 年 11 月第 1 版
印　　次：2023 年 11 月第 1 次印刷
标准书号：ISBN 978-7-117-35534-6
定　　价：89.00 元
打击盗版举报电话：010-59787491　E-mail：WQ @ pmph.com
质量问题联系电话：010-59787234　E-mail：zhiliang @ pmph.com
数字融合服务电话：4001118166　E-mail：zengzhi @ pmph.com

前　言

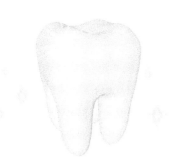

免疫学在口腔医学基础理论研究以及疾病临床诊断和治疗中的广泛应用与免疫学技术的进展密不可分，免疫学实验技术的进步为免疫学的长足发展提供了坚实的技术保障。《口腔临床免疫学实验技术》是一本以口腔医学领域免疫学实验技术为主要内容的书，是联系口腔免疫学基础理论知识和口腔临床免疫学的桥梁。

本书是《口腔临床免疫学》的姊妹篇，由15位从事口腔基础和临床免疫学工作的专家共同编写而成。全书共分为20章。本书内容充分考虑实验技术的可操作性、广泛性以及前沿性，涵盖了基础免疫学的常用实验技术，如组织多色免疫荧光标记技术、免疫组织化学技术、免疫电镜细胞化学技术、蛋白质印迹法、原位杂交、酶联免疫吸附试验及酶联免疫斑点试验、免疫共沉淀、流式细胞术等。同时，本书还着重阐述了不同类型免疫细胞的常见分选方法及表型和功能鉴定的实验技术，如口腔鳞癌肿瘤引流区淋巴结淋巴细胞（DNL）制备及活性检测、自然杀伤细胞（NK细胞）分选及活性检测、B细胞分选及免疫表型鉴定、T细胞受体检测技术、树突状细胞分离及鉴定技术、肿瘤疫苗研究技术等，为研究和表征免疫细胞生物学功能提供了充分的技术保障。此外，本书也纳入了近年来兴起的部分免疫学相关实验技术，如循环肿瘤细胞检测技术、细胞外囊泡分离和鉴定技术、口腔癌相关成纤维细胞分离及表征方法、单细胞测序技术等，较好地兼顾了前沿性。

本书在编写过程中力求对实验技术的原理、流程、试剂、仪器等的编写做到准确无误，并始终坚持内容的专业性、易读性、可操作性及科学性等原则。考虑到免疫学实验技术发展日新月异，加上编写者水平所限，难免存在纰漏和不足，希望广大读者予以批评和指正，不足之处将在再版时予以修改和补充。本书在编写过程中参阅了大量国内外文献资料，在书中未能一一注解出处，在此一并表示感谢。

陈万涛

2023年10月

目　录

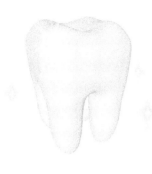

第一章

免疫学实验技术的发展史

第一节　免疫学实验技术概述

免疫学实验泛指基于免疫学原理,通过科学实验来观察免疫现象并探讨其本质和规律的一门学问。实验技术在免疫学发展过程中发挥了决定性作用,免疫学发展史实际上是免疫学实验技术的发展史。临床免疫学实验的奠基人当属英国乡村医生 Edward Jenner。他通过观察发现,挤牛奶的女工接触患牛痘的病牛后,会产生轻微的病症,但这些女工不会得天花。他在一名 8 岁男孩身上进行了接种“牛痘”的试验,结果获得成功。他于 1796 年发明了牛痘接种方法用来预防天花,开创了人工主动免疫预防疾病的先例。经过 1 个多世纪,牛痘疫苗被全世界广泛接受并常规使用。1979 年,世界卫生组织宣布全世界消灭了天花。牛痘接种方法创造了人类医学史上与传染性疾病作斗争最伟大的胜利。到了 19 世纪 80 年代,法国微生物学家、化学家 Louis Pastuer 发明了预防鸡霍乱的疫苗。他也是第一个制备人工减毒活菌苗的科学家。其后又成功研制出狂犬病疫苗,并应用于患者,获得了巨大成功。这些早期的临床试验成果加快了人类进一步探讨免疫学机制的进度,也极大地促进了免疫学技术的发展。19 世纪末期,德国微生物学家 Robert Koch 发现了感染性疾病的病因是病原体,并证实每种病原体都可引起一种特有的疾病。Robert Koch 的这一发现,促进了实验免疫学和医学的迅猛发展。19 世纪后叶,俄国科学家 Elie llya Metchnikoff 发现了巨噬细胞,开创了固有免疫,为细胞免疫(cellular immunity)奠定了基础,最终提出了体液和细胞免疫学理论。1890 年,德国科学家 Emil von Behring 及其日本同事 Kitasato 发现了抗体,开创了免疫血清疗法,继而推动了体液免疫(humoral immunity)的研究。1897 年,Paul Ehrlich 提出了抗体产生的侧链学说。

1899 年,比利时医生 Jules Bordet 发现了补体。法国生理学家 Charles Richet 在血清疗法和过敏反应研究中做出了重大贡献。20 世纪初,奥地利学者 Karl Landsteiner 是血型和血清学的奠基人。1937 年,美国科学家 Tiselius 和 Kabat 提出抗体是丙种球蛋白。1959 年,英国科学家 Rodney Poster 和美国科学家 Gerald Edlman 发现了免疫球蛋白的结构。

随后人们又在血清中发现了调理素，观察到吞噬细胞的作用在体液因素参与下可被明显增强，从而证明了这两种免疫机制是相辅相成的，使人们对免疫机制和免疫学原理有了较全面的认识。20世纪初，科学家先后发现和认识了变态反应、血清病、实验性局部变态反应（Arthus反应）、皮肤反应、施瓦茨曼反应（Schwartzman反应）、调理作用、诊断梅毒的补体结合反应。这期间，疫苗研究也有了新的发展，如用卡介苗（BCG）预防结核病，百白破混合疫苗预防百日咳、白喉和破伤风，这些临床应用促进了免疫学理论和免疫学实验技术的快速发展，增强了对免疫病理的认识，为免疫性疾病的研究打下了基础。20世纪中期，免疫学技术得到了迅速发展，如抗体纯化、鉴定及免疫测定技术、凝胶内沉淀技术和免疫电泳等血清学技术。20世纪后期，出现了放射免疫测定、免疫酶标技术、生物素-亲和素标记技术、免疫荧光技术、免疫胶体金技术、化学发光免疫技术和免疫细胞转染技术以及细胞和细胞因子测定技术等。这些免疫学技术的发展和广泛应用，进一步推动了现代免疫学的发展。1957年，MacFarlane Burnet提出克隆选择学说。该理论1957年被Georges Kohler和Cesar Milstein所创立的B细胞杂交瘤技术和单克隆抗体产生所证实。免疫学家对组织相容性抗原在免疫识别上限制作用的认识，对B细胞免疫球蛋白的基因重组和T细胞受体的发现，再加上1974年Niels Kaj Jerne提出免疫网络学说，以及分子免疫学技术的飞速发展和运用，免疫学的发展真正进入了分子免疫学时期。

第二节　免疫学及经典免疫学实验技术的发展史

免疫学发展史是免疫学理论和免疫学实验技术共同发展和前进的历史，免疫学理论的发展依赖于免疫学实验技术的进步和发展，免疫学实验技术的进步则依赖免疫学理论的指导。19世纪以来，免疫学发展的历史轨迹充分证实了这一点。免疫学技术是提供相应免疫学检验项目、结果及数据的实验应用技术，其发展大致经历了经典、现代和自动化三个阶段。

病原体的发现及微生物学的发展，极大地推动了抗感染免疫的发展。抗体的发现使科学家对抗原进行研究，即以实验生物学为基础，研究宿主在受抗原刺激后所引起的免疫应答，从而使免疫学发展至科学免疫学时期，并成为一门独立的学科。其间，对抗原与抗体特性的深入研究，创立了免疫化学，发展了体液免疫，以无毒或减毒的病原体制成的菌苗在临床上得以广泛的应用。在抗体的应用中，发现了免疫应答所致的变态反应性疾病，认识到适度的免疫应答有免疫防御作用，过度和不足的免疫应答都有致病作用。20世纪中期，克隆选择学说的提出，认识到体液免疫和细胞免疫的协同作用，推动了细胞免疫学时期的到来，以及经典免疫学实验技术的发展，在这个时期主要有以下几方面成果和贡献。

一、病原菌的发现与疫苗的使用

19世纪中叶，随着显微镜放大倍数的提高，导致病原菌被发现，首先在感染羊的血液中看到了炭疽杆菌。实验证明培养的炭疽杆菌能使动物感染致病，并发明了液体培养基用于细菌培养。继而Koch发明了固体培养基，分离培养结核杆菌成功，提出病原菌致病的概念，认识到病原体致病及病后免疫现象，使人类认识到病原体感染能使动物及人产生免疫力，防止再感染。接种牛痘疫苗预防天花的科学性和有效性，推动了疫苗的研制和广泛应用，成为以免疫接种方法使人类产生主动免疫，征服传染病的强有力工具。预防接种仍是人类控制并消灭传染病的主要手段。

二、抗原、抗体的发现、应用及细胞免疫的研究

1. 抗体、抗原的发现、结构分析和应用　19 世纪 80 年代，在病原菌研究过程中发现白喉杆菌是通过外毒素致病，进一步研究发现感染白喉棒状杆菌患者的血清中存在白喉棒状杆菌抗毒素，这是人类最早发现的抗体，并在临床上成功应用白喉抗毒素治疗白喉患者。此后，又成功将白喉及破伤风外毒素减毒成类毒素，进行预防接种。20 世纪初，免疫动物研究发现决定抗原特异性的是很小的分子，它们的结构不同，抗原性也不同。据此，科学家发现人类红细胞表面表达的糖蛋白末端寡糖特点决定了其抗原性，从而发现了 ABO 血型，避免了输血导致的严重变态反应。

20 世纪 30 年代，科学家用电泳技术证明了抗体（antibody，Ab）是免疫球蛋白。动物在免疫后，血清中免疫球蛋白显著增多，抗体主要存在于免疫球蛋白中，从而可将抗体从血清中分离出来。此技术解决了抗体的纯化问题。随后，科学家们分别对 Ab 结构进行了研究，证明它是由四肽链组成，靠二硫键连接在一起。Ab 的氨基端结合抗原，决定抗原结合特异性，称 $F(ab')_2$ 段。Ab 的羧基端具有 Ab 的其他功能，易产生结晶，称 Fc 段。在分子水平上阐明 Ab 结构使其在应用上经酶解后获得了 $F(ab')_2$ 段，可减少其使用中的变态反应；在理论研究上，使人们对 Ab 特异性的研究集中在分析 $F(ab')_2$ 段的氨基酸组成，结果发现了 Ab 可变区及其抗原结合部位。

2. 免疫耐受的发现　Owen 等科学家发现了机体对特异性抗原不应答的现象，并命名为“免疫耐受”。其是指动物胚胎发育期或新生期接触抗原，可对其产生免疫耐受，待动物到成年期时，对该抗原不再发生免疫应答。相反，如果动物在成年期接触一定量的抗原，可产生特异性免疫应答。

3. 克隆选择学说　1957 年 MacFarlane Burnet 等科学家结合细胞生物学及遗传学的技术和成果，在全面总结免疫学理论和技术新成果的基础上，提出了克隆选择（clonal selection）学说。该学说是以免疫细胞为核心，认为免疫细胞是随机形成的多样性的细胞克隆，每一个克隆表达同一种特异性的受体，并认为该受体是细胞膜抗体分子。当细胞受抗原刺激后，细胞表面的受体特异性识别并结合该抗原，引起细胞活化，进行克隆性扩增，产生大量子代细胞，合成大量相同特异性的抗体。不同的抗原结合不同特异性的细胞表面受体，选择活化不同的细胞克隆，导致不同的特异性抗体产生。细胞产生 Ab 的种类是由细胞内遗传基因编码的，抗原只是选择结合表达相应受体的细胞，使之特异性单克隆扩增。Georges Kohler 和 Cesar Milstein 所创立的单克隆抗体技术，证明了克隆选择学说理论的正确性。此后以 MacFarlane Burnet 为代表的科学家，将以抗体为中心的免疫化学及其技术发展至以细胞应答为中心的细胞生物学阶段，全面推动了细胞的免疫应答及免疫耐受的形成及其机制的研究。

4. 细胞免疫学及其技术的发展　克隆学说提出后，B 淋巴细胞（B 细胞）及 T 淋巴细胞（T 细胞）也相继被发现。Glick 在实验中发现，将鸡的腔上囊（又称法氏囊）切除后，Ab 的产生会出现问题。他于

1957年提出，鸡的腔上囊是Ab生成的细胞中心，并将这类细胞称为B细胞，其命名源自法氏囊（bursa of Fabricius）。1961年Miller等人研究发现，在新生期切除胸腺的小鼠及先天性胸腺缺陷的新生儿，均会发生严重的细胞免疫缺陷，且抗体产生量严重下降，从而认识到执行细胞免疫的细胞群，并将其命名为T细胞，其取自胸腺（thymus）的首字母，并证明胸腺是T细胞发育、成熟的器官。Warner和Szenberg研究发现，切除腔上囊的鸡只是抗体产生受到影响，而不影响移植排斥反应，进一步证明T细胞及B细胞分别负责细胞免疫及体液免疫。Claman和Mitchell通过实验证明，T细胞及B细胞存在协同作用，T细胞能诱导B细胞产生IgG类抗体。后期研究还证实，T细胞和B细胞分别对同一抗原分子的不同抗原决定簇产生应答，前者向后者提供辅助后，B细胞才能产生抗体。

单克隆抗体（monoclonal antibody，mAb）技术的建立及其广泛应用，得以鉴定细胞表面不同的蛋白分子。Cantor等以细胞表面特征性分子为标记，将小鼠及人的T细胞分为细胞毒性T细胞、辅助性T细胞等不同功能亚群，分别执行对靶细胞的杀伤作用、释放细胞因子以及辅助其他免疫细胞的功能。Gershon等证明了抑制性T细胞的存在。1976年，T细胞生长因子（T cell growth factor，TCGF，即IL-2）的发现，使T细胞体外培养获得成功。更多种类细胞因子（cytokines）的发现，揭示了在免疫应答中，细胞因子具有介导和调节各类免疫细胞的作用。在细胞因子作用下，T细胞及B细胞能在体外扩增并分化为效应细胞，进而证明单纯可溶性抗原可活化B细胞，但不能活化T细胞，必须与主要组织相容性复合体（MHC）编码的分子结合。MHC分子表达于抗原提呈细胞（antigen-presenting cells，APC）表面，被T细胞表达的受体识别，并由APC提供辅助信号，T细胞才能活化，进而增殖。T细胞及B细胞对抗原具有特异免疫应答，进行克隆扩增，并分化为效应细胞，执行特异免疫功能。特异性免疫具有免疫记忆作用，即再次接触相同抗原后，能迅速发挥效应。

5. 固有免疫与抗原提呈作用　19世纪后期就已经有学者发现吞噬细胞具有吞噬、清除细菌的作用。此后，又发现机体内的单核巨噬细胞、多形核粒细胞、未成熟的树突状细胞均具有吞噬病原体的作用，它们对机体起即刻免疫保护作用。20世纪后期，发现了自然杀伤细胞（natural killer cell，NK cell）、自然杀伤T细胞（natural killer T cell，NKT）、γδT细胞及B-1细胞，这些细胞均能识别多种病原体，并普遍具有即刻杀伤清除作用，这类免疫作用称为固有免疫。这种固有免疫对机体具有免疫保护作用，不具有免疫记忆特点，该类作用要早于特异性免疫。随着树突状细胞的功能被逐渐认识和阐明，研究证实单核细胞和朗格汉斯细胞吞噬病原体后，在合适条件下，能分化为成熟的树突状细胞，这种细胞具有很强的抗原提呈作用，通过活化T细胞启动特异性免疫。基于上述研究成果，描绘出了一个完整的免疫网络，即个体的免疫系统一般是经固有免疫到抗原提呈，再到特异性免疫的反应过程。

6. 变态反应及自身免疫性疾病　20世纪初人们就发现，应用动物来源的抗体进行临床治疗，可引起患者的血清病，它是一种可致休克的变态反应性疾病。观察发现，结核病患者在进行结核菌素试验过程中，能导致局部显著的病理改变，随后提出这类由免疫应答而发生的反应称为变态反应。进一步研究发现，不合适的免疫应答确实对机体存在有害的一面，即变态反应性疾病。研究还发现，在正常情况下，机体免疫系统对自身抗原是耐受的。然而，在感染及自身抗原性质改变的条件下，免疫系统会对自身抗原产生病理性免疫应答，导致自身免疫性疾病。经历1个多世纪的发展，免疫学研究揭示了免疫系统的组成及功能、固有免疫及特异性免疫、体液免疫及细胞免疫、T细胞及B细胞的特异免疫应答过程,以及免疫调节及免疫应答异常与疾病,并在免疫学理论指导下,发展了免疫学技术和方法,形成了独立的免疫学科。

第三节　免疫学和现代免疫学实验技术的发展

细胞免疫学的发展明确了T细胞及B细胞经表面受体识别抗原分子,受体与抗原结合的信号由细胞表面传至细胞核内,导致相关基因活化,使细胞进行克隆扩增,并分化为效应细胞,发挥其免疫功能。20世纪后期,分子生物学的兴起和人类基因组、后基因组计划的开展,使人们从基因水平揭示了B细胞受体(BCR)及T细胞受体(TCR)多样性产生的机制,从分子水平阐明了信号转导通路、信号类型与细胞因子对细胞增殖、分化和凋亡的作用及效应机制,揭示了细胞毒性T细胞致靶细胞发生程序性细胞死亡的信号转导途径。免疫学的研究阐明并揭示了免疫器官、组织、细胞生命活动的基本规律和特征,促进了医学和整个生命科学的迅速发展。

一、分子免疫学研究突破性进展

1. 受体多样性的产生、抗原识别的意义　科学家发现并应用基因重排技术,研究了免疫球蛋白编码基因的重排现象和由此产生的受体多样性特点。1984年,Davis等分别克隆出小鼠及人的T细胞抗原识别受体的编码基因,经基因重排后,编码不同的特异性受体。研究证实,基因重排后可以编码不同氨基酸序列的蛋白质,并产生了不同的特异性抗体膜结合形式,也就是B细胞抗原识别受体。B细胞及T细胞抗原识别受体基因重排的生物学意义在于,经过基因重排,较少的基因数目可产生大量的各具特异性的蛋白质。

在胸腺细胞的发育过程中,胸腺基质内TCR对自身主要组织相容性复合体(MHC)的识别,决定了未成熟$CD4^+CD8^+$双阳性(DP)T细胞的发育。由TCR产生的细胞内信号对胸腺细胞诱发两种不同的反应:第一种是诱发阳性选择,导致细胞进一步分化和增殖;第二种是引起阴性选择,导致细胞凋亡。TCR所导致的阳性和阴性选择只发生于能表达自身MHC限制性TCR的胸腺细胞。这一过程发生的生物学意义在于,清除具有自身反应性受体的T细胞,排除具有非MHC限制性TCR的T细胞继续分化和增殖的机会。

2. 造血干细胞的发育特点　到目前为止,科学家对人类细胞发育、分化和凋亡的研究最为深入的应属免疫细胞,并早已鉴定出造血干细胞(HSC)。研究证明,它能分化为不同类型的血细胞及免疫细胞,并进一步促进了神经干细胞的发现。神经干细胞能分化为各类神经源性细胞。目前,人体各种器官、组织都有特异性干细胞被分离、鉴定。

3. 细胞凋亡途径的发现　细胞凋亡途径的首次发现也是直接来源于对免疫细胞的研究。科学家们在研究细胞毒性T细胞(CTL)对靶细胞的杀伤机制中发现,CTL表达FasL配体,靶细胞表达其受体

Fas。当 CTL 与靶细胞结合时，Fas 便与 FasL 结合，随后活化一组半胱天冬氨酸蛋白酶（caspase），caspase 一旦被活化，会启动级联活化过程，最后导致细胞脱氧核糖核酸（DNA）断裂，细胞发生凋亡。

4. 信号转导通路的发现和证实　科学家们在研究 T 细胞活化时发现，T 细胞的活化需要双信号的作用，信号 1 是 TCR 与抗原肽 -MHC 分子结合产生的，信号 2 是由 CD28 等协同刺激分子及其配基 B7 等结合后产生。信号转导途径中激酶间的级联活化导致转录因子活化，其转位至细胞核内，结合于相关靶基因的调控区，使基因活化，编码产物可促使细胞增殖及分化，从而成为效应细胞。

二、免疫学和免疫技术的应用研究

应用基因工程技术开发的免疫学制品可以规模化、标准化生产。基因重组细胞因子的发现、制备和应用，使多种免疫细胞在体外扩增、培养获得成功，并应用于临床。人源化抗体的合成和应用，使免疫治疗得到了质的突破。对免疫途径及效应识别的深入了解，提供了预防自身免疫性疾病的新途径和有效方法。免疫学原理和技术的应用研究随之也跨入了高速发展的时期。

1. 重组细胞因子的制备和应用　随着分子生物学技术的发展和普及应用，人们早已能应用大肠杆菌、酵母、昆虫细胞、蚕茧和动物等生产人类基因重组的细胞因子，多种细胞因子已广泛应用于临床，并已发展成为高新生物科技的新型药物工业。重组人红细胞生成素（rh-EPO）及粒细胞 - 巨噬细胞集落刺激因子（GM-CSF）等的临床使用，与从组织中提取的细胞因子比较，治疗效果显著，可产生巨大的经济效益，真正实现了高效、价廉的目标，为人类疾病的防治作出了巨大贡献。

2. 免疫细胞体外修饰和治疗　鉴于细胞分离鉴定和细胞因子的作用阐明和应用，造血干细胞及细胞毒性 T 细胞在一定细胞因子存在的条件下，已能在体外成熟地培养、扩增，诱导和修饰，并用于临床治疗。如树突状细胞的分离、体外分化成熟和鉴定，用以提呈肿瘤特异或相关抗原，使 T 细胞活化效果得到了显著提高，这些成果已用于恶性肿瘤的临床治疗。

3. 病毒和 DNA 疫苗的制备和应用　随着分子生物学、基因组学、蛋白组学等技术的发展和应用，科学家们在分析、鉴定病原体，尤其是病毒引起免疫应答的蛋白抗原、多肽及其编码基因后，研发了 DNA 疫苗，如乙型病毒性肝炎 DNA 疫苗和艾滋病疫苗，这些疫苗在临床或动物实验中效果显著。其中，乙型病毒性肝炎 DNA 疫苗、流感 DNA 疫苗都已在临床中应用。DNA 疫苗成本低、活性稳定、运输方便。其制备可在体细胞进行，甚至可用基因转染动物细胞、植物细胞。DNA 疫苗制品不需要纯化，是较为理想的方法。DNA 疫苗亦可用于治疗基因缺陷所致的免疫缺陷病，如转染人腺苷脱氨酶（ADA）基因治疗因 ADA 基因突变所致的联合免疫缺陷病，是当今基因治疗的典型案例。人乳头状瘤病毒壳抗原蛋白结构分析，推动了病毒样颗粒（virus-like particle，VLP）合成技术的发展，以 VLP 为基础研究并制备的人乳头状瘤病毒 6/11/16/18 型疫苗，能够有效预防 HPV 感染及宫颈癌，成为癌症预防的成功范例。

4. 人源抗体的制备和应用　抗体治疗已在感染性疾病、恶性肿瘤、自身免疫性疾病中广泛使用，但不同动物种属来源的抗体，在应用中有导致严重过敏的危险。而且，多次使用后会因为抗 - 抗体的产生而失效。结合基因重组技术、模式生物学技术和抗体分子结构的信息，科学家现已能用小鼠成功制备出人的抗体，其关键技术是将小鼠免疫球蛋白（immunoglobulin，Ig）基因全部或大部分敲除，转入人源 Ig 基因培育、繁殖成的小鼠在抗原刺激下能产生完全人源化的抗体，其效果得到增强，且因无小鼠成分而不会被排斥。

三、免疫学及其技术发展的展望

免疫学和免疫学技术的重要任务是预防和治疗传染病和非传染免疫相关性疾病。人类的多种疾病，如牙周病、舍格伦综合征、白塞病、自身免疫病、变态反应、移植免疫排斥、恶性肿瘤、多发性硬化、动脉粥样硬化等均与免疫学密切相关。对于在发病上可能与免疫间接相关的疾病，如阿尔茨海默病及疯牛病，也可能通过免疫学手段清除有害的致病蛋白质，从而使疾病得以缓解或治愈。今后，以免疫学原理和技术方法为主要手段，研究并开发功能基因及蛋白质，以免疫应答为基础，寻求有效的诊断和防治措施，将可以通过调节机体的免疫功能状态，达到防治疾病、提高健康等目的。

21 世纪是以人类基因组、功能基因组、蛋白质组、代谢组和系统生物学技术高速发展为标志的时代。病原体，如志贺菌属、结核杆菌、人类免疫缺陷病毒（HIV）等病毒的基因组序列均已获得。同时，有效重组疫苗的研制也在进行中，如成功制成新型的结核菌苗、HPV 疫苗及 HIV 疫苗等。应用基因芯片及蛋白质芯片，结合生物信息学分析技术，研究细胞处于不同时空状态下的功能特点，深入理解免疫调节和应答的分子机制。进入后基因组时代的基本任务是研究基因在时空上的表达顺序及功能。基因组和后基因组计划研究成果无疑成为免疫学原理和技术发展的新动力和源泉，以基因序列推测功能基因的反向免疫学（reverse immunology）方法和技术也已诞生。接下来的免疫学及其技术的研究，将更重视免疫细胞在时间与空间的演进及功能，这种研究较体外实验更符合生理、系统的实际情况。在免疫学技术上，建立多种转基因动物、基因敲除及缺陷动物为体内功能研究提供了保障。

参考文献

[1] 余传霖, 叶天星, 陆德源, 等. 现代医学免疫学. 上海: 上海医科大学出版社, 1998.
[2] 刘恭值. 现代医学免疫学. 南京: 江苏科学技术出版社, 2000.
[3] 陈福祥, 陈广洁. 医学免疫学与免疫学检验. 北京: 科学出版社, 2016.
[4] 陈万涛. 口腔临床免疫学实验技术. 上海: 上海交通大学出版社, 2009.

第二章

组织多色免疫荧光标记技术

实验目的和要求

1. 了解组织多色免疫荧光标记技术中抗原抗体特异性结合的基本原理。
2. 熟悉组织多色免疫荧光标记技术的操作步骤。
3. 掌握荧光标记抗体检测组织内抗原表达的方法。

第一节 概　　述

组织多色免疫荧光标记是基于免疫学、生物化学和显微镜方法建立起来的一项检测技术，它根据抗原抗体特异性结合的原理，将荧光标记的抗体作为探针，检测组织内的相应抗原。蛋白质、多肽、酶、激素、磷脂、多糖、受体及病原体等抗原物质均可用该方法检测。利用荧光显微镜可以直观地检测荧光信号所标记的组织细胞，确定抗原物质的性质和位置，通过检测组织中多种细胞的表达模式和细胞之间相互作用的相对空间位置，以助于全面理解疾病的进展。传统的免疫荧光（immunofluorescence，IF）标记技术允许在组织切片上分别显示 2~4 个标记，并且要求每种主要抗体来自不同物种。近年来出现的多重免疫荧光（multiplex immunofluorescence，mIF）允许在单个组织切片上检测多达 6~9 个不同的标记。该技术突破了基于不同抗体来源的传统免疫荧光方法的局限性，尤其对于研究临床稀有组织样本具有重要意义，已成为科学研究及病理诊断的有力工具。

一、分类

组织多色免疫荧光技术是一项重要的免疫化学技术，结合显微示踪技术可以直观检测和定位不同类型组织细胞中的多种抗原，并且通过标记荧光基团的特异性抗体实现高灵敏度及信号放大。根据使用的特定抗体，该技术主要分两大类：直接法和间接法。在直接法中，荧光基团标记直接偶联至与目标抗原物质反应的一抗。间接法是先用未标记的特异性一抗与抗原物质结合，再用荧光标记的二抗识别并结合一抗。直接法操作简便，非特异性染色较少。间接法由于其灵敏度高、信号可放大，可在同一样品中检测多个抗原等优势，应用更为广泛。特别是当研究从稀有供体采集的样品时，在单个切片上标记多个抗原的能力尤为重要。组织多色免疫荧光标记技术可以揭示组织细胞中多种标志物的表达，同时保留多种细胞之间的相互关系，已成为表征组织微环境的有效手段。

二、原理

组织多色免疫荧光标记技术的基本原理是抗原抗体特异性反应及荧光检测技术。抗原表位与抗体超变区必须紧密接触以获得足够的结合力，这种结合不形成牢固的共价键，而是通过几种非共价键结合，包括静电力、范德华力、氢键及疏水力。抗体分为单克隆抗体和多克隆抗体。单克隆抗体只结合一个抗原决定簇，其优点是特异性强、均一度高、重复性小且背景染色更低，在组织多色免疫荧光标记中单克隆抗体适用性更为广泛。

荧光物质吸收激发光能量后，电子从基态跃迁到激发态，当其恢复至基态时，发射出波长大于激发光波长的光，通过光谱扫描可鉴定荧光物质。因此，在选择荧光素时，应选择光子产量较高者，其光捕获能力强且效率高，并且有良好的光稳定性、水溶性，与常见光源及滤光器匹配性较好等特点。

三、实验适用范围和条件

组织多色免疫荧光标记技术通过抗原抗体反应和组织化学的显色反应，对相应抗原进行定性、定位、定量测定。其应用范围较为广泛，可测定蛋白质、多肽、神经递质、受体等抗原性物质。该技术适用于检测和分析组织细胞中的抗原性物质，这些抗原性物质必须有对应的特异性抗体。

第二节　实验操作步骤

多色免疫荧光标记间接法最为常用，本节以该技术为例简要介绍其具体实验步骤。

一、实验器材和试剂

1. 器材　载玻片、盖玻片、湿盒、染色缸、移液器、激光共聚焦显微镜。

2. 试剂　多聚甲醛、磷酸盐缓冲液（PBS）、蔗糖、OCT 冰冻包埋剂、山羊血清、第一抗体、第二抗体、细胞核染色剂、封片剂。

二、组织冰冻切片准备

1. 组织经 4% 多聚甲醛固定 4~6 小时，或直接冰冻切片后固定。用 PBS 彻底洗去固定液，5 分钟 × 3 次。

2. 将组织置于 30% 蔗糖溶液中 4℃脱水 24 小时，在此过程中组织会逐渐沉到离心管底部。

3. 除去蔗糖溶液，用镊子将组织待检测面朝下置于模具中心，常规应用 OCT 包埋剂包埋组织，为避免产生气泡应尽快转移到 -80℃冰箱，直至 OCT 包埋剂凝结。

4. 将组织转移至预冷的冰冻切片机恒冷箱（低于 -20℃）内复温，从模具中取出样品，按照所需切片方向固定于切片样品托上，置于速冻台直至 OCT 包埋剂凝结。

5. 将样品托安装于切片机上，使样品块切面与刀面平行，向后移动样品块使其恰好可切过刀边。

6. 调节冰冻切片机为粗修模式（厚度为 50~100μm），去除多余的 OCT 包埋剂直至接近组织（通常能看到一点肉色透出）。

7. 调节冰冻切片机为精修模式，根据实验需求设置正式切片厚度（5~30μm），放下防卷板使切片可平滑进入防卷板下的空间并被压平整，打开防卷板用常温显微镜载玻片轻触切片以收集切片并黏附于载玻片上。

8. 取下样品托上的组织块，用锡纸包好冻于 -80℃冰箱待用。

9. 切片室温干燥至少 30 分钟，可长期保存于 -20℃冰箱中待染色。

三、染色

1. 从冰冻切片机或冰箱中取出切片置于湿盒中复温至室温，将切片置于有 PBS 的染色缸中，用振荡器低速洗 5 分钟 ×3 次洗去包埋剂，该步骤之后切片需保持湿润，切忌干燥。

2. 逐一将切片取出，小心将组织周围的液体吸干，用免疫组化笔或蜡笔在组织周围画一个适当大小的圈，距离组织不宜太近（动作要快，以保持组织湿润）。

3. 用移液器小心地在组织上滴加 5%~10% 正常山羊血清（与二抗来源一致），谨防损坏切片，放入湿盒中在室温封闭 30 分钟。

4. 去除封闭液，滴加适当比例稀释后的一抗工作液，切片置于湿盒中 4℃过夜孵育或 37℃孵育 1~2 小时。

5. 从冰箱中取出湿盒置于室温复温，去除一抗，用 PBS 洗 5 分钟 ×3 次，该步骤后避光操作。

6. 用移液器滴加适当比例稀释后的二抗混合液于切片上，避光室温孵育 1~2 小时，去除二抗，用 PBS 洗 5 分钟 ×3 次。

7. 室温下染细胞核 10 分钟，用 PBS 洗 5 分钟 ×3 次。

8. 取出切片小心除去多余的 PBS，用移液器滴加少量封片剂于组织上，用洁净的盖玻片小心封片以防止组织上产生气泡，可用干燥的纸巾沿载玻片长边蘸去多余液体。

9. 用封片剂把载玻片边缘封起来。为了获得最佳结果，待切片干燥后再进行共聚焦成像和观察，载玻片可置于 4℃避光过夜以晾干。

10. 在激光共聚焦显微镜下观察，根据用于免疫染色的第二抗体的激发光 / 发射光波长选择所需波长并进行激光管选择设置，选取合适视野，拍摄照片。

第三节　实验关键点和注意事项

一、组织切片制备

制备组织冰冻切片是免疫荧光标记中的关键步骤，完好的冰冻切片对实验的成败至关重要，对于不同组织需权衡抗原活性及组织完整性的保存。良好的固定剂可避免组织细胞结构被破坏，将抗原固定在原位，最大限度地保存抗原的免疫活性。常用的组织固定剂为 4% 多聚甲醛，也可将新鲜组织速冻后制作冰冻切片再用丙酮固定切片。

（一）组织固定的注意事项

1. 组织固定剂体积至少为组织体积的 20 倍。

2. 固定时间应根据组织的大小和组成进行优化，短期固定（4~6 小时）可保存荧光蛋白的活性，温和固定可能不利于组织的完整性。

3. 对于骨组织，彻底去除其周围肌肉至关重要，可使固定剂穿透骨组织，以在给定的时间达到最佳的固定效果。

4. 对于固定剂难以渗透的组织，在不破坏待观察区域的前提下，应优先分离组织以加快固定，例如脊柱在彻底固定前应先分离出单个脊髓，脑组织需全身灌注固定并使用梯度蔗糖溶液脱水以避免产生冰晶。

5. 若采用新鲜组织速冻包埋，可制作冰冻切片后用冷的丙酮（4℃）固定 10 分钟再进行染色。

（二）冰冻切片制备的关键点

1. 经蔗糖脱水后组织可减少冰晶产生从而提高冰冻切片的质量。细胞无肿胀或明显收缩。组织无人为裂隙，无空泡及空网状形成，切片完整。

2. 根据检测需求制备不同厚度的组织切片。一般组织为 4~6μm 超薄切片。如需观察细胞吞噬等三维成像，则需要制备 10~30μm 切片。为观察高分辨率骨组织的三维成像，则需要制备 50~300μm 切片。

3. 切片时若出现组织碎裂，说明样品温度过低；若出现卷片粘连，说明样品温度过高，应根据情况及时调整刀片与冰冻切片机腔内温度，优化切片效果。

4. 若使用黏附载玻片，需预先在玻片的修饰侧做好标注，以免出错。

二、抗体选择

必须在实验前确定一抗及二抗的使用。当检测组织中多个抗原时，无论使用荧光直接标记一抗还是标记二抗，应尽量选择光谱重叠较少的荧光基团进行组合。此外，需根据目标抗原的丰度选择匹配的荧光基团，以保证最佳的荧光强度。如果抗原表位位于细胞内则需在封闭前滴加 0.3% TritionX-100 破膜通透 10 分钟。需进行预实验使用梯度抗体稀释比来筛选最佳稀释度，以实现较高的信噪比，避免荧光信号较弱或较高的背景染色。除了实验条件的反复优化，还需设立严格的实验对照以确定抗体的染色是否特异。对于荧光指标抗体需选择抗体的同型对照或不表达目标抗原的组织作为阴性对照。同时，也需设立已知表达抗原作为阳性对照。

三、组织自发荧光

组织自发荧光是指在免疫荧光检测过程中干扰阳性荧光信号的背景荧光的统称，其会对组织切片的检测结果造成很大的困扰。组织自发荧光产生的原因主要来自组织本身的组分，主要包括黄素、卟啉、植物叶绿素、胶原蛋白、弹性蛋白、红细胞和脂褐素等。这些组分通常在可见光谱的绿色和黄色波长范围内产生荧光。除去组织切片自身的原因，组织固定中经常使用的固定剂也会造成组织自发荧光。光漂白、硫酸铜和苏丹黑 B 通常用于减少组织中产生的自发荧光。光漂白方法使组织切片长时间暴露于高强度紫外辐射下，使组织中自发荧光的成分发生不可逆的光氧化作用，但该方法耗时较长且不适用于体内荧光物质示踪的免疫荧光标记实验。硫酸铜和苏丹黑 B 对降低中枢神经系统组织中由脂褐素引起的自发荧光非常有效。另外，也可以通过共聚焦显微镜和软件减弱背景以降低自发荧光信号。

第四节　应 用 实 例

以人口腔鳞癌组织免疫荧光标记实验为例进行介绍，使用 Periostin（POSTN）抗体（anti-POSTN）、抗精氨酸酶 1 抗体（anti-Arg-1）进行免疫荧光标记实验。

一、组织石蜡切片准备

1. 人口腔鳞癌组织经 4% 多聚甲醛固定 24 小时，用 PBS 洗 5 分钟 ×3 次。

2. 将组织放于 70% 乙醇溶液中 2 小时，80% 乙醇溶液中 2 小时，90% 乙醇溶液中 1 小时，95% 乙醇溶液中 40 分钟，无水乙醇中 40 分钟，再次置于无水乙醇中 30 分钟。将脱水后的组织放于二甲苯溶液中透明 10 分钟。

3. 将组织浸入软蜡中 1 小时，第二次浸入软蜡中 40 分钟，再浸入硬蜡中 40 分钟，第二次浸入硬蜡中

1 小时。

4. 将蜡液加入模具中，然后将组织待检测面朝下平放于蜡液中，摆平后将模具移至冷却台，使组织与蜡液共同凝固。

5. 包埋后去除组织周围过多的石蜡，用石蜡切片机制作 4~6μm 厚度的切片，置于黏附载玻片上，室温干燥 30 分钟待染色。

二、染色

1. 将切片放在 65℃烘箱中烘烤 1 小时，直至石蜡完全融化。将切片拿出，迅速放在二甲苯溶液中脱蜡 10 分钟 ×3 次。

2. 将切片依次放在 100%、90%、80%、70% 的梯度乙醇溶液中各水化 5 分钟。将切片用纯水洗涤 5 分钟后，用 PBS 洗涤 5 分钟。

3. 将切片放在装满 AR6 缓冲液的切片盒中，放在微波炉的转盘边缘，高火加热至水沸腾（约 45 秒），改 20% 火力（最小火力）加热 15 分钟进行抗原修复。

4. 将切片从微波炉中拿出，在室温下自然冷却。用 PBS 清洗 5 分钟 ×3 次。

5. 在切片的组织周围用防水笔画圈，用移液器滴加过氧化物阻断剂至完全覆盖组织，将切片放在湿盒中室温下孵育 15 分钟。用 PBS 清洗切片 3 次，敷封闭液，室温放置 1 小时。

6. 去除封闭液，按说明书稀释 anti-POSTN 试剂为 1 : 200，轻轻滴加到湿盒中的切片上，在 4℃冷库中过夜孵育。

7. 从冰箱取出湿盒，置于室温复温，去除一抗，用 PBS 洗 5 分钟 ×3 次。

8. 用移液器向切片上缓慢滴加 HRP 标记的二抗，在室温下孵育 10 分钟，去除二抗，PBS 洗 5 分钟 ×3 次。

9. 用吸水纸吸去多余水分，用移液器向切片上缓慢滴加 500μL Opal 工作液，放在室温孵育 10 分钟，用 PBS 洗 5 分钟 ×3 次。

10. 去除多余抗体，将切片轻轻地放入装满 AR6 缓冲液的切片盒中，放在微波炉的转盘边缘，高火加热至水沸腾（约 45 秒），改 20% 火力（最小火力）加热 15 分钟，在室温下自然冷却，约 30 分钟。用纯水轻轻地洗涤切片 5 分钟，PBS 洗 5 分钟 ×3 次。

11. 重复步骤 5~9，加入下一种抗体 anti-Arg-1（稀释比为 1 : 200）。

12. 按照说明书要求配制 DAPI 工作液，用微量加样移液器缓慢地滴在切片上，在湿盒中室温下孵育 5 分钟，PBS 洗 5 分钟 ×3 次。

13. 用移液器向切片上滴加封片剂，小心用盖玻片沿一侧缓慢放下，防止组织上产生气泡，用干燥的纸巾沿载玻片长边蘸去多余液体，将切片平放于室温下晾干。

14. 在激光共聚焦显微镜下观察，根据免疫染色的激发光 / 发射光波长选择所需波长并进行相应激光管的选择设置，选取合适视野，拍摄照片（图 2-4-1，见书末彩插）。

参考文献

[1] 陈万涛. 口腔临床免疫学实验技术. 上海: 上海交通大学出版社, 2009.
[2] 陈福祥, 陈广洁. 医学免疫学与免疫学检验. 北京: 科学出版社, 2016.

第三章

免疫组织化学技术

实验目的和要求

1. 了解免疫组织化学检测的原理。
2. 掌握免疫组织化学检测的方法及常规操作步骤。

第一节 概　　述

免疫组织化学(immunohistochemistry)又称免疫细胞化学(immunocytochemistry),是组织化学的一个分支,是将免疫学基本原理与细胞、组织化学技术相结合所建立起来的技术。它应用了抗原抗体可发生特异性结合的免疫学基本原理,采用带显色剂标记的特异性抗体(抗原)在组织或细胞原位显示相应的抗原(或抗体),确定某些抗原(或抗体)是否存在于细胞、组织内并检测其分布状况,由此对某些抗原(或抗体)等物质进行定性、定位及半定量测定。免疫组织化学巧妙地结合了免疫反应的特异性和组织化学的可见性,在细胞、亚细胞水平检测各种抗原(或抗体)物质,如蛋白质、肽类、表面抗原、受体、激素、神经递质、细胞因子等。

19 世纪 40 年代,Coons 等人用荧光素标记抗体在荧光显微镜下检测到了组织中的肺炎双球菌,从而开创了免疫细胞及免疫组织化学(简称免疫组化)技术。19 世纪 60 年代 Nakane 等人建立了将酶组织化学与免疫学相结合的过氧化酶标记抗体技术。19 世纪 70 年代 Sternberger 等人建立了过氧化酶 - 抗过氧化酶复合物技术(PAP 法)。19 世纪 80 年代亲和免疫组织化学(affinity immunohistochemistry)技术涌现并迅速发展,它是利用两种物质之间,如植物凝集素(lectin)与糖类、生物素(biotin)与卵白素(avidin)、葡萄球菌 A 蛋白(staphylococcal protein A,SPA)与 IgG 等所具有的高度亲和力,而进行的组织化学检测方法。由于引入了亲和细胞化学，增强了免疫组织化学反应的敏感性，更有利于微量抗原（或抗体）在细胞或亚细胞水平定位，进而推动了免疫组织化学的发展，使其在生物医学各领域得到了广泛应用。1959 年 Singer 首先用高电子密度的铁蛋白标记抗体，在电镜下检测细胞中的抗原，从而将免疫细胞化学技术发展至电镜水平。1966 年，Nakane 用辣根过氧化物酶标记抗体，配合氧化酶细胞化学方法建立了电镜免疫酶细胞化学技术。1971 年，Faulk 和 Taylor 用胶体金标记抗体定位抗原。由于胶体金能迅速稳定地结合蛋白质而对其生物活性无明显影响，并且在光镜和电镜下都有可见性，近 20 多年来胶体金技术深受重视。

第二节　实验方法的分类和原理

一、免疫反应的特异性

免疫反应的特异性表现在抗原作为一类结构复杂的大分子能刺激机体产生针对该抗原的特异性抗体，该特异性抗体能识别该抗原并与其结合，即发生特异性的抗原抗体反应。免疫组织化学技术就是利用这种抗原与抗体间能特异性结合的性质，再通过相应的组织化学反应从而显示细胞及组织中的特异性靶分子。

肽类与蛋白质种类繁多，均具有抗原性。当将人或动物的某种肽或蛋白质作为抗原注入另一种动物体内，则产生与该抗原相应的特异性抗体（免疫球蛋白），将抗体从血清中提出后，体外结合某种标记物，就成为标记抗体。将标记抗体与目的标本（如组织切片或细胞爬片）共孵育，标记抗体则与细胞中相应的抗原发生特异性结合，结合部位被标记物显示，在显微镜下即可观察到该蛋白质或肽的存在部位及分布情况。

特异性抗体可用多种物质进行标记，使其成为标记抗体。如用荧光素（常用异硫氰酸）标记已知抗体，使之与组织细胞中相应的靶抗原结合，由于荧光素在荧光显微镜下能发出荧光而被检出，以此可以实现靶抗原定位检测目的。此技术称为免疫荧光组织化学技术。若抗体标记物为某些酶类，如辣根过氧化物酶（horseradish peroxidase，HRP）、碱性磷酸酶、酸性磷酸酶、葡萄糖氧化酶（GOD）等，可与组织中相应的靶抗原结合，通过酶组织化学显色方法显示抗原抗体复合物，从而达到检测抗原的目的，此技术称为免疫酶组织化学技术。免疫酶组织化学技术提高了实验检测效率。此外，尚有用铁蛋白标记抗体者，称为铁蛋白标记法，可用于电镜观察。

二、基本原理

免疫细胞化学反应的基本原理是把组织细胞中的特异分子作为抗原，用各种在显微镜下可见的标记物标记特异抗体或者标记某些大分子复合物，如酶 - 抗酶复合物，使特异的免疫化学反应具有可见性，从而间接显示抗原，达到在细胞或细胞器水平定位特异分子的目的。其一般反应过程如下。

抗原 + 标记抗体(或抗体 + 标记系统)→标记的抗原抗体复合物。

免疫组织化学技术有直接法和间接法。直接法是标记的特异抗体直接与组织中的抗原发生反应。直接法简单,非特异性反应少,但是敏感度低,且一种标记的抗体只能检测一种抗原。目前已经很少采用直接法来对靶抗原进行检测。间接法是组织中的抗原与未标记的特异抗体(第一抗体,简称一抗)反应,第一抗体再作为抗原与标记的第二抗体(简称二抗)反应(图 3-2-1)。二抗是用一抗作为抗原注入动物体内而诱导产生的抗体,再标以标记物而成的,因此一抗对标本中的抗原来说起抗体的作用,同时对二抗来说又起抗原作用。

间接法的优点:①只要有同一种属的一抗和标记的二抗就可操作,不必针对各种抗原的一抗进行标记,大大简化了抗体的准备;②一个一抗分子可能与多个二抗分子结合,假设组织抗原与一抗分子的结合是 1∶1 的,并且抗体分子与标记物的结合也是 1∶1 的话,那么显示一个抗原分子在直接法中只有 1 个标记物,而在间接法中就有 2 个标记物,提高了免疫组织化学反应的灵敏度;③一抗未经标记,避免了标记可能对抗体与抗原结合反应所造成的影响。目前的免疫组织化学技术多采用间接法。

三、抗体

抗体是免疫球蛋白,在人类有 IgG、IgA、IgM、IgD 和 IgE 五类。抗体分子的基本结构是两条较长的多肽链(重链)和两条较短的多肽链(轻链)组成的四肽链结构。用木瓜蛋白酶酶解后 IgG 可分为 3 个部分,即 2 个 Fab 段和 1 个 Fc 段(图 3-2-2)。Fab 片段具有抗体活性,即这一结构决定某种抗体与抗原结合的能力和特异性。Fc 片段上分布着决定同种型抗原性的抗原决定簇,因此决定其本身的抗原性,即这一结构决定该抗体本身作为抗原刺激其抗体产生的能力和特异性。免疫组织化学技术的间接法就是利用抗体的这一特性设计了针对抗体的抗体,所以称第一抗体和第二抗体。

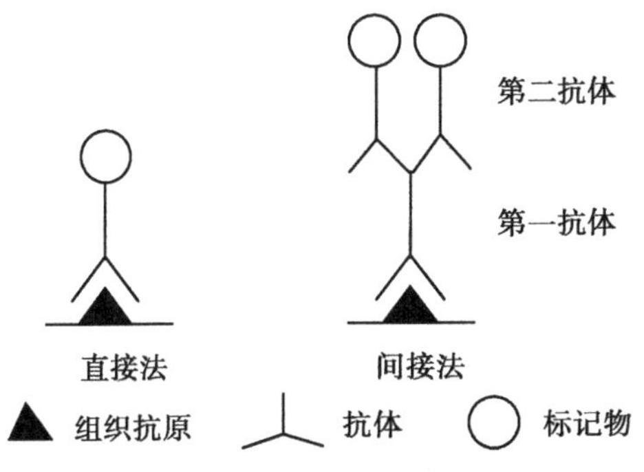

图 3-2-1　免疫组织化学技术的直接法和间接法

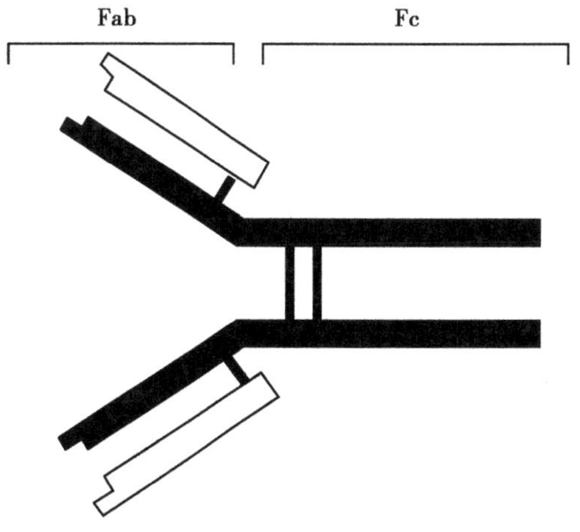

图 3-2-2　抗体 IgG 的分子结构

在免疫组织化学技术中所采用的第一抗体主要有抗血清和单克隆抗体两种。抗血清等同于多克隆抗体,是用提纯的抗原免疫动物后从动物血清制备得到的。单克隆抗体是指由单个产生特异性抗体的 B 细胞分化增殖形成的细胞克隆所产生的抗体。这种抗体分子组成均一,特异性好,是较理想的抗体。目前随着免疫组织化学技术的进步及检测方法的广泛应用，抗血清已逐渐地被单克隆抗体所取代，可供选择的商品化第一抗体的种类也越来越多，标记的第二抗体及免疫组化全流程的配套试剂盒都易于得到，这进一步推动了免疫组织化学方法在实际工作中的应用，使得近年来免疫组织化学技术被运用于生物医学的几乎所有学科，成为形态与功能相结合的一种难以替代的有力研究手段，尤其对细胞生物学、病理学、神经生物学、发育生物学、微生物学等学科的发展起到了巨大的促进作用。

四、常用的免疫组织化学检测技术的原理

在实际工作中，根据抗体标记物的不同，将免疫组织化学染色技术细分为免疫荧光技术、免疫酶组织化学技术、亲和免疫组织化学技术、免疫金（银）组织化学技术、免疫电镜技术等。特别是近 20 年来随着免疫组织化学技术的迅速发展，已出现了近 10 种技术方法。这部分着重探讨临床应用较为广泛的免疫酶组织化学技术和亲和免疫组织化学技术。

（一）免疫酶组织化学法

根据酶标记物质的不同又可将免疫酶组织化学法分为酶标抗体法和非标记抗体酶法。

1. 酶标抗体法　通过共价键将酶结合在抗体免疫球蛋白分子的氨基或羧基上，形成酶标记抗体，与标本进行反应后，使抗原抗体复合物上带有酶分子，再用酶组织化学法将酶显色，以供镜下观察。其又可分为直接法和间接法。

(1) 直接法：将标记物直接标记在特异性抗体（一抗）上，标记的一抗直接与组织中的靶抗原反应，借以研究抗原物质的分布和性质。

(2) 间接法：此法需要两种抗体参与，即一抗（特异性抗体）和酶标记的二抗。先用未标记的一抗与样品中的相应靶抗原结合，然后以标记的二抗与一抗结合，形成抗原 - 抗体 - 酶标抗体复合物，由于一抗上有多个抗原决定簇，因此能结合多个标记的二抗，使复合物分子上的显色标记物增多，即具有信号放大作用。故间接法比直接法的敏感度高 5~10 倍，但缺点是非特异性染色较重。

2. 非标记抗体酶法　由于在酶标记过程中，酶与抗体的结合可能影响抗体和酶的活性，降低抗体效价，为避免上述缺点，在酶标抗体的基础上，又发展了非标记抗体酶法。此法首先用酶制成高效价特异性抗体——抗酶抗体，再将酶与抗酶抗体结合形成复合物。此法保留了抗体的活性，灵敏度较高，非特异性背景染色较酶标抗体法轻，曾经对免疫组织化学技术的推广应用发挥了巨大的作用。

(1) 酶桥法（enzyme bridge method）：首先用酶免疫动物，制备成抗酶抗体，以二抗为桥梁，将抗酶抗体结合在一抗上，再将酶结合在抗酶抗体上，经显色显示抗原的分布。抗酶抗体与一抗必须为同种属抗体，具有相同的抗原性，二抗即桥抗游离的 Fab 才能与一抗和抗酶抗体结合。此法的优点在于任何抗体及酶均未被共价结合，避免了共价连接对抗体和酶活性所产生的损害，增强了敏感性，非特异染色少，节省了一抗的用量。但抗酶抗体必须高效价，且经高度纯化（抗酶抗体不易纯化），酶用量大，而且有些抗酶抗体与酶的结合力较弱，易解离，反而降低了敏感性。

(2) PAP 法：此技术最初由 Sternberger 于 1979 年报道，该方法采用过氧化物酶和免疫夹心增强技术，其基本原理与酶桥法相似，是酶桥法的改良，其不同于酶桥法之处在于首先制备高效价的抗酶抗体，再将

酶与抗酶抗体形成可溶性的环形复合物，即过氧化物酶-抗过氧化物酶复合物（PAP）。该复合物为3个酶分子和2个抗酶抗体亚单位构成的环状分子。这种环形结构可使PAP非常稳定，冲洗时酶不会脱落，因此PAP法比酶桥法的灵敏度大幅度提高，特别适用于石蜡切片中微量抗原和抗原性减弱的抗原的检测。这种复合物再通过桥抗与一抗形成抗原-特异性一抗-二抗-PAP复合物。该法的缺点是操作步骤较多，实验时间较长，不适用于临床常规检查。

（二）亲和免疫组织化学法

亲和免疫组织化学是利用两种物质之间的高度亲和力而相互结合的化学反应，以此为基础而产生的免疫组织化学染色方法。亲和物质往往是一些具有多价结合能力的物质，亲和物质之间不但有高度亲和力，而且可与各种标记物如荧光素、酶、铁蛋白、胶体金等结合。从广义上看，抗原抗体反应也是亲和反应。此法的优点在于敏感性更高。

卵白素和生物素是一对常用的亲和物质。卵白素又称亲和素或抗生物素，是一种分子量为67kDa的碱性糖蛋白，有4个亚单位，可与生物素结合。生物素又称维生素H，是一种分子量为0.244kDa的小分子无色结晶物，是体内羧化酶和脱羧酶的辅酶。卵白素和生物素之间具有极强的亲和力，比抗原抗体间的亲和力要高出100万倍，不仅能彼此牢固结合且不影响各自的生物学活性。生物素与卵白素都具有与各种标记物如荧光素、过氧化物酶等结合的能力，在此基础上建立了卵白素（抗生物素）-生物素免疫组织化学检测系统。

链霉亲和素是从链霉菌属抗生素蛋白的汤培养基中提取的蛋白质，分子量为60kDa，也有4个亚单位，可与生物素结合。其较亲和素的优点在于亲和力高，能保持中性等电点，降低非特异性染色，是一种更好的生物素结合蛋白。

1. 标记抗生物素-生物素法（labeled avidin-biotin method，LAB法）　其分为直接法和间接法。直接法是用生物素结合一抗，酶标记抗生物素，生物素化一抗与抗原结合，再与酶标记生物素结合，形成抗原-生物素化一抗-酶标抗生物素复合物，随后进行酶显色反应。间接法是用生物素结合二抗，酶标记抗生物素，先用一抗与组织抗原结合，再将生物素化二抗与一抗相连接，最后连接酶标记抗生物素。

2. 桥式抗生物素-生物素法（bridged avidin-biotin method，BRAB或BAB法）　此法以抗生物素为桥，连接生物素偶联物质和生物素化酶，从而达到显示目标抗原的目的。

3. 抗生物素-生物素-酶法（avidin-biotin complex method，ABC法）　ABC法是BRAB法的改良方法，其原理类似于PAP法。该法将酶结合在生物素上，再将其与过量的抗生物素反应制备抗生物素-生物素-酶复合物（ABC复合物）。生物素化二抗作为桥抗，连接特异性一抗和ABC复合物，形成抗原-抗体-生物素化二抗-ABC复合物。ABC复合物中多以过氧化物酶作为酶标记显色物。由于ABC复合物可偶合较多的酶分子，因此该法的敏感性较高，比PAP法高20~40倍。由于其敏感性高，一抗和二抗都可被稀释，减少了非特异性染色。ABC法自诞生起即得到普遍认可，目前已有商品供应。该法的主要缺点是操作比较麻烦，灵敏度没有目前一些新的检测系统高。

SABC法、SP法（或称LSAB法）均在ABC法的基础上改进而成。前者是用链霉亲和素取代抗生物素，形成SABC复合物（streptavidin-biotin-peroxidase complex，链霉亲和素-生物素-过氧化物酶复合物）。

后者是将链霉亲和素与酶直接偶联在一起，再与生物素化二抗相连，此法不形成SABC复合物，减少了操作步骤，是目前基层医院中广为使用的检测系统。

ABC、SABC、SP等检测系统的优势在于能够将抗原抗体结合位点的信号进行多级放大，可检测石蜡组织中的靶抗原，但它最大的问题是无法避免检测中内源性生物素的干扰，容易造成非特异性背景染色，从而直接影响对结果的判断。针对上述研究中所出现的问题，近年来有多家公司对传统的免疫组织化学检测系统进行技术改进，先后推出了多个二步法免疫组织化学检测系统，不仅进一步简化了操作步骤，而且能降低非特异性背景染色，使免疫组织化学技术的检测更高效、更简便。

（三）多聚螯合物酶法

1995年，一种新的免疫组织化学检测系统——多聚螯合物酶法（俗称二步法）问世。二步法的基本原理是用高分子惰性多聚化合物作为载体，将多个二抗分子或特异性一抗分子与酶结合在一起，形成酶-多聚化合物-抗体分子巨大复合物，代替传统方法中的二抗和三抗，使得检测变得异常简单。同时，高分子载体可大量结合抗体和酶，产生更好的信号放大作用。随后，人们又陆续尝试将多种其他物质作为偶联二抗和酶的载体，包括有机小分子、多肽、树枝状高分子、DNA分支等，有机单体小分子可有效避免高分子复合物所造成的空间位阻，增强了检测的敏感性。无论高分子还是小分子载体，二步法的优点是简单快速（时间可缩短一半以上）、无内源性生物素干扰。由于二步法具有操作简单、敏感性高、背景染色低等优点，目前已经成为临床及科研实践中常用的免疫组织化学检测系统之一。

1. EnVision™ 其又称ELPS法（enhance labeled polymer system），是二步法染色系统，以葡聚糖作为骨架，将二抗和酶结合在一起，每个多聚螯合物中含70个分子的HRP和10个分子的二抗，由于所含酶分子远远多于SP法，因此反应敏感度较高，且无内源性生物素的干扰。其最大的缺点是葡聚糖骨架不能折叠，易形成空间位阻，细胞膜或细胞核膜穿透较困难，影响敏感性，有时会出现染色不均一。

2. Epos法 Epos法是一步法染色方法，采用葡聚糖为骨架，将特异性一抗和酶结合在一起，具有高灵敏性、高特异性、省时、减少处理步骤、重复性好、即用、低背景染色的优点。

3. 通用免疫酶复合物法 通用免疫酶复合物法（universal innumo-enzyme polymer，UIP）是在一条氨基酸骨架上将多个辣根过氧化物酶和抗体结合形成多聚体，即HRP-氨基酸-抗鼠或抗兔IgG复合物。如Histofine二步法染色系统、超强型PV-6000、Two-step检测系统等。由于这些产品在开发时将重点放在核抗原的表达上，所以这些系统对一抗为核表达抗原尤为敏感。

第三节 实验适用范围和条件

凡是能刺激机体产生抗体，并能与抗体特异性结合的物质称为抗原。该物质所具有的这种特性称为抗原性。决定某分子抗原性的是该分子的特定构型——抗原决定簇。细胞中具有抗原性的化学成分有蛋白质、多肽、脂蛋白、多糖以及核蛋白等，可以说包括了所有的生物大分子。一般认为，凡具有抗原性或半抗原性的物质都可以用免疫组织化学方法检查并显示，在光学显微镜、荧光显微镜或电子显微镜下观察其性质并定位，还可以利用细胞分光光度计、图像分析仪、激光共聚焦显微镜等进行细胞原位的定量测定。从生物学功能来看，能够作为抗原被检测的物质包括酶、激素、受体、抗体、细胞结构蛋白、细胞外基质等。

第四节　实验器材和试剂

一、实验器材

免疫组织化学染色一般不需要特殊的实验器材。

二、实验试剂

1. 10% 中性缓冲福尔马林液

40% 甲醛	10mL
PBS（0.01mol/L，pH 7.4）	90mL

2. 4% 多聚甲醛磷酸缓冲液

多聚甲醛	40g
PBS（0.1mol/L，pH 7.4）	500mL

两者混合加热至 60℃，滴加少许 1mol/L NaOH 使溶液清亮，冷却后加 PBS 至总量 1 000mL。

3. Bouin 液

饱和苦味酸水溶液	750mL
40% 甲醛	250mL
冰醋酸	50mL

4. 2.5% 戊二醛磷酸缓冲液

2.5% 戊二醛	10mL
PBS（0.1mol/L）	90mL

5. 甲醛升汞固定液（B5 固定液）

40% 甲醛	10mL
氯化汞	6g
醋酸钠	1.25g
蒸馏水	90mL

6. Clarke 氏改良剂

无水乙醇	95mL
冰醋酸	5mL

7. 0.05% 多聚赖氨酸(PLL)水溶液

用蒸馏水以 1∶10 的比例稀释 0.5% PLL 溶液,将洗净烘干的载玻片浸入稀释的溶液中 5 分钟,或直接用毛笔在载玻片上涂布,干燥后备用。

8. 铬明胶溶液

铬明矾	0.25g
明胶	2.5g
蒸馏水	加至 500mL

先将明胶 60℃溶解,冷却后加入铬明矾中,40℃浸泡 1 分钟,干燥,0.2% 戊二醛(PBS 配制)固定 60 分钟,PBS 洗,干燥,4℃保存待用。

9. 0.05%~0.1% 胰蛋白酶

胰蛋白酶	0.05 或 0.1g
0.1% 氯化钙	100mL
NaOH(0.1mol/L)	调节 pH 至 7.6

10. 0.4% 胃蛋白酶

胃蛋白酶	400mg
0.1mol/L HCl	100mL

11. 0.1% 链霉蛋白酶

链霉蛋白酶	100mg
0.05mol/L TBS(pH 7.5)	100mL

12. 0.01mol/L 柠檬酸盐缓冲液(pH 6.0)

A:0.1mol/L 柠檬酸溶液,称取 21.01g 柠檬酸($C_6H_8O_7 \cdot H_2O$)溶于 1 000mL 蒸馏水中。

B:0.1mol/L 柠檬酸钠溶液,称取 29.41g 柠檬酸钠($C_6H_5Na_3O_7 \cdot 2H_2O$)溶于 1 000mL 蒸馏水中。

工作液:取 9mL A 液和 41mL B 液加入 450mL 蒸馏水中。

13. 1mmol/L TBS-EDTA 缓冲液(pH 9.0)

Tris	30.3g
EDTA	1.46g
蒸馏水	至 500mL

用 HCl 或 NaOH 调节 pH 至 9.0,即配制成浓缩液。临用前按 1∶10 的比例稀释即可。

14. DAB 粉剂

DAB	50mg
0.05mol/L TBS(PH 7.6)	100mL

30% H_2O_2	30~40μL

配制方法：先以少量 TBS 溶解 DAB，然后加入余量 TBS，充分混匀，过滤，显色前加入 H_2O_2。配制时应使 DAB 完全溶解，过滤后使用，以免未溶解的 DAB 颗粒沉积于标本上，增加背景染色。DAB 和 H_2O_2 的浓度均不宜太高，一般 DAB 以 0.04%~0.06%，H_2O_2 以 0.01% 为宜，显色时间可控制在 5~15 分钟。若发现刚配制好的 DAB 液加入 H_2O_2 后即呈棕黄色，提示 DAB 浓度过高，应重新配制。

15. AEC

AEC	20mg
DMF	2.5mL
0.05mol/L 醋酸缓冲液（pH 5.5）	50mL
30% H_2O_2	25μL

配制方法：先将 AEC 溶于 DMF 中，边搅拌边加入醋酸缓冲液，过滤，临用前加入 H_2O_2。显色时间为 10~30 分钟。

16. 4- 氯 -1- 萘酚

4- 氯 -1- 萘酚	100mg
无水乙醇	10mL
0.05mol/L Tris 缓冲液（TB）（pH 7.6）	190mL
30% H_2O_2	30~40μL

配制方法：先将 4- 氯 -1- 萘酚溶于无水乙醇中，完全溶解后加入 TB，过滤。

17. TMB　配制方法：①醋酸缓冲液，取 1.0mol/L HCL 190mL 和 1mol/L 醋酸钠 400mL 混合，加入蒸馏水稀释至 1 000mL，用醋酸或 NaOH 调节 pH 至 3.3；② A 液，取上述缓冲液 5mL 及亚硝基铁氰化钾 100mg，完全溶解于 92.5mL 蒸馏水中；③ B 液，5mg TMB 加入 2.5mL 无水乙醇，加热至 37~40℃，使 TMB 完全溶解；④孵育液，97.5mL A 液和 2.5mL B 液混合。

18. NBT/BCIP　A 液（5% NBT）：称取 0.5g NBT 溶于 10mL 70% DMF，混合，保存于 4℃。B 液（5% BCIP）：0.5g BCIP 溶于 10mL 100% DMF，混匀，4℃保存。C 液（显色液）：取 A 液 40μL，加入 10mL 0.1mol/L Tris-HCl（pH 9.5，含 0.1mol/L NaCl 和 5mol/L $MgCl_2$），混匀，再加入 B 液 40μL，混匀，临用前新鲜配制。

19. 固红 TR 盐

固红 TR 盐	2mg
萘酚 AS-BI 磷酸盐	1mg
DMF	40μL
底物缓冲液	2mL

底物缓冲液：0.2mol/L（pH 9.0）Tris 盐，50mL；0.05mol/L $MgCl_2$ 20.3mg；0.01mol/L 左旋咪唑 20.4mg；加蒸馏水至 100mL。

第五节 实验操作步骤

一、标本制备

(一) 细胞、组织标本的取材

1. 细胞标本的取材 主要有以下 3 种方法。

(1) 印片法：用载玻片轻压病变区，收集病变区的脱落细胞，然后放入固定剂中固定。此法的优点是操作简单，易行，抗原保存好，可用于表浅的病变和新鲜的手术标本。其缺点是细胞重叠，影响观察。

(2) 涂片法：用细针穿刺病变区，吸取组织并制成细胞涂片，若吸出物为液体，可低速离心，弃上清，将沉淀物制成细胞悬液，取 1 滴滴于载玻片上，涂片，待其略干后固定。此法可用于较表浅的实质性器官的病变，如腮腺肿块、淋巴结病变等。对胸腔积液、腹水等液体标本，也可采用低速离心后涂片的方法。此法的优点是操作简单，抗原保存好。其缺点是细胞分布不均匀，有可能导致细胞变形。

(3) 爬片法：主要针对体外培养且有贴壁能力的细胞。将洗净消毒的盖玻片放入细胞悬液中，待细胞贴壁并长至 70%~80% 时，即可在盖玻片上固定并观察到所需的细胞。某些不能贴壁的细胞可离心后制成细胞涂片。

2. 组织标本的取材 组织标本主要指活检标本、手术切除标本、尸体解剖标本和动物模型标本等。为保存组织细胞的抗原性，标本离体后必须立即速冻制成冰冻切片或放入固定剂，随后制成石蜡切片。如不能迅速制片，可将标本保存于 –80℃冰箱内或液氮内备用。

(二) 细胞、组织标本的固定及固定剂的选择

细胞或组织标本取材后，若不及时进行固定，则可能因为组织自溶、腐败等促使细胞或组织内的各种成分溶解和消失，而无法进行免疫组织化学染色。良好的固定是细胞学观察的重要保证和获得良好免疫组织化学检测结果的前提。就免疫组织化学技术而言，固定的意义在于使组织内外的各种结构和成分保持其与生活状态相同的位置，同时通过蛋白质凝固作用，使细胞内的各种酶活性处于稳定状态，防止细胞内发生进一步的生化改变和后续的组织制备中各种有害因素所导致的细胞结构和成分的进一步改变。

目前免疫组织化学技术中常用的固定剂多为醛类，其中以甲醛类最为常用。一些含重金属的固定液是禁用的。以下介绍几种常用的固定剂。

1. 甲醛类固定剂 甲醛(formaldehyde)是一种还原剂，其作用是使组织之间相互交联，保存抗原于原位，对组织的穿透性强、收缩性小，是常用的固定剂。目前国内市售的甲醛有两种，一种为 37%~40% 的甲醛溶液，并加入 10% 的甲醇作为稳定剂，实际使用时稀释 10 倍，成为 4% 的甲醛溶液，通称 10% 福尔马林液。另一种为甲醛的多聚体，称多聚甲醛(paraformaldehyde)，每分子含 8~100 个甲醛单体，在冷水中很难溶解，但可溶于碱性溶液，常规配制时可在 60℃水中溶解，并加入 1mol/L 氢氧化钠直至溶液变清为

止。常用的甲醛类固定剂有以下几种。

(1) 10% 中性缓冲福尔马林液：是目前临床病理标本最常用的固定液，可在室温固定，固定时间 2~24 小时为宜。

(2) 4% 多聚甲醛磷酸缓冲液：较适用于免疫组织化学染色。

2. 丙酮　丙酮（acetone）能使蛋白质沉淀而使组织固定，其组织穿透性强，抗原的免疫活性保存好，是较好的免疫组织化学染色的固定剂。纯冷丙酮常用于冰冻切片及细胞涂片的固定。

3. 乙醇　乙醇（ethanol）是一种还原剂，易被氧化为乙醛，再变为醋酸，所以不能与铬酸、锇酸等氧化剂混合。其具有硬化、脱水、固定等作用，但渗透性较弱，对低分子蛋白质及细胞质内的蛋白质保存效果较差，因此很少单独使用作为一种组织固定液，多数为混合固定液，偶尔可用于涂片的固定（浓度为 80%~95%）。

4. Bouin 液　该固定液对组织穿透力较强而收缩性较小，比单独醛类固定更适合免疫组织化学染色。一般固定时间为 12~24 小时。

5. 2.5% 戊二醛磷酸缓冲液　常用于电镜免疫组织化学的组织固定。

6. 甲醛升汞固定液（B5 固定液）　有人认为其是固定细胞悬液较理想的固定液，但对上皮细胞可产生非特异性荧光，因此不宜用于免疫荧光标记。

7. Clarke 氏改良剂　多用于冰冻切片的固定。

（三）固定方法

1. 浸渍法（immersion fixation）　将组织浸泡在固定液内，通常室温即可，特殊需要时可 4℃固定，固定时间最好在 24 小时之内。其主要用于活检、手术标本以及其他不能进行灌注的组织固定。

2. 灌注法（perfusion fixation）　是实验动物组织最好的固定方法，尤其适合于对牙髓、眼球、骨骼等浸渍法难以渗透组织的固定。其可分为全身灌注和局部灌注。一般先麻醉动物，然后将连着注射器的硅胶管插入颈动脉、腹主动脉等大血管，先以生理盐水或不含钙的台氏液（Tyrode solution）等冲洗脉管系统，再用注射器或静脉输液方式将固定液输入血管，最后将动物四肢抬高。鼠和相似体格的动物一般需灌注固定液 500~800mL，狗、猴等大动物一般需灌注 1 000~2 000mL。外周组织在灌注后 30 分钟内即可取材，随后将组织置于同一固定剂中再固定 1~3 小时。

二、载玻片处理及黏附剂

免疫组织化学检测过程中的组织切片需经反复多次洗涤和 / 或抗原修复，由于高温、高压等诸多因素的影响，极易造成脱片。为减少脱片，必须在清洗载玻片后，对载玻片进行涂布黏附剂的处理。常用的黏附剂有以下几种。

1. 0.05% 多聚赖氨酸（Poly-L-lysine，PLL）水溶液。

2. 3- 氨丙基三乙氧基硅烷（3-aminopropyltriethoxysilane，APTES）。

3. 铬明胶溶液。

4. 合成乳胶 - 聚醋酸乙烯乳液。

三、细胞、组织标本中内源性酶及内源性生物素的清除

通常在进行免疫组织化学标记的组织细胞中，自身就含有一定量的过氧化物酶和生物素，这是引起免疫组织化学染色中非特异性染色的重要原因之一。因此，在外源性的过氧化物酶和生物素进入组织切片之前，必须设法将组织内的内源性的此类酶灭活，以保证特异性免疫组织化学染色的进行。清除的方法主要有以下几种。

1. 去除内源性过氧化物酶　使用 3% 或 0.3% 过氧化氢能够去除大部分内源性酶，即使有些血细胞在显色后也出现棕黄色反应，但由于其形态结构与组织细胞不同，也易鉴别。

常用的方法是将标本置于 3% 过氧化氢水溶液中孵育，也可使用过氧化氢甲醇溶液孵育，在 90mL 蒸馏水或甲醇中加入 10mL 30% H_2O_2 即可。冰冻切片推荐使用过氧化氢甲醇溶液，而石蜡切片两者均可。

2. 去除内源性生物素　在正常组织如肝、脾、肾、脑、皮肤等细胞中含有生物素。在应用亲和素试剂的染色中，内源性生物素易导致假阳性，所以在染色前可将组织切片置入 0.01% 卵白素溶液处理 20 分钟，使其结合位点饱和，以消除内源性生物素的活性。

3. 灭活碱性磷酸酶　最常用的方法是将左旋咪唑加入底物液中（每毫升加 24mg 左旋咪唑，pH 7.6~8.2），能灭活大部分内源性碱性磷酸酶。

四、增强免疫组织化学染色中抗原的表达强度

在组织固定中，大部分蛋白交联固定剂（如醛类）均可引起广泛的蛋白交联而使组织中的某些抗原决定簇被遮蔽，导致免疫组织化学染色反应的信号减弱或消失。因此，使遮蔽了的组织抗原决定簇重新暴露和修复的方法在增强免疫组织化学反应的强度上成为非常重要的手段。常用的增强免疫组织化学染色中抗原表达强度的方法有酶消化法、水浴加热法、微波照射法、高压加热法等。

（一）酶消化法

蛋白酶可能通过对蛋白交联部位的酶解，使遮蔽了的靶抗原决定簇暴露而增强抗原抗体反应。常用的酶有胰蛋白酶、蛋白酶 K、胃蛋白酶、链霉蛋白酶、无花果蛋白酶等。

1. 0.05%~0.1% 胰蛋白酶（trypsin）　消化时间为 37℃、10~40 分钟，陈旧的组织可延长消化时间。此法最常用，需新鲜配制，主要用于细胞内抗原的检测。

2. 蛋白酶 K（proteinase K）　工作浓度多为 20μg/mL，消化时间为 37℃、20 分钟左右。

3. 0.4% 胃蛋白酶（pepsin）　消化时间为 37℃、30~180 分钟，主要用于细胞间质抗原的显示，如胶原酶等。

4. 0.1% 链霉蛋白酶（pronase）　消化时间为 37℃、10 分钟，也有报道消化时间为 1~4 小时。

以上几种酶消化液中，以胰蛋白酶最为常用。此外，尚有一些其他的酶也可用于免疫组织化学组织标本的酶蛋白处理，如透明质酸酶可用于对细胞间质蛋白和基底膜蛋白染色的消化处理。

（二）抗原热修复

抗原热修复的具体原理和机制目前还不十分清楚，但是在实践中，高温、高压的确可以提高抗原 - 抗

体阳性检测率。目前，抗原热修复已经成为免疫组织化学染色的关键步骤，直接影响最终的染色结果。

1. 常用于抗原热修复的缓冲液

(1) 0.01mol/L 柠檬酸盐缓冲液（pH 6.0）。

(2) 1mmol/L TBS-EDTA 缓冲液（pH 9.0）。

2. 抗原热修复的常用方法

(1) 水浴加热法：将装有抗原修复液的容器置入水浴锅中加热至沸腾，将切片放入容器中继续加热，使温度达到 92~95℃，持续 10~15 分钟，取出容器自然冷却至室温（室温放置 20~30 分钟）。

(2) 微波照射法：将切片放入装有抗原修复液的容器中，置微波炉加热 2~5 分钟或更长时间（视微波炉的不同功率而定）至 92~95℃以上，尽量避免沸腾，持续 10~15 分钟，自然冷却。

(3) 高压加热法：将缓冲液加入不锈钢压力锅中加热至沸腾，放入切片，盖压力锅气阀，当压力锅开始慢慢喷气时，计时 2~3 分钟，然后将压力锅端离热源，冷却至室温后取下气阀，打开锅盖，取出切片。

五、特异性一抗及二抗的滴加

经酶消化或抗原修复后的细胞组织切片即可滴加特异性一抗，在湿盒中室温孵育 1 小时或 4℃冰箱过夜，第二天取出后复温至室温，用 PBS 清洗，滴加二抗，室温孵育 1 小时，用 PBS 清洗。非二步法者，尚需滴加第三步的大分子复合物，室温孵育 1 小时，用 PBS 清洗。

六、显色及细胞核衬染

免疫酶组织化学抗原抗体反应后，要将无色的物质通过一定的化学反应呈现一定的颜色，以便在显微镜下观察。根据标记示踪物的不同，可有不同的显色系统。目前用于免疫组织化学染色的酶主要有辣根过氧化物酶、碱性磷酸酶等，前者比后者便宜，且稳定性高、特异性强，因此应用更广泛。

（一）辣根过氧化物酶底物显色液

辣根过氧化物酶（Horseradish Peroxidase，HRP）来源于植物辣根，分子量约 40kDa，由无色的酶蛋白和深棕色的铁卟啉结合而成，其作用的底物为过氧化物，并需要有供氢体参与，常用的过氧化物底物为过氧化氢（H_2O_2）或过氧化氢尿素，供氢体多用 3，3- 二氨基联苯胺（Diaminobenzidine，DAB）。DAB 是一种无色的还原型染料，通过该酶促反应生成有色（棕黄色）的氧化型染料，使组织细胞着色。除了 DAB，HRP 的发色基团尚有 3- 氨基 -9- 乙基咔唑（AEC）、3，3′，5，5′- 四甲基联苯胺（3，3′，5，5′-Tetramethylbenzidine，TMB）、4- 氯 -1- 萘酚（4-Chloro-1-naphthol）等。

1. DAB　DAB 是 HRP 作用的供氢体，其终产物为棕黄色沉淀（图 3-5-1，见书末彩插），其不溶于有机溶剂，可经乙醇脱水、二甲苯透明后用中性树胶封片，是目前最常用的显色底物。

显色时，可将切片依次浸入 DAB 液中，同时在显微镜下观察并控制阳性染色的深浅。染色结果满意后，应将切片浸入蒸馏水中，以阻断酶显色反应。显色时间若超过 15 分钟仍无棕黄色颗粒沉积，可认为染色结果是阴性。

2. AEC　该反应阳性部位呈深红色。该产物溶于乙醇中，故需用甘油明胶封片，不能长期保存。临用前需加入H_2O_2。显色时间为10~30分钟。

3. 4-氯-1-萘酚 4-氯-1-萘酚的终产物显示蓝色，可用于双重免疫染色，反应产物溶于乙醇溶液。临用前加入H_2O_2，显示时间10~30分钟。

4. TMB TMB具有脂溶性，易进入细胞或细胞器中与HRP反应，形成多聚体，在HRP活性部位产生深蓝色沉淀。使用时将组织切片在未加H_2O_2的孵育液中孵育20分钟，随后在孵育液中加入H_2O_2（100mL孵育液中加入0.3% H_2O_2 1.0~5.0mL），继续孵育20分钟，漂洗后封片。

（二）碱性磷酸酶底物显色液

碱性磷酸酶（alkaline phosphatase，ALP）的分子量为80kDa，一般商品化ALP是从牛肝、小牛肠、大肠埃希菌等中提取。ALP在碱性条件下能够催化各种醇和酚的磷酸酯水解，释放萘酚。萘酚被重氮盐捕获而成为有色不溶的偶氮染料（偶联偶氮法）。免疫组织化学染色反应中，该酶的作用底物常采用萘酚AS-BI磷酸盐、5-溴-4-氯-3-吲哚基-磷酸盐（5-Bromo-4-chloro-3-indolyl-phosphate，BCIP）等。重氮盐可选用固红TR盐或固蓝BB盐、四氮唑蓝（NBT），最终分别在组织细胞原位呈现红色或蓝色阳性着色。

1. NBT/BCIP 在ALP、NBT、BCIP的共同存在下，NBT被还原成蓝色或紫蓝色沉淀沉积于组织抗原原位（图3-5-2，见书末彩插）。

2. 固红TR盐 用40μL N，N-二甲基甲酰胺（N，N-Dimethylformamide，DMF）溶解1mg萘酚AS-BI磷酸盐，再加入2mL底物缓冲液，临用前10分钟加入2mg固红TR盐，即可显色，反应产物为玫瑰红色沉淀。此外，也可用固蓝BB盐代替固红TR盐，反应产物为深蓝色沉淀。

（三）细胞核衬染

免疫组织化学反应经最后的显色系统显色后，必须进行组织衬染，以衬托出组织原有的形态结构，便于观察分析。目前常用的细胞核衬染剂有苏木精、甲基绿和核固红等。

七、对照设置

免疫组织化学染色结果中有时存在一定的非特异性背景染色，因此必须设置对照，以此来证实组织内显示的反应产物确实是抗原与相应的特异性抗体反应所产生的。常用的对照有阴性对照和阳性对照，前者又可分为空白对照、替代对照和自身对照等。

以PBS代替一抗作为实验的对照组，称为空白对照，这是最常设置的阴性对照。如果空白对照中出现了阳性结果，则说明实验的阳性结果不可靠。

以血清代替一抗作为实验的对照组，称为替代对照。由于坏死组织、嗜酸性粒细胞及胶原组织等都有吸收标记或未标记抗体的能力而呈非特异性染色，因此需要设置替代对照。若使用商品化一抗，可采用同种动物的正常血清作为替代对照。

自身对照就是基于特异性的抗体只作用于一种细胞或某种抗原的原理。一种特异性抗体往往只能标记不同组织或细胞中某一类特异性的细胞，其他类型的标记阴性的细胞就可作为该类阳性细胞的自身对照。这种对照用途较广，若实验结果中阳性和阴性细胞分明，则提示实验结果可靠。

以已证实含有靶抗原的组织作为待检标本的对照，为阳性对照。在实验中设置阳性对照可以证明染色技术和阴性结果的可靠性，即不是由于标本处理使细胞内抗原丧失，以及方法错误、技术不够熟练等造成的假阴性。若实验预期为阴性结果时必须设置阳性对照。

八、常用免疫组织化学技术操作实例

下列组织细胞的免疫组织化学检测采用 EnVision™ 检测系统。

(一) 细胞爬片的免疫组织化学检测方法

1. 将肿瘤细胞培养于清洁载玻片上，并置培养皿中，待其生长至 80% 满时，将培养皿置于碎冰上，倾倒培养液。

2. 预冷的 TBS 洗 3 分钟 ×3 次。

3. 预冷的中性福尔马林固定 30 分钟。

4. 预冷的含 0.01% Triton X-100 TBS 洗 3 分钟 ×3 次。

5. 含 0.2% Triton X-100 TBS 破膜 30 分钟。

6. 预冷的含 0.01% Triton X-100 TBS 洗 3 分钟 ×3 次。

7. 加入一抗，4℃冰箱过夜。

8. 滴加 EnVision™ 孵育 30 分钟。

9. DAB 显色。

10. 用苏木精衬染，上行梯度乙醇溶液脱水，二甲苯透明，中性树胶封片。

11. 细胞爬片上皮标记物 AE1/AE3 免疫组织化学染色实例(图 3-5-3，见书末彩插)。

(二) 石蜡组织切片的免疫组织化学检测方法

1. 5μm 组织切片，捞于经多聚赖氨酸预处理的载玻片上，烘片，用二甲苯脱蜡。

2. 下行梯度乙醇溶液脱水至蒸馏水。

3. TBS 洗 10 分钟 ×1 次。

4. 3% 过氧化氢水溶液孵育 8~10 分钟，阻断内源性过氧化物酶。

5. TBS 洗 10 分钟 ×3 次。

6. 胰蛋白酶处理或微波、水浴抗原热修复，冷却至室温。

7. TBS 洗 10 分钟 ×3 次。

8. 加入一抗，4℃冰箱过夜。

9. 滴加二抗 EnVision™ 孵育 30 分钟。

10. DAB 显色。

11. 苏木精衬染，上行梯度乙醇溶液脱水，二甲苯透明，中性树胶封片。

12. 石蜡组织切片上皮标记物 CKH 以及 EGFR 免疫组织化学染色实例(图 3-5-4，图 3-5-5，见书末彩插)。

第六节　实验操作关键点和注意事项

一、关键点

在所有免疫组织化学的操作步骤中，如何提高反应的阳性检测率，尤其在对经固定液固定的石蜡切片进行免疫组织化学检测时，如何打破交联，充分暴露目的抗原，成为免疫组织化学检测成功的关键点，由此突显了抗原热修复技术在免疫组织化学检测中的重要地位。

影响抗原热修复的两个最关键因素是温度和时间，有人将这两种因素对抗原修复的影响总结为下面的公式。

抗原热修复的有效性 = 加热温度（T）× 加热时间（t）

从公式中可见，抗原热修复温度越低，需要修复的时间就越长；反之，当修复温度增高时，修复时间可以适当缩短。此外，抗原热修复所需要的强度与标本固定的时间长短有一定的相关性。固定时间越长的标本，所形成的交联越紧密，抗原就越难以被激活，所需要的修复强度也就越强。随着固定时间延长，组织中蛋白对温度的耐受也相应增高，需要加大抗原热修复的强度。这提醒我们在对存档标本做回顾性研究时一定要注意所使用的抗原修复条件与新鲜标本的抗原修复条件的区别，同等条件下需延长修复时间或提高修复所使用的温度，才能得到比较满意的结果。

抗原热修复中所使用的修复缓冲液的 pH 也可能对抗原的修复结果产生比较大的影响，目前较常用的抗原修复缓冲液有 pH 6.0 的低 pH 柠檬酸盐缓冲液和 pH 8.0 或 9.0 的高 pH Tris-EDTA 缓冲液。许多实验结果表明，高 pH Tris-EDTA 缓冲液的修复效果要优于低 pH 的柠檬酸盐缓冲液，尤其表现在核阳性的抗体。因此，有人认为在常规的免疫组织化学染色中，使用高 pH 的抗原修复液是今后的必然趋势。但是，实际工作中发现，高 pH Tris-EDTA 缓冲液容易导致组织脱片，这是目前使用高 pH 值 Tris-EDTA 缓冲液进行抗原修复中亟待解决的一个问题。

抗原热修复过程必须要注意以下几点：①加热时的温度应达到 92~95℃，尽量避免溶液沸腾；②高温应维持一定的时间，一般 10~15 分钟；③避免切片干燥；④加热后应室温自然冷却 20~30 分钟，避免骤冷。

二、注意事项

免疫组织化学技术多在细胞涂片或组织切片上进行，若想获得满意的实验结果，其中涉及的环节很多，取材、固定、包埋和切片均有不同的要求，细胞和组织标本的正确采集和制备在免疫组织化学技术中是十分重要的环节。

1. 标本取材时应使用锐利的刀剪，避免组织挤压。取材后的组织块应尽量小，一般应小于 2.0cm × 2.0cm × 0.5cm，以保证良好的后续组织处理。保持组织块清洁，可用生理盐水轻轻冲洗后，再入固定液。根据观察目的，正确选择组织切面，除了要取到主要病变部位，还可以取远离病变的正常组织作为对照。

2. 制备细胞标本涂片时的注意事项：①细胞经离心后，其黏附性可能降低，在实验操作过程中易脱片，因此可在涂片前的载玻片上涂上黏附剂；②可将细胞集中涂布在0.6~1.0cm直径的圆圈中以节省试剂和便于镜检。

3. 细胞标本的取材较方便，不需进行烦琐的脱水、透明、包埋等过程，因此抗原保存好。其缺点是只能观察单个独立细胞的形态、靶抗原的变化等，观察不到组织形态结构水平的变化。对于一些黏液较丰富的标本，如痰液、胃液等，未经特殊处理，一般不宜进行免疫组织化学标记。

4. 组织经固定后结构保存良好，定位清晰，有利于标本长期保存。但是，组织、细胞经固定后可使蛋白质有一定程度的变性，并可使某些成分减少或丢失，如脂溶性成分经酒精固定后会发生溶解；有些成分可能会发生移位或弥散，如糖原移位；固定时间过长有可能会使抗原丧失，故需控制固定时间。

5. 组织离体后应尽早固定，固定液的量一般应是被固定组织的5~10倍。固定的时间不宜太长或过短，具体应视组织性质、组织块大小、固定温度、固定剂种类、固定剂浓度等而定。选择最佳固定液的标准是能最大限度地保持细胞、组织的形态结构以及最大限度地保存靶抗原的免疫活性。

6. 在选择酶消化时，应针对要显示的靶抗原成分选择不同的酶消化。酶消化的时间不宜太长。消化时间过长可能会破坏组织形态。酶消化的原则是应在保持组织形态不被破坏的前提下，尽量延长消化时间。另外，经酶消化后的切片应充分洗涤，否则会对抗体或组织进行缓慢消化，影响抗体结合，破坏组织结构。

7. HRP的发色基团DAB、AEC、TMB、4-氯-1-萘酚等均有潜在致癌作用，故操作时应小心，尽量避免与皮肤接触。

8. 暴露于空气中的DAB氧化后能形成气化产物，与蛋白质结合形成复合物。因此，在配制DAB时，应根据DAB的溶解度来决定染色前配制的时间。国产DAB易氧化，其显色前的配制时间可适当早于某些进口DAB。若发现刚配制好的DAB液加入H_2O_2后即呈棕黄色，提示DAB浓度过高，应重新配制。

第七节　实验结果讨论和分析

理想的免疫组织化学染色结果应该是只有特异性的染色，即目标抗原部位染色强烈、清晰，没有背景染色，即非特异性染色。根据抗原的不同性质，阳性部位可分布在细胞质、细胞膜或细胞核。

非特异性染色是免疫组织化学染色结果不佳的最常见因素。其多出现在红细胞、坏死组织、组织边缘、切片刀痕、固定不良的组织中心、胶原纤维等处，表现为弥漫但均匀一致的背景染色，也可以是随机分布的呈点、团或块状的阳性反应产物。

一、造成非特异性染色的常见原因

1. 目标抗原为难以提纯的抗原物质，因此制备的一抗中混有抗其他组织成分的抗体，或抗体本身纯度不够，含有抗原以外的成分。

2. 二抗与组织中的免疫球蛋白结合，如一抗为兔抗人，二抗为羊抗兔，则二抗就有可能与样本中即人的免疫球蛋白发生交叉反应，引起非特异性染色。

3. 静电吸附　抗体是一种带负电荷的球蛋白，容易和标本中带正电荷的组织相结合，如胶原纤维。

4. 抗体分子上标记的标记物分子太多，过量标记的抗体分子带过多的阴离子，吸附于正常组织上而呈现非特异性染色。

5. 酶纯度不够。

6. 内源性过氧化物酶、内源性生物素以及某些组织中存在的色素等影响。红细胞、粒细胞中含较多内源性过氧化物酶，造成红细胞着色等非特异性染色。

二、消除非特异性染色的方法

1. 选用优质的一抗及二抗。尽量稀释一抗，采用其最大稀释度。

2. 用与二抗相同种族的正常血清或 10% 牛血清蛋白封闭切片，消除非特异性染色。

3. 用 TBS 稀释一抗，或用 TBS 代替 PBS 清洗切片，降低抗体的电荷。

4. 在清洗切片液中加入去垢剂，如 Tween-20、Triton X-100 等。

5. 消除内源性生物素及内源性过氧化物酶等影响。

参考文献

[1] 章魁华, 于世凤. 实验口腔病理学. 北京: 人民卫生出版社, 2002.
[2] 倪灿荣, 马大烈, 戴益民. 免疫组织化学实验技术及应用. 北京: 化学工业出版社, 2006.
[3] 马文丽, 郑文岭. 核酸分子杂交技术. 北京: 化学工业出版社, 2007.
[4] BOENISCH T, FARMILO A J, STEAD R H. Handbook: immunochemical staining methods, 3rd ed. Carpinteria: DakoCytomation Corporation, 2001.
[5] GARBAU D A, NIELSEN O, HANSEN S, et al. Influence of storage temperature and high-temperature antigen retrieval buffers on results of immunohistochemical staining in sections stored for long periods. Appl Immunohistochem, 1998, 6 (4): 209-213.
[6] KOOPAL S A, COMA M I, TIBOSCH A M G, et al. Low temperature heating overnight in Tris-HCl buffer pH 9 is a good alternative for antigen retrieval in formalin-fixed paraffin-embedded tissue. Appl Immunohistochem, 1998, 6 (4): 228-233.

第四章

免疫电镜细胞化学技术

实验目的和要求

1. 掌握免疫电镜细胞化学技术中重金属标记技术的免疫学原理。
2. 熟悉免疫电镜细胞化学技术组织或细胞标本的制作步骤。
3. 了解应用电子显微镜在超微结构水平上观察抗原蛋白的定性、定位的过程。

第一节 概 述

免疫电镜细胞化学技术是免疫细胞化学中最常用的一种高分辨率抗原检测技术，简称免疫电镜技术。免疫电镜细胞化学技术是在免疫组织化学技术的基础上发展起来的，它是利用标记有高电子密度物质（如胶体金、辣根过氧化物酶）的免疫活性抗体，再基于抗原与标记抗体特异性结合的免疫学原理，在超微结构水平上定位、定性及半定量待检测抗原性物质的技术。该技术为精确定位细胞内各种生化活性物质（蛋白质、核酸、脂肪、碳水化合物等）的存在部位，研究细胞及细胞器结构与功能的关系及其在病理情况下所发生的变化提供有效手段。该技术主要经过三个发展阶段，即重金属标记技术阶段、酶标记技术阶段和胶体金标记技术阶段等。此外还有抗体杂交技术、凝集素电镜标记技术和铁蛋白 - 抗铁蛋白电镜复合物技术。免疫电镜细胞化学技术是免疫化学技术和电镜技术结合的产物，根据抗原抗体高度特异性结合的原理，生物标本经高电子密度的标记物标记的抗体处理之后，从电镜观察电子致密物质所在的位置，可以识别抗原抗体反应的部位。由于电子显微镜的分辨能力很高，因此能非常准确地显示抗原所在的位置和相对量。

第二节　实验方法的分类和原理

一、分类

免疫电镜细胞化学技术是在超微结构水平利用抗原抗体反应观察和研究亚细胞超微结构和细胞内分子的一种方法。该技术主要分两大类：①免疫透射电镜技术，该技术是利用高电子密度标记物偶联的抗体直接与细胞内相应的抗原性物质结合，然后在透射电镜下观察。由于标记物形成一定的电子密度，故可指示被检测抗原所在的部位和邻近细胞的超微结构。②免疫扫描电镜技术，标记物胶体金具有较高的电子密度和较强的发射二次电子的能力，标本依次与抗体、胶体金标记探针反应。标本可用二次电子探头探测，也可用背散射电子探头探测，探测信号的结合可精确分析标记位点的分布和与细胞表面结构的关系。免疫电镜细胞化学技术的应用使抗原和细胞超微结构关系的研究提高到亚细胞水平。

二、原理

重金属标记技术的原理简述如下。铁蛋白标记技术是由 Singer(1959) 首创的一种免疫细胞化学技术，该技术曾广泛应用于病毒和细胞表面抗原的检测。铁蛋白是一种高电子密度的物质，分子直径为 10~20nm，单体分子量为 450kDa，核心为直径 5nm 左右的致密铁胶粒，周边是蛋白外壳。铁蛋白作为电镜观察的标记物，具有颗粒大、分辨率高、散射力强的特点。铁蛋白在间苯二甲基二异氰酸等双功能基团的作用下，与抗体分子偶联成标记抗体。在电镜下为单个散在不透明的圆形颗粒，很容易辨认，可作为细胞膜表面抗原定位的标记分子。胶体金的形成是因为氯化金分子在还原剂作用下，聚合形成金颗粒，颗粒与颗粒间因静电作用而相互排斥，使其保持稳定的胶体状态，具有高电子密度的特性。此外，在碱性环境中胶体金表面携带负电荷，因此具有在其表面结合抗体、植物血凝素等生物大分子的特性。由于胶体金标记抗体容易进入细胞内，还容易进行细胞表面标记，成为最常用的免疫电镜细胞化学技术的细胞化学标记系统。因此，这些高电子密度标记物偶联的有免疫活性的抗体可以和细胞内或其表面的抗原特异性结合，从而达到定位、定性研究的目的。由于铁蛋白标记物易受细胞穿透性的影响，应用不如胶体金广泛。因此，后续部分将以胶体金标记系统为例进行讲述。

第三节　实验适用范围和条件

一、适用范围

免疫电镜细胞化学技术在研究细胞内及其表面抗原成分的定性、精细定位和相对定量方面有较大优势，还能研究细胞中蛋白质的部位、形态和功能之间的关系，已成为必不可少的一种研究组织、细胞中生物活性物质的亚细胞精细定位的常用技术。因而，凡需要定性、半定量和超微结构下定位细胞表面和细胞内生物活性物质的观察，都是该技术的应用范围。

二、条件

该技术适用于检测和分析组织、细胞中的抗原性蛋白质，这些蛋白质必须有相应的特异性抗体。组织细胞经处理后，胶体金标记物容易进入细胞内。

第四节　实验器材和试剂

一、器材

超微切片机、透射电子显微镜、扫描电子显微镜、镍网。

二、试剂

10% H_2O_2、1% BSA、TBS、双蒸水、0.5% 戊二醛、2% 多聚甲醛、醋酸铀、柠檬酸铅、胶体金标记的抗体，待测抗原的特异性抗体。

第五节　实验操作步骤

胶体金免疫电镜技术最常用，本节以该技术为例简要介绍其具体实验步骤。

一、胶体金探针准备

胶体金标记的抗体已实现商业化，不需要进行特殊制备。

二、包埋后染色

1. 组织经2%多聚甲醛+0.5%戊二醛混合固定0.5~1小时，1%锇酸4℃固定1.5小时，Epon常规包埋。
2. 用振动切片机切50~70nm厚度的超薄切片，置于镍网上。
3. 1%~10% H_2O_2 蚀刻10分钟，使试剂能穿透标本。
4. 双蒸水漂洗3次（每次5~10分钟）。
5. 1%牛血清白蛋白溶液（BSA）室温封闭5~10分钟。
6. 本步骤不需漂洗，一抗孵育，室温孵育1~2小时或4℃过夜，TBS漂洗3次（每次3~5分钟）。
7. 胶体金标记的抗体室温孵育30~60分钟。
8. TBS漂洗3次（每次3~5分钟），然后双蒸水漂洗3次（每次3~5分钟）。
9. 醋酸铀染色8分钟，柠檬酸铅染色3分钟（染色时间可根据实验结果进行调整），双蒸水漂洗3次（每次3~5分钟）。
10. 用透射电镜观察，选取合适视野，拍摄照片。

第六节 实验操作关键点和注意事项

一、标记物

目前用于免疫电镜的标记物主要是胶体金、辣根过氧化物酶和铁蛋白。三者各有优缺点。胶体金电子密度高，在电镜下清晰可辨，易精确定位，且易穿入细胞内，具有二次电子发射能力，能稳定并迅速地吸附蛋白，与蛋白结合后不影响蛋白的生物活性，以及抗原和抗体的生物学和免疫学性质。胶体金是现在常用的最理想的标记物。铁蛋白电子密度较致密，观察时反差大，优于酶标记。但铁蛋白分子量大，穿透能力差，所以最适合细胞表面抗原的定位。另外，铁蛋白的标记过程比较复杂。辣根过氧化物酶分子量小，穿透力强，有利于标记抗体进入细胞内，最适于细胞内的抗原检测、定位。

二、固定剂

固定是免疫电镜细胞化学技术中很关键的一步，其与一般超薄切片的固定不同点在于，既要考虑保存细胞的超微结构，又要考虑保存抗原的活性。

(一) 固定剂的要求

1. 不损伤细胞内抗原的活性。

2. 固定速度快、效果好。

3. 分子量小,易于渗透。

4. 固定后不引起交联,从而造成空间阻碍,影响标记抗体进入抗原所在位置。

(二) 影响固定的因素

1. 采用固定剂的种类。

2. 固定剂的浓度　浓度过大,对抗原的活性有影响;浓度过小,固定效果差。

3. 固定剂的 pH。

4. 固定剂的温度　一般采用 2~4℃冷固定,这样能降低细胞自溶作用和水分丢失。

5. 固定时间与温度有关,温度高,固定快。此外,也与缓冲液的离子浓度有关,离子强度大,渗透压大,穿透力强,固定也快。不同的固定剂,或同一固定剂的不同浓度所需的固定时间也不一致。

6. 被固定的细胞类型。

目前常用的固定液有 4% 多聚甲醛、1.5%~2% 戊二醛、1% 多聚甲醛 +1% 戊二醛、4% 多聚甲醛 +0.5% 苦味酸 +0.25% 戊二醛、96% 乙醇 +1% 醋酸。不论采用何种固定液,使用前必须用已知效价的抗原做一系列预实验从而确定最佳的固定条件,如固定剂的种类、浓度、温度、pH 及固定时间等。

三、非特异性吸附

非特异性吸附与标记抗体、稀释比例、染色时间、漂洗次数和时间、温度及介质等多种因素有关,其中最主要的是抗血清及标记抗体的稀释。一般认为高效价抗血清或标记抗体稀释到低蛋白浓度,用于标记染色可获得最理想的结果。因为低蛋白浓度有利于降低非特异性吸附。实际应用的蛋白浓度大致在 0.5~2mg/mL,工作效价一般在 1∶20~1∶400。在实际工作中,将标记抗体或抗血清稀释到 1∶100 倍以上可以获得理想的实验结果,同时非特异性吸附可以降到很低。

工作液浓度的选择是将标记抗体或抗血清进行 1∶2、1∶4、1∶8……1∶256 的稀释,做已知阳性标本的标记染色观察,取其阳性沉积物明显而非特异性吸附最低的一个稀释浓度作为工作浓度。

在实际染色过程中,可以通过调整固定液种类、固定液浓度、固定时间,改变一抗和标记二抗的浓度、孵育时间、温度等来减少假阳性染色。

四、标记染色法

胶体金免疫电镜技术的染色可以采用包埋前染色和包埋后染色,可根据抗原的性质加以选择。

标记染色法分为直接染色法与间接染色法两种。前者的特点是特异性较高,敏感性较低,标记抗体只能用于检测一种抗原。后者敏感性较强,一种标记抗体可用于多种抗原的检测,缺点是特异性较差。

第七节　实验结果分析和讨论

通过高电子密度标记物（胶体金、铁蛋白或酶底物）显示免疫反应部位以定位抗原的存在位置和相对表达量，应注意区分特异性标记和背景的非特异性标记，进行正确的结果分析。实验需要设立待测抗原表达阳性的阳性对照和待测抗原表达阴性的阴性对照。用电镜观察免疫标记的实际结果，应选择合适的视野，拍照、记录。

参考文献

[1] 陈万涛. 口腔临床免疫学实验技术. 上海: 上海交通大学出版社, 2009.
[2] 倪灿荣, 马大烈, 戴益民. 免疫组织化学实验技术及应用. 北京: 化学工业出版社, 2006.
[3] 陈福祥, 陈广洁. 医学免疫学与免疫学检验. 北京: 科学出版社, 2016.

第五章

激光扫描共聚焦显微镜

实验目的和要求

1. 熟悉激光扫描共聚焦显微镜的原理。
2. 掌握样品制备方法。

第一节　概　　述

随着免疫荧光技术在生物学研究领域的广泛应用，研究人员注意到，传统的荧光显微镜使用场光源，因标本邻近结构（细胞或亚细胞结构）产生的衍射光和散射光的干扰，造成照片分辨率较低，使标本中细微结构的成像不够清晰。科学研究工作对更高图像分辨率的追求产生了激光扫描共聚焦显微镜（laser scanning confocal microscope，LSCM）。LSCM 是近几十年来在荧光成像领域取得的重要进展之一，是生物学研究的重要工具。LSCM 属于光子成像技术家族。共聚焦是指仅从焦平面获得图像，通过光学方法去除样品厚度产生的任何噪声。激光扫描意味着图像是在局部激光激发下逐点获取，而不是像传统的宽场显微镜那样在全样本照明下获取的。与电子显微镜相比，LSCM 的分辨率要差得多，但所需的样品制备较简单，并且与三维（3D）实时成像兼容，从而能够动态观察细胞和分子过程。

共聚焦显微镜的基本概念最初是由 Marvin Minsky 在 20 世纪 50 年代提出的。1955 年，利用共聚焦原理搭建了一台共聚焦显微镜，用来观察大脑的神经元网络。1957 年，Marvin Minsky 在专利中首次阐明激光扫描共聚焦显微镜技术的基本工作原理。10 年后，Egger 第一次成功地用共聚焦显微镜产生了一个光学横断面，所用的共聚焦显微镜的核心是尼普科夫盘（Nipkon disks）。此盘位于光源和针孔之后，从盘射出的光束以连续的光点在盘旋转时照射到物体上，但该技术当时尚不完善。1970 年，Sheppard 和

Wilson 推出一种新型的激光扫描共聚焦显微镜，同时首次描述了光与被照明物体的原子之间的非线性关系和激光扫描器的拉曼光谱学。1978 年，Brankenhoff 发明了高数值孔径的透镜。1979 年，Koester 设计了一种共聚焦扫描狭缝器并获得美国专利。1985 年，Wijanedts 第一次成功地用激光扫描共聚焦显微镜演示了用荧光探针标记的生物材料的光学横断面。1987 年 White 和 Amos 在 *Nature* 上发表了“Confocal Microscopy Comes of Age”一文，标志着 LSCM 成为科学研究的重要工具。计算机和激光技术的进步促进了 LSCM 系统的改进，1987 年第一批商用仪器问世。至此，激光扫描共聚焦显微镜技术已基本发展到较为成熟的阶段。30 年后，每年有 2 000 多篇科学论文正在破译生物膜表型所涉及的细胞和分子过程，其中大多数都包含了 LSCM 图像。这项技术成为新一代微生物学家的首选技术，他们对表面上空间组织的微生物或生物膜感兴趣。比尔·科斯特顿和他同事的开创性工作清楚地证明了这些生物结构中的结构 - 功能关系，特别是它们对抗菌剂的非凡抵抗力。

第二节 实验方法的分类和原理

一、激光扫描共聚焦显微镜的组成

激光扫描共聚焦显微镜主要由光学显微镜部分、激光发射器、扫描装置、光检测器、计算机系统（包括数据采集、数据处理、数据转换、应用软件）和图像输出设备六部分组成。

二、激光扫描共聚焦显微镜的工作原理

LSCM 的原理是分析样品在激光束照射后发出的荧光。每个荧光分子有两个特征光谱表征：①对应于激发氟化铬的波长的激发光谱；②对应于激发氟化铬发射波长的发射光谱。后者通常是激发光谱移向更高波长的镜像。激发和发射最大值之间的距离称为斯托克斯位移。如果要正确分离激发和发射波长，斯托克斯位移必须大于 20nm。LSCM 利用激光器发出的激光透过光源针孔形成点光源，激发光透过激发波长滤片后到达分光镜。由于分光镜能够反射波长较短的激发光，透过波长较长的发射光，所以激发光在分光镜处被反射并透过物镜，在扫描装置和控制装置的控制下，在荧光标记标本的焦平面上逐点扫描。荧光标记被激发出来的发射光经原来的入射光路直接反向回到分光镜，透过分光镜后再通过吸收波长滤片，随后通过探测针孔到达光电倍增管，经过信号处理后在计算机显示屏上形成图像。在此过程中，激光光源的光源针孔和探测针孔相对于物镜焦平面是共轭的，即所谓“共聚焦”。样品焦平面上的点同时聚焦于光栅针孔和探测针孔，即只有焦平面上的光才能穿过探测针孔，焦平面以外区域射来的光线在检测小孔平面是离焦的，不能通过小孔。因此，对样品进行扫描时扫描点以外的非观察点不会成像，背景呈黑色。样品需经逐点扫描后才能形成整个标本的光学切片（图 5-2-1，见书末彩插）。

LSCM 在荧光样品的显示方面比传统的宽场荧学显微镜有许多优点，但也有一些缺点。影响传统的宽场荧光显微镜的主要问题是大体积样品上宽光锥发出的荧光。来自焦平面的信息被起源于焦平面上方和下方区域的背景光和自发荧光（存在于某些组织中的自然荧光，特别是那些来自植物的荧光，如叶绿素，以远红色发射）所遮蔽，由此产生的荧光模糊，显著降低了图像分辨率和对比度，在研究厚生物样品时模糊情况尤甚。共聚焦显微镜针孔允许空间荧光过滤。针孔包括一个放置在探测器前面的传感膜片和一个允许调节分析体积的光圈。共聚焦显微镜能够通过调整针孔的大小和艾里斑的直径来减少光学污染。这样就可以消除离焦光，仅在焦点平面图中收集信息。针孔的大小决定了样品中聚焦场的深度，针孔越小，聚焦场的深度越浅。这就决定了图像的光学分辨率，即待鉴别的具有相同强度的两点之间的最短距离。如果艾里斑合并在一起，这两点就不会被解析。与传统的宽场荧光显微镜相比，使用 LSCM 在 X-Y 方向上的图像分辨率通常提高了 15%，在 Z 方向上的图像分辨率提高了 30%。在配备高数值孔径（NA）物镜（例如 63/1.4NA）的 LSCM 下观察到的分辨率在 X-Y 方向为 200nm，在 Z 方向接近 400nm。

第三节　实验适用范围和条件

LCSM 适用于细胞生物学、细胞生理学、神经生物学和神经生理学等几乎所有涉及细胞研究的医学和生物研究领域。其在生物学上应用的最大特点是对活细胞进行无损伤性的实时观察、分析，能对活细胞、组织进行形态和功能相结合的研究，包括细胞、组织结构的精确描绘、定位（二维和三维）和上述结构的动态变化，进行准确的定性、定量、定时和定位分布观察。具体可分为以下几方面。

1. 适用范围广，可用于细胞生理或病理活动，几乎所有涉及细胞的研究领域。

2. 对细胞检测无损伤、精确、可靠和优良的重复性，数据图像可及时输出或长期储存。

3. 对活细胞或组织切片进行连续断层扫描，能获得精细的单个细胞或一群细胞或所观察的局部组织的各个层面结构（包括细胞特异结构，如细胞骨架、染色体、细胞器和细胞膜系统以及样品的深层结构）和完整的三维图像（如进行随时间变化的结果分析，也可获得随荧光波长变化的图像）。精确定位组织细胞及其所要观察的结构的空间位置，并对该对象进行实时动态的观察、分析和记录。

4. 采用荧光标记探针可对活细胞或切片标本进行细胞生物物质、膜标记物、细胞示踪、免疫物质、免疫反应、受体或配体、核酸等观察，可以在同一张切片标本上同时进行多重物质标记，并观察标记结果。

5. 采用细胞内离子荧光标记，用单标记或多重标记法，可进行细胞内如 pH 和钠、钾、钙、镁等离子浓度的比例测定及其动态变化的观察、分析。

6. 细胞膜电位测量、自由基的检测等。

7. 进行精确定位的荧光漂白恢复实验，研究细胞间通讯和其他有关的细胞内物质（分子等）的运动。

在时间扫描实验和光漂白(光淬灭)实验中,可同时对每个通道的数据和图像进行输出和转换。进行荧光共振能量转移实验,通过荧光波长的变化,研究细胞内分子、离子的运动和相互作用。

8. 具有精确(空间定位、定量、定波长、定时间)、灵敏、快速和能在同一时间内完成对多重荧光标记的细胞、组织(即使是发射波长非常接近,比如相差只有数纳米的多重荧光)的各种波长的图像的分离和观察分析能力,以及多重荧光标记共定位等的在线测量分析功能。

第四节 实验器材和试剂

一、定位、定量研究中常用的荧光探针

(一) 胺反应性探针(amine-reactive probes)

该探针是可与抗体、配体、肽、人工合成的寡聚核苷酸偶联的探针,可用于免疫组织化学染色、荧光原位杂交、受体标记等,如:BODIPY FL 503/512、FITC 494/518、TRITC 547/572、BODIPY TMR 543/569、Texas red 595/615、BODIPY TR 592/618、PE 565/578、Cy3 490/530、Cy5 650/690。其他常用的荧光染料见表 5-4-1。

表 5-4-1 常用的荧光染料

染料名称	吸收光 /nm	发射光 /nm	靶点 / 应用
Acridine orange	460~500	520~530	核酸、碳水化合物、多室脂质体、溶酶体、细胞核
Alexa Fluor® BCECF	490	531	主要作为标记蛋白质和寡核苷酸的荧光团,与细胞内 pH 的抗体指示剂结合的常用荧光染料
BODIPY	493	503	主要作为标记蛋白质和寡核苷酸的荧光团
Calcofluor	350	400~440	不可降解的动物细胞、活植物细胞纤维素、真菌细胞壁几丁质和节肢动物外骨骼
DAPI	358	461	微管蛋白检测、神经元逆行标记、AT 特异性双链 DNA、染色体 Q 带,区分酵母线粒体和细胞核 DNA,细胞内病毒和支原体 DNA 感染
Ethidium bromide	520	610	核酸(插入固定细胞的双链核酸),活力测定
Fluo-3	506	526	荧光依赖钙浓度,用于细胞活力测试
FITC	494	518	主要用作标记蛋白质和寡核苷酸
Green fluorescent protein	395~470	509	基因表达标记
Hoechst 33258	365	465	支原体检测,染色体带和带间,AT 特异性 DNA,染色体 Q 带,细胞中的病毒和支原体 DNA 感染

续表

染料名称	吸收光 /nm	发射光 /nm	靶点 / 应用
Nile red	485	525	中性脂质、胆固醇和溶酶体中的磷脂、泡沫细胞脂质、巨噬细胞
Propidium iodide	536	617	核酸(插入固定细胞的双链核酸中),活性测定,染色死细胞膜损伤
Rhodamine 123	505~511	534	染色活细胞线粒体
SYTO 9	485	498~501	活的和死的革兰氏阳性和革兰氏阴性细菌
SYTO 61	628	645	红色荧光核酸染色剂
TRITC	547	572	主要用作标记蛋白质和寡核苷酸
Texas red	595	615	主要用作标记蛋白质和寡核苷酸
Thioflavin T	450	482	诊断淀粉样蛋白原纤维

1. 细胞表面抗原、细胞内的某种蛋白

(1)免疫荧光标记:与抗体偶联。

(2)直接标记:一抗 + 荧光探针。

(3)间接标记:二抗 + 荧光探针。

如:微管蛋白采用抗微管蛋白抗体 + 荧光探针;肌动蛋白采用 Palloidine+ 荧光探针。

2. 细胞膜表面受体:配体 + 荧光探针　如霍乱毒素受体采用霍乱毒素 +FITC。

(二) 标记细胞器的荧光探针

1. 线粒体

(1)罗丹明 123:可染活细胞,阳离子荧光染料,可检测线粒体膜电位,且在多数细胞中停留时间短,吸收光 505nm,发射光 534nm。

(2)JC-1:线粒体膜电位低时为单体 490/527 发绿色荧光。线粒体膜电位高时为多聚体 490/590 发红色荧光,可标记活细胞线粒体,且为检测线粒体膜电位的最佳探针。

(3)Mito Tracker Green FM:染活细胞或固定后的细胞,稳定不漏出,吸收光 490nm,发射光 516nm。

(4)Mito Tracker Orange CMTMRos(氧化型):吸收光 551nm,发射光 576nm。

(5)Mito Tracker Orange(还原型):只能染活细胞。

2. 溶酶体

(1)中性红:微偏碱性,可标记溶酶体等酸性器官,为非特异性,吸收光 541nm,发射光 640nm。

(2)LysoTracker Green DND-26:染活细胞,吸收光 504nm,发射光 511nm。

LysoTracker Blue:染活细胞,吸收光 373nm,发射光 422nm。

LysoTracker Red:染活细胞,吸收光 577nm,发射光 590nm。

3. 内质网　DiOC6,非特异性,较高浓度标记内质网,较低浓度标记线粒体,吸收光 484nm,发射光 500nm。

4. 高尔基体 NBD C6-ceramide，可染活或死细胞，吸收光 466nm，发射光 536nm。

5. 细胞核

(1) 碘化丙啶(PI)：染 DNA/RNA、死细胞，吸收光 536nm，发射光 617nm。

(2) EB：染 DNA/RNA、死细胞，吸收光 520nm，发射光 610nm。

(3) Hoechst 33342：染 DNA A-T、活细胞，吸收光 352nm，发射光 461nm。

(4) Hoechst 33258：染 DNA A-T、活细胞，吸收光 365nm，发射光 465nm。

(5) DAPI：染 DNA A-T、半通透细胞，吸收光 358nm，发射光 461nm。

(6) Chromomycin A3：染 DNA G-C，吸收光 450nm，发射光 470nm。

(7) 吖啶橙(AO)：染 DNA、活细胞，吸收光 500nm，发射光 526nm；染 RNA，吸收光 460nm，发射光 650nm。

(8) TOTO-1：染 DNA、死细胞，吸收光 514nm，发射光 533nm。

(9) SYTO 17：染活细胞，吸收光 621nm，发射光 634nm。

二、试剂及配制方法

1. 4% 多聚甲醛 -0.1mol/L 磷酸缓冲液(pH 7.3)

试剂：多聚甲醛　　40g

　　0.1mol/L PBS　　至 1 000mL

配制方法：称取 40g 多聚甲醛，置于三角烧瓶中，加入 500~800mL 0.1mol/L PBS，加热至 60℃左右，持续搅拌(或磁力搅拌)使粉末完全溶解，通常需滴加少许 1mol/L NaOH 才能使溶液清亮，最后补足 0.1mol/L PBS 至 1 000mL，充分混匀。

2. 10×PBS NaCl 80g，KCL 2g，KH_2PO_4 2g，Na_2HPO_4 29g，pH 7.2 至 1 000mL

3. 20% 蔗糖液

蔗糖　　20g

0.1mol/L PBS(pH 7.5)　　至 100mL

配制方法：先以少许 0.1mol/L PBS 溶解蔗糖，再加 0.1mol/L PBS 至 100mL 充分混合，置 4℃冰箱保存。若无试剂蔗糖(sucrose)，也可用普通蔗糖(cane sugar)。配制好的蔗糖溶液放置时间超过 1 个月时，应重新配制。

4. Triton X-100 通常先配制 30% Triton X-100 储备液，临用时稀释至所需浓度。

Triton X-100　　28.2mL

0.1mol/L PBS(pH 7.3)　　72.8mL

配制方法：取 Triton X-100 及 PBS 混合，置于 37~40℃水浴中 2~3 小时，使其充分溶解混匀。用前取该储备液稀释至所需浓度。

0.1% Triton：取 33μL 30% Triton 至 10mL PBS。

5. 封闭缓冲液(blocking buffer) 500μL 正常羊血清(NGS)、1mL 10% 小牛白蛋白(BSA)至 8.5mL

1×PBS。

6. 抗体稀释

例如：一抗 1∶200 取 1μL 一抗至 200μL 封闭缓冲液中，二抗 1∶500 取 1μL 二抗至 500μL 封闭缓冲液中，DAPI 稀释液取 1μL DAPI 至 1mL PBS。

三、器材

激光扫描共聚焦显微镜、载玻片、盖玻片、玻璃底培养皿。

第五节　实验操作步骤

一、标本制备

(一) 冰冻切片

1. 组织采集、固定、包埋及冰冻切片的制备

(1) 组织标本用 4% 多聚甲醛室温固定 0.5~1 小时。

(2) PBS 洗 3 次，每次 10 分钟。

(3) 在 20% 蔗糖溶液中浸泡 1 小时。

(4) 在解剖镜下将目标样本包埋于冰冻切片包埋液中，置于干冰或 -80℃冰箱中待其冷冻。

(5) 使用冷冻切片机切成 10~12μm 的切片，粘贴于明胶处理过的载玻片上，室温干燥 1 小时后即可进行免疫荧光染色。

2. 组织冰冻切片的免疫荧光染色方法

(1) 将贴有冰冻切片的载玻片浸于盛有 PBS 的染色缸中 10 分钟，洗去切片中的冷冻切片包埋液。

(2) 将载玻片从染色缸中取出，平置于湿盒中，加入封闭液，室温静置 1 小时。

(3) 控去封闭液，加入稀释过的一抗，将湿盒置于 4℃冰箱中反应过夜。

(4) 在室温下用 PBS 洗去一抗，10 分钟 ×3 次。

(5) 加入稀释过的荧光二抗，于湿盒中室温作用 1 小时。

(6) 在室温下用 PBS 洗去二抗，10 分钟 ×3 次。

(7) 加入核染色剂 DAPI 稀释液，室温染色 1~5 分钟，用 PBS 洗 10 分钟 ×3 次。

(8) 用荧光封片剂封片，在 LSCM 下观察。如长期保存，需 4℃避光。

(二) 培养细胞的免疫荧光染色方法

1. 培养细胞用 PBS 分 3 次取代六孔板中的培养液。

2. 在预冷的 4% 多聚甲醛中 4℃固定 30 分钟。

3. 在室温下用 PBS 洗去固定液，5 分钟 × 3 次。

4. 0.1% Triton 处理 10 分钟。

5. 在室温下用 PBS 洗 5 分钟。

6. 在封闭液中室温封闭 0.5~1 小时。

7. 加入稀释过的一抗，置于湿盒中，4℃冰箱中反应过夜。

8. 在室温下用 PBS 洗去一抗，10 分钟 × 3 次。

9. 加入稀释过的二抗，于湿盒中室温作用 1 小时。

10. 在室温下用 PBS 洗去二抗，10 分钟 × 3 次。

11. 加入核染色剂 DAPI 稀释液，室温染色 1~5 分钟，PBS 洗 10 分钟 × 3 次。

12. 用荧光封片剂封片，在 LSCM 下观察。如长期保存，需 4℃避光。

二、观察步骤及仪器操作

根据实验要求制备样品完毕后，即可进行观察。

（一）基本步骤

1. 开启仪器电源及光源　一般先开启显微镜和激光器，再启动计算机，接下来启动操作软件，设置荧光样品的激发光波长，选择相应的滤光镜组块，以便光电倍增管（photo multiplier tube，PMT）检测器能得到足够的信号结果。

2. 设置相应的扫描方式　在目视模式下调整所用物镜的放大倍数，在显微镜下找到需要检测的细胞。然后，切换到扫描模式，调整双孔针和激光强度参数，即可得到清晰的共聚焦图像。

3. 获取图像　选择合适的图像分辨率（一般为 1 024 × 1 024），将样品完整扫描后，保存图像结果即可。

4. 关闭仪器　仪器测定样品结束后，先关闭激光器部分，计算机仍可继续进行图像和数据处理。若要退出整个激光扫描共聚焦显微镜系统，则应该在激光器关闭后，待其冷却至少 10 分钟后再关闭计算机及总开关。

（二）获取三维图像

LSCM 具有细胞“CT”功能，因此它可以在不损伤细胞的情况下，获得一系列光学切片图像。选用“Z-Stack”模式，即可实现此项功能。基本步骤如下。

1. 开启“Z-Stack”选项。

2. 确定光学切片的位置及层数。

3. 启动“Start”，获得断层扫描图像。

4. 用软件三维重建。

（三）获取时间序列图像

LSCM 的“Time-Series”功能可以自动在实验者规定的时间内按照设定的时间间隔获取图像。设定所需的时间间隔、扫描速度以及所需图像数量，开启“Start”功能键，即可进行实验。

第六节　实验操作关键点和注意事项

一、激光扫描共聚焦显微镜的环境要求

1. 仪器要远离电磁辐射源。
2. 环境无震动，无强烈的空气扰动。
3. 室内具有遮光系统，保证荧光样品不会被外源光漂白。
4. 环境清洁，工作温度在22℃左右。

二、荧光探针的选择

1. 荧光探针对待测样品的检测需选用特异性的荧光探针。
2. 荧光探针与仪器相匹配。
3. 多重染色时，一般选择发射光谱没有交叉或交叉小、发射峰值波长不同的荧光探针。

三、荧光标记的注意事项

1. 防止荧光淬灭，可以选择防淬灭剂。
2. 避免自发荧光干扰，增加特异性荧光强度，也可选择自发荧光淬灭剂。
3. 荧光标记过程中应避光进行。

四、选择高特异性和高效价的荧光抗体

标本只有在用荧光探针标记的前提下才能在激光扫描共聚焦显微镜下进行检测。选择高特异性和高效价的荧光抗体是检测的关键，因此要尽量选用高质量的荧光素和高特异性抗体。同时，还要对荧光抗体进行特异性和敏感性的质量鉴定。

五、标本制作要求

1. 标本厚度　组织切片或其他标本不能太厚，否则激发光多数消耗在标本下部，而物镜观察的上部不能被充分激发。

2. 载玻片和盖玻片　载玻片要光洁，无自发荧光。载玻片厚度应在0.8~1.2mm之间，盖玻片厚度为0.13~0.17mm，太厚会吸收较多的光，不能使激发光在标本上聚焦。

3. 封片剂　可以选择商品化的封片剂；也可选择甘油，但必须无色透明，无自发荧光。由于荧光在pH 8.5~9.5时较亮，不易很快褪去，常用甘油和PBS缓冲液（0.5mol/L）的等量混合液封片。

第七节　激光扫描共聚焦显微镜应用实例

一、口腔医学应用

1. 口腔生物膜的研究　生物膜是一种由基质包裹的，相互黏附或附着于体表及界面的细菌群体，是一个由细胞、胞外聚合物和细胞间间隙组成的开放系统。牙菌斑是一种典型的口腔生物膜，用LSCM研究生物膜不需要烦琐的标本预备，可以直接对完整自然水化状态的生物膜进行研究。LSCM可以将一定厚度的生物膜进行连续断层扫描，获得单个细胞、一群细胞或局部组织的不同层面的精细图像，经三维重建后获得完整的生物膜立体结构，并且经过图像分析后可辨别生物膜中的细胞和非细胞成分，界定细胞界限，测定单位体积内的细胞数目以及面积大小。此外，低分子、无毒性的荧光复合物使研究者能对完整自然水化状态的生物膜进行荧光标记，因此生物膜中的死菌与活菌可得到观察和定位。

2. 口腔致病菌的研究　以往对继发龋进行细菌学研究是困难的。Gonzale-abezas等用LSCM对一定深度的牙本质连续断层扫描，逐层获得特异性荧光抗体标记的变异链球菌的横断面图像，然后利用计算机图像处理和三维重建技术合成其真实的三维结构，并进行定性和定量分析。这是一种敏感而特异的细菌检测方法，不仅避免了标本固定、包埋、染色等烦琐的处理过程，也减少了标本预备过程中细菌或杂质微粒污染造成的假阳性机会。

3. 口腔组织病理学研究中的应用　对牙齿及牙周细胞形态的研究，使用LSCM可获得关于细胞形态详细的三维信息，而不会出现切割造成的细胞挤压变形。用LSCM观察人牙龈朗格汉斯细胞的三维外形，不仅可以了解细胞朝向牙龈表面的树枝状突起的空间分布，而且可以了解朗格汉斯细胞在受到唾液中抗原刺激后的反应情况。LSCM可非破坏性地观察到牙齿表面下150μm的微观结构。

二、肿瘤学应用

1. 定性、定量　LCSM可对单或双标记细胞、组织标本及活细胞进行重复性的荧光定量分析，从而对肿瘤细胞的抗原表达、细胞的结构特征、抗肿瘤药物的作用及机制等方面进行定量观察和检测。LCSM还可以用于观察肿瘤与抗肿瘤药物的相互作用。

2. 内离子分析　LCSM可以准确测定细胞内pH及Ca^{2+}、K^{+}、Na^{+}、Mg^{2+}等离子的含量。Liang等应用LCSM研究人肺癌A549细胞株，以及对顺铂耐药的A549/DDP细胞内钙离子的分布，发现A549/DDP细胞内的自由钙离子浓度仅为A549细胞的1/3，而且下降很快。

3. 间隙连接细胞间通讯　在所有后生生物中，均发现有间隙连接蛋白存在。目前，间隙连接细胞间通讯（gap junctions intercellular communication，GJIC）与正常生长调控及肿瘤发生的关系受到重视。Ma等为研究肝癌细胞的GJIC和人类肝癌发生过程中缝隙连接基因*CX32*、*CX43*的信号转导机制，使用 LCSM 观察肝癌 HHCC 细胞、SMMC-7721 细胞和正常肝细胞 QSG 中的 GJIC 以及细胞内钙离子的聚集。结果表明，GJIC 的功能和细胞内钙离子浓度在 QSG 细胞中高于 HHCC 细胞和 SMMC-7721 细胞系。

三、示例图片

1. 细胞骨架（红色：骨架蛋白；蓝色：细胞核）（图 5-7-1，见书末彩插）
2. 细胞内特异性蛋白定位（蓝色：细胞核；绿色：特异蛋白；红色：细胞骨架）（图 5-7-2，见书末彩插）
3. 细菌生物膜（红色：细菌；绿色：细菌多糖）（图 5-7-3，见书末彩插）

参考文献

[1] WHITE J G, AMOS W B. Confocal microscopy comes of age. Nature, 1987, 328 (6126): 183-184.
[2] LIANG X, HUANG Y. Intracellular free calcium concentration and cisplatin resistance in human lung adenocarcinoma A549 cells. Biosci Rep, 2000, 20 (3): 129-138.
[3] MA X D, MA X, SUI Y F, et al. Signal transduction of gap junctional genes, connexin 32, connexin43 in human hepatocarcinogenesis. World J Gastroenterol, 2003, 9 (5): 946-950.
[4] LI F, LIANG Y, WANG M C, et al. Multifunctional nanoplatforms as cascade-responsive drug-delivery carriers for effective synergistic chemo-photodynamic cancer treatment. J Nanobiotechnol, 2021, 19 (1): 140.
[5] 陈万涛. 口腔临床免疫学实验技术. 上海: 上海交通大学出版社, 2009.

第六章

蛋白质印迹法（Western blotting）

实验目的和要求

1. 掌握蛋白质印迹法的一般操作和结果分析。
2. 熟悉蛋白质印迹法的原理。
3. 了解蛋白质印迹法的适用范围和试剂配制。

第一节 概 述

蛋白质印迹法的发明者一般认为是美国斯坦福大学的乔治·斯塔克（George Stark）。在尼尔·伯奈特（Neal Burnette）于 1981 年所著的 *Analytical Biochemistry*（《分析生物化学》）中首次被称为 Western blotting。随着科学的不断发展，新产品层出不穷，但是由于 Western blotting 技术对于蛋白检测的广泛适用性，目前还没有其他技术能够取代。

第二节 实验方法的分类和原理

蛋白质印迹法（Western blotting）的原理是应用蛋白质特异的抗体检测特异性目的蛋白。它是对未知蛋白进行十二烷基硫酸钠（sodium dodecyl sulfate，SDS）- 聚丙烯酰胺凝胶单向电泳（polyacrylamide gel electrophoresis，PAGE），并转移到固相支持物上，通过特异性的抗体检测目的蛋白的蛋白质半定量技术。

蛋白质电泳分析是在聚丙烯酰胺凝胶上进行。电泳过程中首先应保证蛋白质解离成一级结构并尽可能减少相互间的聚集。电泳缓冲液中加入SDS和2-巯基乙醇(2-Hydroxy-1-ethanethiol,2-ME)或1,4-二巯基苏糖醇(1,4-dithiothreitol,DTT),可以断开半胱氨酸残基之间的二硫键,破坏蛋白质的四级结构。同时,SDS是一种阴离子表面活性剂即去污剂,它可以断开分子内和分子间的氢键,破坏蛋白质分子的二级及三级结构,并与蛋白质的疏水部分相结合,破坏其折叠结构。电泳样品在电泳前要在沸水中煮3~5分钟使SDS与蛋白质充分结合形成SDS-蛋白质复合物,在强还原剂巯基乙醇或DTT存在时,蛋白质分子内的二硫键被打开而不被氧化,蛋白质也完全变性和解聚,稳定地存在于均一的溶液中。此外,SDS与蛋白质结合后使SDS-蛋白质复合物带上大量的负电荷,平均每两个氨基酸残基结合一个SDS分子,蛋白结合SDS的量几乎总是与蛋白的分子量成正比而与其序列无关,并且蛋白质分子本身的电荷完全被SDS掩盖,从而使蛋白质原来所带的电荷可以忽略不计,消除了不同分子之间原有的电荷差别。因此,SDS多肽复合物在聚丙烯酰胺凝胶电泳中的迁移率只与多肽的分子量大小相关,与蛋白质结构和本身所带电荷无关。但是,多肽主链所进行的修饰,例如糖基化修饰,可显著影响其表观分子量。

通过聚丙烯酰胺凝胶电泳区分不同的蛋白组分,在电场的作用下转移至固相支持物上。通过特异性抗体作为探针,对靶分子进行检测,用带有标记的二抗(常用HRP标记)与特异性一抗结合,当遇到反应底物(HRP的反应底物为鲁米诺)即发光,呈现可见条带。

蛋白质印迹法结合了凝胶电泳的高分辨率和固相免疫测定的特异敏感等多种特点,可检测到低至1~5ng(最低可到10~100pg)或1pg(免疫金或者^{125}I标记)大小的靶蛋白。

第三节 实验适用范围和条件

1. 适用于检测细胞或组织中目的蛋白的表达情况。
2. 适用于检测细菌、真菌、血清等目的蛋白的表达。
3. 属于非原位检测,不能对目的蛋白进行细胞定位。
4. 必须有目的蛋白的特异性抗体才能完成检测。
5. 属于半定量检测,需做内参蛋白如β-actin、GAPDH等作为参照。

第四节 实验器材和试剂

一、实验器材

仪器:低温离心机、水浴箱、垂直电泳仪、电转仪、摇床、洗片机、移液器、超低温冰箱。

耗材:EP 管,1mL、200μL、10μL Tip 头,15mL 离心管,PVDF 膜或 NC 膜,滤纸,保鲜膜,吸水纸,感光胶片。

二、试剂

组织细胞裂解液、蛋白酶抑制剂、DTT、蛋白上样缓冲液、去离子水或无水乙醇、30% 丙烯酰胺、过硫酸铵、10% SDS、TEMED、Tris- 甘氨酸电泳缓冲液、Tris- 甘氨酸电转液、蛋白 marker、PBST、脱脂奶粉、丽春红染色剂(可选)、考马斯亮蓝(可选)、一抗(目的蛋白抗体和内参蛋白抗体)、二抗、化学发光试剂盒、显影液、定影液。

三、常用溶液的配制

1. 蛋白质裂解液

RIPA 裂解液	工作浓度	储存液
Tris-HCl(pH 7.5)	50mmol/L	0.5mol/L
NaCl	150mmol/L	0.75mol/L
脱氧胆酸钠	1%	100% 固体
SDS	0.25%	10%
NP-40	1%	100%
Triton X-100	1%	100%
去离子水	—	—

分装保存,-20℃<1 年。用前加 100μg/mL PMSF(有神经毒性,注意防护)或 1% 蛋白酶抑制剂鸡尾酒。

2. 30% 丙烯酰胺溶液

丙烯酰胺　　29g

双丙烯酰胺　　1g

去离子水定容至 100mL(过滤),用锡纸避光,4℃保存<6 个月,有神经毒性,注意防护。

3. 10% 过硫酸铵(10% AP)

过硫酸铵　　0.1g

去离子水　　1mL

用时现配,4℃短时间保存。

4. 1.5mol/L Tris-HCl(pH 8.8)

Tris　　　　18.165g

去离子水　　80mL

调 pH 至 8.8,定容至 100mL,4℃保存<1 年

5. 1mol/L Tris-HCl(pH 6.8)

Tris 碱　　　12.11g

去离子水　　80mL

调 pH 至 6.8,定容至 100mL,4℃保存<1 年。

6. 10% SDS

SDS　　　　5g

去离子水　　定容至 50mL

室温保存<1 年,SDS 粉末易飘散,有黏膜刺激性,注意防护。

7. Tris- 甘氨酸电泳缓冲液

成分	终浓度	5×(1L)	10×(1L)
Tris 碱	2.5mmol/L	15.1g	30.2g
甘氨酸	250mmol/L	94g	188g
SDS	0.1%	5.0g	10g
去离子水		定容至 1L	定容至 1L

4℃保存<6 个月。

8. Tris- 甘氨酸转移缓冲液

成分	工作浓度	工作液(1L)	10×储存液
甘氨酸	39mmol/L	2.9g	29g
Tris	48mmol/L	5.8g	58g
SDS(分子量<30kDa 可不加)	0.037%	0.37g	3.7 g
甲醇	20%	200mL	–
去离子水		定容至 1L	定容至 800mL①

①稀释成 1×工作液时,应取 80mL 储存液用去离子水稀释至 800mL,再加入 200mL 甲醇至 1 000mL。

4℃保存<6 个月,注意甲醇毒性。

9. 考马斯亮蓝染色液

考染液	终浓度	500mL
甲醇	50%	250mL
乙酸(冰醋酸)	10%	100mL
考马斯亮蓝 R250	0.25%	1.25g
水	—	定容至 500mL

可反复使用多次，室温至少 4 小时或过夜，若加快染色温度可>37℃，时间≤1 小时（50~60℃，≤30 分钟），注意甲醇毒性。

10. 5% 脱脂奶粉封闭液

脱脂奶粉　　1g

PBS　　20mL

容易变质，4℃保存。

11. 蛋白上样缓冲液

2×loading buffer	工作浓度	2×（5mL）	5×（5mL）
SDS	2%	0.2g	0.5g
Tris-HCl（PH 6.8）	50mmol/L	0.5mL（1mol/L Tris-HCl，pH 6.8）	1.25mL（1mol/L Tris-HCl，pH 6.8）
DTT	100mmol/L	用时现加	用时现加
甘油	10%	1mL	2.5mL
溴酚蓝	0.1%	10mg	25mg
水	—	定容至 5mL	定容至 5mL

500μL 分装，-20℃保存<1 年，融化后 4℃保存<2 个月。

12. 1mol/L DTT

DTT　　1.545g

0.01M 乙酸钠溶液（pH 5.2）　　10mL

500μL 分装，-20℃保存。

第五节　实验操作步骤

Western blotting 的主要操作程序如图 6-5-1 所示，从细胞或者组织中提取蛋白质，检测蛋白质浓度；蛋白样品在 SDS 存在条件下煮沸变性，并进行 SDS- 聚丙烯酰胺凝胶单向电泳，蛋白质在凝胶介质中向阳极泳动依分子量的大小不同而进行分离；凝胶中的蛋白质通过电转移固定在固相基质上（常用硝酸纤维素膜和尼龙膜）；应用单克隆或者多克隆抗体识别特异性目的蛋白，通过发色或发光底物显迹。其中每个步骤都可以通过不同的染色方法检测操作是否成功。

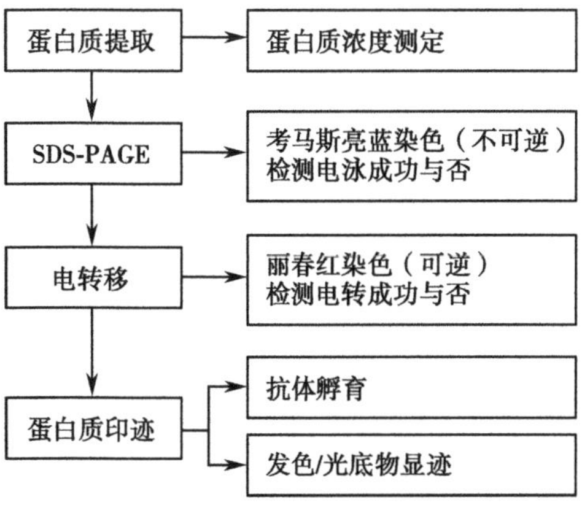

图 6-5-1　蛋白质定量分析步骤

一、蛋白质提取

蛋白质提取是非常关键的环节,直接影响最终的结果。理想的方法是经过细胞破碎和固液分离,使所有靶抗原成为溶解状态并保留其免疫反应性而不被降解。在有些情况下,还需要保留蛋白质的生物学活性。

鉴于哺乳动物细胞和细菌、酵母等在物理学和生物学性质方面的巨大差异,所以蛋白质的提取方法也多种多样,并没有一种简单而万能的方法。目前已建立的裂解细胞的方法根据作用方式不同,基本可以分为两大类:机械法和非机械法。传统的机械法包括匀浆、研磨、超声等。常见的非机械法包括渗透、酶溶、冻融、化学等,还有一些比较新的方法如激光破碎、冷冻喷射、相向流撞击等。溶解蛋白时,过于剧烈的条件虽然可以确保蛋白质全部析出,但是也可能导致免疫反应性下降。温和的裂解条件可以尽可能保证蛋白质的天然状态,但可能会造成蛋白质从细胞上的脱落效果欠佳。因此,应该根据每种方法的适用范围及优缺点,选择合适自己实验的方法。

此外,许多溶解蛋白质的方法,特别是那些包括破碎细胞步骤的方法,可释放出细胞内的蛋白酶从而使靶蛋白降解。不同的蛋白质对蛋白酶的敏感程度差别很大。细胞表面蛋白和分泌型蛋白通常比细胞内蛋白具有更好的抵抗力,变性蛋白比天然蛋白更容易被降解。因此,应当尽可能降低细胞提取物中的蛋白酶活性,在使用剧烈的提取条件时尤应如此。在提取时保持低温也十分重要,一般提取蛋白过程中的所有操作应在冰上进行。裂解液一般应含有蛋白酶抑制剂(表 6-5-1)。

下面介绍常用的细胞和组织中蛋白样本的制备。在对靶细胞蛋白的抗原性一无所知的情况下,推荐使用三去污剂和单去污剂裂解缓冲液。目前,对于不同类别的细胞包括细菌、酵母等以及有特殊要求的蛋白质(如细胞膜蛋白、磷酸化蛋白),蛋白质提取已有成熟的试剂盒出售,初学者可针对自己的实验设计选择合适的试剂盒。

(一)三去污剂裂解缓冲液的配制

Tris·Cl(pH 8.0)	50mmol/L
NaCl	150mmol/L
叠氮钠	0.02%
SDS	0.1%
苯甲基磺酰氟(PMSF)	100μg/mL
抑蛋白酶多肽	1μg/mL
Nonidet P-40	1%
脱氧胆酸钠	0.5%

(二)单去污剂裂解液

Tris·Cl(pH 8.0)	50mmol/L
NaCl	150mmol/L
叠氮钠	0.02%
PMSF	100μg/mL

抑蛋白酶多肽　　1μg/mL

Triton X-100 或 NP-40　　1%

表 6-5-1　常用蛋白酶抑制剂的特性

抑制剂	靶蛋白酶	非靶蛋白酶	有效浓度	储存液
抑蛋白酶多肽 (aprotinin)	激肽蛋白酶 胰蛋白酶 胰凝乳蛋白酶 纤溶酶	木瓜蛋白酶	1~2μg/mL	10mg/mL 溶于 0.01mol/mL HRPES(pH 8.0)
亮抑蛋白酶肽 (leupeptin)	纤溶酶 胰蛋白酶 木瓜蛋白酶 组织蛋白酶 B	胰凝乳蛋白酶 胃蛋白酶 组织蛋白酶 A 和 D	1~2μg/mL	10mg/mL 溶于水
胃蛋白酶抑制剂 A	胃蛋白酶 组织蛋白酶 D	胰蛋白酶 纤溶酶 胰凝乳蛋白酶 弹性蛋白酶 嗜热菌蛋白酶	1μg/mL	1mg/mL 溶于乙醇
抗蛋白酶肽 (antipain)	组织蛋白酶 A 和 B 木瓜蛋白酶 胰蛋白酶	纤溶酶 胰凝乳蛋白酶 胃蛋白酶	1~2μg/mL	1mg/mL 溶于水
PMSF	胰凝乳蛋白酶 胰蛋白酶	—	100μg/mL	1.74mg/mL(10mmol/L) 溶于异丙醇
甲苯磺酰赖氨酰氯甲酮 (TLCK)	胰蛋白酶	胰凝乳蛋白酶	50μg/mL	1mg/mL 溶于 0.05mol/L 乙酸钠(pH 5.0)
甲苯磺酰苯丙氨酰氯甲酮 (TPCK)	胰凝乳蛋白酶	胰蛋白酶	100μg/mL	3mg/mL 溶于乙醇
EDTA	金属蛋白酶	—	1mmol/L	0.5mol/L 溶于水

注意事项：

1. PMSF 严重损害呼吸道黏膜、眼睛及皮肤，吸入、吞入或通过皮肤吸收后有致命危险。一旦眼睛或者皮肤接触了 PMSF，应立即大量水冲洗。

2. PMSF 在水溶液中不稳定，用前应先加入裂解缓冲液。通常 PMSF 配成 10mmol/L 或者 100mmol/L 浓度的储存液(1.74mg/mL 或者 17.4mg/mL 溶于异丙醇中)，并保存于 −20℃。

3. 叠氮钠有毒，操作时应戴手套谨慎操作。

4. 抑蛋白酶多肽为 58 个氨基酸的碱性多肽，经过反复冻融后易发生聚集。储存液应分装成小份，保存在 −20℃。

5. 目前有许多商品化的蛋白酶抑制剂鸡尾酒，由不同蛋白酶抑制剂最佳的浓度比例混合，可以抑制广泛的蛋白酶种类，并在不同种类的蛋白质提纯时提供良好的蛋白酶活性抑制，初学者可根据具体情况选择使用。

(三) 哺乳动物培养细胞的裂解(单层贴壁细胞)

1. 倒掉培养液,并将培养皿倒扣在吸水纸上吸干培养液(或将培养皿直立放置一会儿使残余培养液汇集,再用移液器将其吸走)。

2. 每个培养皿中加4℃预冷的PBS(0.01mol/L pH 7.2~7.3)。平放轻轻摇动1min洗涤细胞,然后弃去洗液。重复以上操作2次,共洗涤3次以洗去培养液。将PBS弃净后将培养皿置于冰上。

3. 在蛋白裂解缓冲液中加入蛋白酶抑制剂(100mmol/L),混匀置于冰上预冷至0℃(PMSF要摇匀至无结晶时才可与裂解液混合)。

4. 按照培养皿的不同孔径加入适当量裂解液,冰上裂解20分钟,轻轻摇动培养皿,尽量保证培养皿底的每处细胞都能接触到裂解液,使细胞充分裂解(必要时可用细胞刮刀将细胞刮下)。

5. 裂解完毕后,用干净的刮棒将细胞刮于培养瓶的一侧,然后将细胞碎片和裂解液移至1.5mL预冷的离心管中(整个操作尽量在冰上进行)。

6. 4℃下12 000r/min离心15分钟。(提前开离心机预冷)

7. 将离心后的上清吸出并分装到干净离心管中,-20℃保存。若靶抗原对冻融过程敏感,可将蛋白保存于-80℃。

注意事项:

1. 悬浮细胞应离心浓缩,并用预冷的裂解液重悬细胞至浓度为10^7/mL,冰上放置30分钟后,再按步骤6操作。

2. 保存于-20℃的样品融化后,于4℃以12 000r/min离心5分钟以去除细胞骨架成分的聚集。

3. 对于加药处理的贴壁细胞,可能受药物的影响一些细胞会脱落下来,除收集贴壁细胞的蛋白外,还应注意收集培养液中的细胞,脱离的细胞按照悬浮细胞方法提取蛋白质。

4. 即使加了蛋白酶抑制剂,蛋白质保存也不宜过久,长时间保存可以使某些蛋白降解。一般建议蛋白质保存不应超过2个月。

(四) 组织中总蛋白质的提取

1. 将少量组织块置于1~2mL匀浆器中的球状部位,用干净的剪刀将组织块尽量剪碎,加400μL单去污剂裂解液裂(含PMSF)于匀浆器中进行匀浆,然后置于冰上或将少量组织块置于液氮预冷的研钵中,用研磨棒将其研碎,加入400μL单去污剂裂解液裂(含PMSF)。

2. 裂解30分钟后,在4℃下12 000r/min离心15分钟,取上清分装于1.5mL离心管中并置于-80℃保存。

二、蛋白质浓度的测定

蛋白质浓度测定的方法很多,包括Bradford比色法和Lowry法。

Bradford比色法比Lowry法简单迅速,是测定蛋白质浓度的首选方法。有些物质会干扰这种检测反应,比如甘油、去污剂、2-巯基乙醇,乙酸、硫酸铵、Tris和一些碱性缓冲系统。用脱氧胆酸/三氯乙酸沉淀蛋白可排除大部分干扰物质的影响。另外,也可以通过设立适当对照来解决干扰问题。

Bradford 比色法是通过测定考马斯亮蓝与待测蛋白的结合量,并与结合这种染料的不同量的标准蛋白(通常是牛血清白蛋白)比较来测定。下面的工作方案利用标准曲线可定量 1~10μg 蛋白质。对于定量 10~100μg 的蛋白质,可在较大的试管中将染料溶解的体积增大 5 倍进行。

以下以 Bio-Rad 蛋白浓度测定试剂盒为例,介绍其步骤。

1. 将 BSA 标准品倍比稀释,浓度分别为 1.44μg/μL、0.72μg/μL、0.36μg/μL、0.18μg/μL、0.09μg/μL,每个浓度稀释 10μL。

2. 蛋白测定液用去离子水以 1∶4 比例稀释,过滤杂质。

3. 在 96 孔板中每孔加入 100μL 稀释好的测定液。

4. 加入标准品和待测样品,每孔 3μL,每个样品做 3 个复孔。同时,以 3μL 的 0.15mmol/L NaCl 作为空白对照。

5. 室温下振荡 5 分钟。

6. 用酶标仪读板,波长设为 595nm。

7. 每个样品复孔吸光值读数取平均值,对 BSA 浓度与吸光值作图,画出标准曲线,将待测样品的吸光值带入标准曲线,求出浓度。

注意事项:

1. 如果待测样品浓度过高,可稀释后进行检测,或者在较高的检测范围(如 10~100μg/μL)另做一条标准曲线进行测定。

2. 目前对于蛋白样品的测定已有成品试剂盒,如果有条件可以选用。

三、蛋白质的 SDS- 聚丙烯酰胺凝胶电泳

(一) SDS- 聚丙烯酰胺凝胶的配制

1. 根据目的蛋白的分子量及 SDS- 聚丙烯酰胺凝胶的有效分离范围(表 6-5-2)选择合适的丙烯酰胺分离胶浓度。

表 6-5-2　SDS- 聚丙烯酰胺凝胶的有效分离范围

丙烯酰胺浓度 /%	线性分离范围 /kDa
15	12~43
10	16~68
7.5	36~94
5.0	57~212

2. 准备 SDS- 聚丙烯酰胺凝胶配制需要的试剂,并按厂家说明安装垂直电泳装置。表 6-5-3 提供了不同浓度、不同体积凝胶所需要的各成分体积。一般常用的小型 Bio-Rad 垂直电泳仪,玻璃板的尺寸为 10cm × 8cm 左右,分离胶配制 10mL 已经足够。

表 6-5-3 配制 Tris- 甘氨酸 SDS 聚丙烯酰胺凝胶电泳分离胶所用的溶液

凝胶液 /mL		溶液成分 /mL					
		水	30% 丙烯酰胺溶液	1.5mol/L Tris-HCl（pH 8.8）	10% SDS	10% 过硫酸铵	TEMED
6%	5	2.60	1.00	1.30	0.05	0.05	0.004
	10	5.30	2.00	2.50	0.10	0.10	0.008
	15	7.90	3.00	3.80	0.15	0.15	0.012
	20	10.60	4.00	5.00	0.20	0.20	0.016
	25	13.20	5.00	6.30	0.25	0.25	0.02
	30	15.90	6.00	7.50	0.30	0.30	0.024
	40	21.20	8.00	10.00	0.40	0.40	0.032
	50	26.50	10.00	12.50	0.50	0.50	0.04
8%	5	2.30	1.30	1.30	0.05	0.05	0.003
	10	4.60	2.70	2.50	0.10	0.10	0.006
	15	6.90	4.00	3.80	0.15	0.15	0.009
	20	9.30	5.30	5.00	0.20	0.20	0.012
	25	11.50	6.70	6.30	0.25	0.25	0.015
	30	13.90	8.00	7.50	0.30	0.30	0.018
	40	18.50	10.70	10.00	0.40	0.40	0.024
	50	23.20	13.30	12.50	0.50	0.50	0.03
10%	5	1.90	1.70	1.30	0.05	0.05	0.002
	10	4.00	3.30	2.50	0.10	0.10	0.004
	15	5.90	5.00	3.80	0.15	0.15	0.006
	20	7.90	6.70	5.00	0.20	0.20	0.008
	25	9.90	8.30	6.30	0.25	0.25	0.01
	30	11.90	10.00	7.50	0.30	0.30	0.012
	40	15.90	13.30	10.00	0.40	0.40	0.016
	50	19.80	16.70	12.50	0.50	0.50	0.02
12%	5	1.60	2.00	1.30	0.05	0.05	0.002
	10	3.30	4.00	2.50	0.10	0.10	0.004
	15	4.90	6.00	3.80	0.15	0.15	0.006
	20	6.60	8.00	5.00	0.20	0.20	0.008
	25	8.20	10.00	6.30	0.25	0.25	0.01
	30	9.90	12.00	7.50	0.30	0.30	0.012
	40	13.20	16.00	10.00	0.40	0.40	0.016
	50	16.50	20.00	12.50	0.50	0.50	0.02

续表

凝胶液 /mL		溶液成分 /mL					
		水	30% 丙烯酰胺溶液	1.5mol/L Tris-HCl(pH 8.8)	10% SDS	10% 过硫酸铵	TEMED
15%	5	1.10	2.50	1.30	0.05	0.05	0.002
	10	2.30	5.00	2.50	0.10	0.10	0.004
	15	3.40	7.50	3.80	0.15	0.15	0.006
	20	4.60	10.00	5.00	0.20	0.20	0.008
	25	5.70	12.50	6.30	0.25	0.25	0.01
	30	6.90	15.00	7.50	0.30	0.30	0.012
	40	9.20	20.00	10.00	0.40	0.40	0.016
	50	11.50	25.00	12.50	0.50	0.50	0.02

3. 迅速在两玻璃板之间灌注丙烯酰胺溶液，留出灌注积层胶所需要的空间(样品梳的齿长再加1~1.5cm)，在上面小心地覆盖一层去离子水或无水乙醇，这样不仅可以隔绝空气防止氧气进入凝胶而抑制聚合反应，还可以压平界面，去除基层胶中的气泡。室温放置待分离胶完全聚合。

4. 分离胶完全聚合后(30~45 分钟)，倾出上层液体，用去离子水洗涤凝胶顶部以去除未聚合的丙烯酰胺，尽可能排出凝胶上的液体，再用吸水纸吸净残留的液体。

5. 按表 6-5-4 配制积层胶，一般 10cm × 8cm 左右的玻璃板 4mL 的积层胶溶液就已足够。

表 6-5-4　配制 Tris- 甘氨酸 SDS 聚丙烯酰胺凝胶电泳 5% 积层胶所需溶液

凝胶液 /mL	溶液成分 /mL					
	水	30% 丙烯酰胺溶液	1.5mol/L Tris-HCl(pH 8.8)	10% SDS	10% 过硫酸铵	TEMED
1	0.68	0.17	0.13	0.01	0.01	0.001
2	1.40	0.33	0.25	0.02	0.02	0.002
3	2.10	0.50	0.38	0.03	0.03	0.003
4	2.70	0.67	0.50	0.04	0.04	0.004
5	3.40	0.83	0.63	0.05	0.05	0.005
6	4.10	1.00	0.75	0.06	0.06	0.006
8	5.50	1.30	1.00	0.08	0.08	0.008
10	6.80	1.70	1.25	0.10	0.10	0.010

6. 在已聚合的分离胶上直接灌注积层胶，立即在积层胶溶液中插入干净的样品梳。应小心避免混入气泡(样品梳可先用去离子水润湿)。再加入积层胶溶液以充满样品梳之间的空隙，将凝胶置于室温下至完全聚合。

7. 积层胶完全聚合后(约 30 分钟)，小心移出样品梳，用细头的 Tip 头吸取去离子水洗涤加样槽以除去未聚合的丙烯酰胺。最后，将凝胶固定于电泳装置上，加入 Tris- 甘氨酸电泳缓冲液。

Tris-甘氨酸电泳缓冲液的配制如下。

Tris	25mmol/L
甘氨酸(电泳级)(pH 8.3)	250mmol/L
SDS	0.1%

可配成5×储存液备用,在900mL去离子水中溶解15.1g Tris碱和94g甘氨酸,然后加入50mL 10%(w/v)电泳级SDS贮存液,用去离子水补至1 000mL则成5×储存液。

注意事项:

1. 丙烯酰胺和双丙烯酰胺具有很强的神经毒性,并容易吸附于皮肤,其作用具有累积性,因此操作时应谨慎小心。丙烯酰胺聚合后无毒,但是聚丙烯酰胺还可能含有少量未聚合材料,因此也应谨慎操作。

2. SDS的纯度应满足电泳要求,可用去离子水配成10%(w/v)储存液保存于室温。

3. Tris缓冲液必须用Tris碱配制,1.5mol/L的Tris-HCl(pH 8.8)应在800mL去离子水中溶解181.65g Tris碱,加入浓HCl调节pH至所需值。因为pH受温度影响,因此应使溶液冷却至室温后方可最后调定pH,定容至1L,分装后高压灭菌。1mol/L的Tris-HCl(pH 6.8)配制方法类似,溶解121.1g Tris碱,最后调节pH至6.8。

4. 过硫酸铵提供驱动丙烯酰胺和双丙烯酰胺聚合所必需的自由基。可用去离子水配制少量10%(w/v)的储存液保存于4℃。由于过硫酸铵会缓慢分解,故应隔周新鲜配制。

(二)蛋白质预处理及SDS-聚丙烯酰胺凝胶电泳

1. 测定蛋白质浓度后,根据浓度计算蛋白样本的上样量,尽量保证每孔上样量相同。在样品和蛋白分子量标准中加入SDS凝胶加样缓冲液,100℃加热3~5分钟使蛋白变性。

1×SDS凝胶加样缓冲液的配制如下。

Tris-HCl(pH 6.8)	50mmol/L
DTT	100mmol/L
SDS(电泳级)	2%
溴酚蓝	0.1%
甘油	10%

不含有DTT的1×SDS凝胶加样缓冲液可保存于室温,使用前加入DTT新鲜配制工作液。

1mol/L DTT是用20mL 0.01mol/L乙酸钠溶液(pH 5.2)溶解3.09g DTT,过滤除菌后分装成1mL小份储存于-20℃。DTT或含有DTT的溶液不能进行高压处理。

2. 按照预定的加样顺序将样品和蛋白分子量标准加入样品孔底部,加样应动作轻柔。一般小型垂直电泳仪每孔加样最好不要超过20μL,防止样品溢出或流入旁边的样品孔。每加完一个样品应更换加样Tip头。如有空出的加样孔,则加入等体积的1×SDS凝胶加样缓冲液,防止相邻泳道样品扩散。

3. 将电泳装置与电源相连,打开电源,加电压为8V/cm^2。一般小型垂直电泳仪加电压60~80V。当染料前沿进入分离胶后,把电压提高到15V/cm^2(一般小型垂直电泳仪加电压100~120V),继续电泳直到溴酚蓝到达分离胶底部,关闭电源。如果有预染的蛋白质分子量标准(简称蛋白 marker)作参照,可以观察待测目的蛋白电泳至分离胶中下 2/3 的位置,即可停止电泳。

4. 从电泳装置上卸下玻璃板,小心撬开玻璃板,移出凝胶。如果凝胶用考马斯亮蓝染色,则在凝胶左上角切去一角标注凝胶的方位。

附:

蛋白质分子量标准虽然是 Western blotting 中的一个小细节,却不容忽视。其在 Western blotting 中的作用是指示蛋白条带所对应的分子量大小,指示准确无误,结果才有说服力。因为 Western blotting 的结果中常会出现非特异性杂带,这些非特异性的条带会干扰对实验结果的准确判断。此外,蛋白 marker 还具有显示转膜效率或者蛋白在凝胶上的电泳程度等作用,所以选择正确的蛋白 marker 也是 Western blotting 实验成功的必要条件之一。

目前国内外很多生物公司都有各种各样的蛋白质分子量标准,但是总体来说可以分成未预染蛋白质分子量标准、预染蛋白质分子量标准和修饰标记蛋白质分子量标准。除此之外,还有一些特殊的蛋白质分子量标准。下面进行简单介绍,实验者可根据实验需要选择合适的蛋白 marker。

1. 未预染蛋白质分子量标准　未预染蛋白质分子量标准是最简单,也是最准确的一种。由于没有附带染料分子或者标记分子,所示大小正好是蛋白原来的大小,能精确判断蛋白大小。现在的蛋白 marker 多数都选用预混蛋白 marker,方便比较不同大小的蛋白。预混蛋白 marker 通常有几条带加倍浓度作为指示。因为混合的条带越多,越不好记,加上根据目的蛋白的大小电泳时间也不同,部分小的蛋白 marker 可能电泳出胶,造成判断困难。从选择上来说,最好选择其中有一条条带和自己的目的蛋白分子量接近的预混蛋白 marker。如果目的蛋白在两条跨度很大的 marker 条带之间,就很难判断实验结果中的条带是不是待测的目的条带。预混蛋白 marker 因为在电泳过程中完全看不到,不能对电泳过程中蛋白的位置进行指示,要和目的蛋白一起染色后才能看到,因此目前在常规的 Western blotting 中已经不常用。但是对于未知蛋白,可以在考马斯亮蓝染色后比较准确地判断蛋白分子量,根据实验者的实验目的选用。

2. 预染蛋白质分子量标准　目前 Western blotting 常用的蛋白质分子量标准是预染色的。预染蛋白质分子量标准是纯化好的蛋白混合物,通过与染料共价偶联,在电泳过程中或者转膜时可以直接看到。预染蛋白 marker 方便了我们的实验,可以帮助我们在电泳时、电泳后,以及转膜后观察电泳情况和估计待测蛋白位置。比如,已知垂直电泳最佳分辨区域大约在胶的 2/3 处,如果使用预染蛋白 marker 就可以预测目的蛋白进入最佳分辨区时停止电泳以得到最佳分辨效果。另外,在转膜以后可以直接观察到蛋白转膜是否完全,还可以在膜上标记蛋白分子量。值得注意的是,预染蛋白 marker 与未预染蛋白 marker 比较,因为偶联了染料,所以在不同的缓冲条件下电泳迁移特性可能会发生某些变化,导致一些偏差,所以不太适合精确定位蛋白。但是,在实验中最终靠抗体来检测目的蛋白,蛋白 marker 只起相对参考作用,所以预染的 marker 使用非常普遍。

预染蛋白质分子量标准可以分为两种:单色预染蛋白质分子量标准和多色预染蛋白质分子量标准,其区别就是帮助我们辨认某个条带的大小。蛋白 marker 条带越多,参考值就越大,但是也就越难辨认区分。单色预染蛋白质分子量标准通常是利用其中某些条带加倍浓度来提示其大小,如果是不同的颜色就比较好辨认。

3. 蛋白质印迹专用的蛋白质分子量标准

(1)生物素标记的蛋白 marker:不管是未预染蛋白 marker,还是预染蛋白 marker,我们在最后显色时都是看不到的。只有在显色结束后比对标记才能判断条带是否是自己检测的目的蛋白,而且显色过程中轻微移动都会对后面的比对造成影响,尤其在有很多背景或杂带的时候,就更难判断了。为了解决这个问题,目前市场上推出了多种蛋白质印迹专用的蛋白 marker,如生物素标记的蛋白 marker。这种方法主要是配合化学发光。在蛋白 marker 上标记生物素,通过带有抗生物素的抗体,在化学发光检测到目的蛋白条带的同时,就可以看到相应的蛋白 marker 一起发光显影了。虽然它不像预染蛋白 marker 在电泳和电转中容易观察,但是因为这种标记的蛋白 marker 可以和目的蛋白一起显色,利于分析,使得实验更加可信,所以得到许多实验者的青睐。其缺点是如果样品中带有生物素背景,这种生物素标记的蛋白 marker 就有可能影响结果,而且反应体系太过复杂也会干扰实验结果。实验者可根据自己的实验目的和条件,将预染蛋白 marker 和生物素标记的蛋白 marker 配合使用,从而完善 Western blotting 的结果。

(2)其他类型的蛋白 marker:目前,许多公司都有专门为蛋白质印迹设计的蛋白 marker,而且设计非常巧妙,分子量估算准确无误、直接可见,无任何附加步骤和额外的试剂,与目的蛋白同在一张膜上显示,实验者可以根据实验条件挑选使用。

四、SDS-聚丙烯酰胺凝胶的考马斯亮蓝染色

经 SDS-聚丙烯酰胺凝胶电泳分离过的多肽可用 50% 甲醇、10% 冰乙酸固定,并同时用考马斯亮蓝 R250 染色。考马斯亮蓝 R250 是一种三苯甲烷纺织染料,又称酸性蓝 83。将凝胶放在这一染料的甲醇-乙酸浓溶液中浸泡数小时,然后经过长时间的脱色使过量的染料从凝胶上扩散出去,从而使蛋白质条带显色。

(一)实验步骤

1. 在 90mL 甲醇溶液(甲醇:水为 1:1,v/v)和 10mL 冰乙酸的混合液中溶解 0.25g 考马斯亮蓝 R250,用滤纸过滤染液以去除颗粒物质。

2. 用至少 5 倍体积的染色液浸泡凝胶,放在平缓摇动的摇床上室温染色 4 小时以上。

3. 移出并回收染色液以备后用,将凝胶浸泡于不加染料的甲醇-冰乙酸溶液中,平缓摇动 4~8 小时,其间应更换脱色液 3~4 次。

4. 脱色越充分,考马斯亮蓝的蛋白质检出下限越低,脱色 24 小时通常能检测到单一条带中含量低于 0.1μg 的蛋白质。

5. 脱色后,可将凝胶浸于水或 7% 乙酸溶液中,长期封存在塑料袋内而不降低染色强度。但是,经过固定的凝胶保存于水中会发生溶胀变形。为避免这一情况,也可以将凝胶保存于含有 20% 甘油的水中。

6. 为保留永久性记录,可对已染色的凝胶进行拍照,或者把染色的凝胶干燥保存。

7. 凝胶干燥

(1)将凝胶平置于一张比凝胶稍大的包装膜上,在湿胶上放置一张比凝胶稍大的滤纸。滤纸的尺寸应适度,即在凝胶四边多出 1~2cm 的边缘,且能恰好放入干胶机中。一旦滤纸与凝胶面贴上就不能再移动。

(2)在干燥机上另外放置一张滤纸,其尺寸必须足以覆盖所有需要同时干燥的凝胶。然后把放置妥当的滤纸 - 凝胶 - 包装膜夹层于干胶机滤纸上,包装膜应该在最上面。

(3)关上干胶机上盖,开始抽气以使上盖把凝胶四周封闭起来。如果干胶机配有加热器,可开启低档加热(50~65℃)以加速干燥。

(4)根据制造商推荐的数据掌握干胶时间(一般 0.75mm 标准胶需要 2 小时)。如果使用加热器,应在停止加热数分钟后方可撤离真空。

(5)取下已附于滤纸上的凝胶,撕下包装膜,保存脱水凝胶或者进行其他检测,如放射自显影。

(二) 注意事项

1. 考马斯亮蓝染色是不可逆的,如果凝胶需要进行蛋白质印迹反应,则不能用考马斯亮蓝染色的凝胶进行电转移。所以,在蛋白质印迹实验中,一般两块相同的凝胶同时电泳,一块用于蛋白质印迹检测,一块用于考马斯亮蓝染色以确保电泳成功。

2. 采用下面方法可加快考马斯亮蓝脱色速度。

(1)使用 30% 甲醇、10% 乙酸的混合液脱色。但是,脱色时间延长会降低蛋白质的染色强度。

(2)使用正常的脱色液在较高温度下(45℃)脱色。

(3)在正常脱色液中加入少量阴离子交换树脂或一块海绵,以吸附凝胶上洗脱下来的染料。

(4)在商品化的装置中进行电泳脱色。

3. 凝胶在干燥过程中容易发生凝胶收缩变形和破裂等问题。一般可以将凝胶贴附于一张滤纸上进行脱水处理,从而减轻凝胶收缩变形。如果干胶过程中总是发生破裂,可在干胶前把已固定的凝胶在 20% 甲醇、3% 甘油的溶液中浸泡过夜。

除考马斯亮蓝染色外,还有一种银染法可以检查电泳结果,但是操作较考马斯亮蓝染色复杂一些。其优点在于分辨率(0.3~1μg)较考马斯亮蓝染色高很多,可分辨 2~5ng 蛋白。银染法和考马斯亮蓝染色法一样,都是经过固定后的不可逆结合,会干扰后面的 Western blotting 实验。目前,有一种 SYPRO Tangerine 金色荧光染料,灵敏度很高,可检测 4~8ng 蛋白质,接近银染,使用非常简单,最重要的是由于不用酸碱或者有机溶剂固定,不干扰蛋白质活性,特别适合转膜前染色,或者非变性胶的活性蛋白检测。但是其价格昂贵,实验者可根据实验条件选择使用。

五、蛋白质从 SDS- 聚丙烯酰胺凝胶转移至固相支持物

用于蛋白质印迹法的固相支持物有多种,目前常用的是硝酸纤维素(nitrocellulose,NC)膜和聚偏二氟乙烯膜(polyvinylidene fluoride,PVDF),需要根据目的蛋白的大小选择合适孔径的膜。两种膜各具优缺点,但是都能够高效结合各种电荷的蛋白质,可以根据具体情况选择合适的膜。此外,还有尼龙膜、DEAE 纤维素膜等(表 6-5-5)。选择滤膜时,要考虑以下几个因素:①膜与目的蛋白分子的结合能力(单位面积

的膜能结合蛋白的载量);②不影响后续的显色反应(也就是适用于所选的显色方法,信噪比好);③如果后续实验有其他要求,如蛋白测序或者质谱分析,还要根据不同的目的来选择不同的转移膜。

表 6-5-5 几种不同滤膜的比较

比较项目	NC 膜	尼龙膜	PVDF 膜
灵敏度和分辨率	高	高	高
背景	低	较高	低
结合能力	80~100μg/cm^2	>400μg/cm^2	125~200μg/cm^2(适合 SDS 存在下与蛋白质结合)
材料质地	干的 NC 膜很脆	软而结实	机械强度高
溶剂耐受性	无	无	有
操作顺序	用缓冲液润湿,避免气泡	用缓冲液润湿	使用前用 100% 甲醇润湿
检测方式	常规染色,可用于放射和非放射性检测,如显色法、化学发光法、荧光法、放射性同位素检测	不能用阴离子染料,可用于显色法、化学发光法、放射性同位素检测	常规染色,与 NC 膜比较,可用考马斯亮蓝染色,可用于增强型化学发光(ECL)检测、快速免疫检测
使用范围	普通蛋白 Western blotting、糖蛋白检测、蛋白测序、氨基酸分析、重复检测。 0.45μm:一般蛋白; 0.2μm:分子量小于 20kDa 蛋白; 0.1μm:分子量小于 7kDa 的蛋白	低浓度小分子蛋白、酸性蛋白、糖蛋白和蛋白多糖(主要用在核酸检测中)、核酸检测	一般蛋白、糖蛋白检测和蛋白测序
价格	较低	低	高

目前较新的一种电泳装置是将凝胶及与之相贴的硝酸纤维素膜或 PVDF 膜夹于事先用 Tris、甘氨酸、SDS 和甲醇的转移缓冲液浸泡过的滤纸之间,然后把结合体夹在石墨电板之间,NC 膜或 PVDF 膜朝向阳极一侧。蛋白质转移可在室温下进行,1.5~2 小时便可以完成。也可以在冷室(或者冰浴)中转膜过夜。具体步骤如下。

1. 戴上手套,剪 6 张滤纸和 1 张硝酸纤维素膜或 PVDF 膜,其大小与凝胶大小完全吻合(NC 膜或 PVDF 膜也可稍大)。如果滤纸大于凝胶,滤纸接触的边缘会造成电流短路而使蛋白质不能从凝胶向膜转移。用铅笔在滤膜的一角做好标记。

2. 把硝酸纤维素膜放入离子水中湿润 5 分钟,以排除滤膜上的气泡。如果是 PVDF 膜,一般使用前需要用 100% 甲醇润湿。

3. 在浅托盘中加入少量转移缓冲液,将 6 张滤纸浸泡其中。凝胶也放在转移缓冲液中平衡一下,既可以防止胶变形,也可以去除凝胶表面有可能妨碍转膜的杂质。

转移缓冲液的配制如下。

甘氨酸	39mmol/L
Tris 碱	48mmol/L

SDS(电泳级)　　0.037%

甲醇　　20%

配制 1L 转移缓冲液,需要称取 2.9g 甘氨酸、5.8g Tris 碱、0.37g SDS,并加入 200mL 甲醇,加水至总体积为 1L。

4. 安装转移装置(各层顺序如图 6-5-2,见书末彩插)

(1)平放电极,石墨一边在下(阴极)。在石墨电极上放置 3 张浸泡好的滤纸,保证滤纸精确对齐,并用玻璃移液器排除其中的气泡。

(2)在滤纸上面小心放置凝胶,防止凝胶变形和破裂,保证精确对齐,并排除气泡。

(3)把硝酸纤维素膜或 PVDF 膜小心放置在凝胶上,滤膜做标记的一面与凝胶相对,并最好在蛋白 marker 的位置,戴手套排除其中的气泡。需要注意的是,NC 膜有正反面之分,放置时应将正面朝向胶面。

(4)最后,将滤纸放置在滤膜上面,同样要保证精确对齐及不留气泡。

(5)将上方的电极(阳极)与阴极夹住,确保内层不进气泡,各层不移动。

5. 连接电源,注意阴极与阳极不能搞混,根据凝胶面积 0.65mA/cm^2 接通电源,电转移 1.5~2 小时。一般小型垂直电泳仪可以用 300mA 转膜 1~2 小时,或者 60mA 转膜过夜。转膜过程中应注意保持低温,可在转膜槽中放入冰袋,并将转膜仪冰浴,以防止转膜过程中过热,导致夹层中产生气泡而妨碍转膜。转膜条件应视目的蛋白大小而定。一般小分子量的蛋白,如分子量小于 20kDa 的蛋白,转膜可用 300mA 30~45 分钟即可,但对于大分子量蛋白,如大于 100kDa 的目的蛋白,就需要延长转膜时间。如果是半干转的仪器,转膜条件可以用 13V、2 小时,或者 25V、45 分钟,这样不但节约时间,也节省电转液。

6. 转膜结束后断开电源,拆卸转移装置,取出硝酸纤维素膜,进行随后的实验。

注意事项:

1. 拿取凝胶、滤纸和滤膜时必须戴手套,因为皮肤上的油脂和分泌物会阻止蛋白质从凝胶向滤膜转移。

2. 转膜结束后,凝胶可以转移至考马斯亮蓝染液中,按前面的方法进行染色,以便于检查蛋白转移是否完全。尤其是发现转膜失败时,转膜后凝胶的考马斯亮蓝染色可帮助寻找失败原因。

3. 如果转膜完毕后不马上进行下一步的操作,可将滤膜放置于一张干净的滤纸上,于室温干燥 30~60 分钟。滤膜干燥后可以改善滤膜在随后的处理中保留蛋白的能力,但是,这也可能导致蛋白质进一步变性,并因此改变其免疫原性。

4. 对于一些小分子量的蛋白,注意选用小孔径的滤膜,不能一概而论。如一般小于 20kDa 的目的蛋白,应选用 0.2μm 孔径的硝酸纤维素膜,如果目的蛋白分子量小于 7kDa,则硝酸纤维素膜的孔径应选 0.1μm。

5. NC 膜很脆,且易破,操作时应十分小心。

6. 大分子量蛋白(>100kDa)易在凝胶中聚集沉淀,转膜时可在电转液中加入终浓度为 0.1% 的 SDS。另外,甲醇易使 SDS 从蛋白质上脱失,因此可适当降低电转液中甲醇的浓度至 10% 或更低,以防止蛋白质沉淀,而且有利于凝胶溶胀,使大分子蛋白转出。

7. 如果使用 NC 膜,甲醇是必需的。如果使用 PVDF 膜,大分子蛋白电转液中可以不加甲醇,但是转膜前 PVDF 膜必须用甲醇活化。

六、对转膜后的蛋白质进行染色

对于固定在固相支持物上的蛋白质进行染色的方法多种多样,如丽春红 S 染色、印度墨汁染色等,但是只有丽春红 S 染色可与免疫学检测方法兼容。因为丽春红 S 染料只会短暂显色并在洗膜时被洗去,因此不会影响随后用于检测抗原的显色反应。本节只介绍丽春红 S 染色。具体步骤如下。

1. 如果硝酸纤维素膜已干,则可将其漂浮于去离子水的水面上,通过毛细作用使滤膜自下而上湿润。然后,将滤膜浸泡于水中,浸泡 5 分钟以上以排除留在其上的气泡。

2. 把滤膜转移到含有丽春红 S 使用液的托盘中染色 5~10 分钟,其间轻轻摇动染液。如果蛋白上样足够,很短时间内就会着色。

丽春红贮存液的配制如下。

丽春红 S	2g
三氯乙酸	30g
磺基水杨酸	30g

加水至 100mL

用 1 份以上储存液加 9 份去离子水可配制成丽春红 S 使用液,使用后应予废弃。

还有一种比较简便的方法:将 0.5g 丽春红 S 溶解于 1mL 冰乙酸中,加水至 100mL,临用前配制。但是如果是 PVDF 膜,使用冰乙酸可能会对后续的检测造成影响。

3. 蛋白质条带显示出来后,于室温下用去离子水漂洗滤膜,其间换水数次。

4. 如果实验中所用的蛋白质分子量标准不是预染蛋白质分子量标准,也不是可以显迹的蛋白质分子量标准,则可用防水印度墨汁标出作为蛋白质分子量标准的参照蛋白位置。

七、用抗体检测靶蛋白

(一) 封闭

检测滤膜上的靶蛋白首先需要封闭非特异性蛋白位点。蛋白质印迹法的特异性取决于封闭可能结合相关蛋白质的位点,以降低非特异性蛋白结合的背景。现有的封闭液中,以脱脂奶粉最为常用,其使用方便又可与常用的免疫检测系统兼容。少数情况下,如当牛奶中可能含有蛋白质印迹法检测的目的蛋白时,不能使用脱脂奶粉作为封闭液。

封闭液的配制如下。

脱脂奶粉	5%(w/v)
防沫剂 A	0.01%
叠氮钠	0.02%

将以上物质溶解于 PBS。如果非特异性背景过高,可以加入 Tween 20 至终浓度为 0.02%。在大多数情况下,加入这种去污剂不影响抗体与靶蛋白特异性结合。

1. 将滤膜放入封闭液中，平放在缓慢摇动的摇床上于室温孵育 1~2 小时（时间可适度延长），或 4℃过夜。

2. 封闭结束后，弃封闭液，加入抗靶蛋白的抗体与滤膜在室温孵育。

（二）抗体与靶蛋白结合

蛋白质印迹膜的检测：首先，将靶蛋白特异性的非标记抗体在封闭液中先与滤膜在室温孵育。洗涤后，再将滤膜与二抗——荧光标记的或者辣根过氧化物酶 / 碱性磷酸酶偶联的抗免疫球蛋白抗体在室温孵育。进一步洗涤后，通过放射自显影或者原位酶反应显示靶蛋白。

1. 用 PBST（PBS+0.1%Tween 20）或者封闭液稀释靶蛋白的特异性抗体（一抗）及内参抗体。抗体的稀释度按照所用抗体的说明书进行，也和后面检测用的发光试剂盒有关。另外，抗体稀释比例还与目的蛋白在细胞或组织中的丰度有关。不同抗体的最佳稀释浓度不同，通常想得到理想的结果需要通过预实验来摸索抗体的稀释倍数。最常用的抗体稀释倍数在 1∶5 000~1∶1 000。内参蛋白如 β-actin 或 GAPDH 因为在细胞中表达很高，一抗的稀释倍数在 1∶10 000 左右。

2. 将封闭好的滤膜放入塑料袋中，按照 0.1mL/cm^2 的量加入一抗，排出气泡，封闭袋口。如果目的蛋白的分子量和内参蛋白的分子量差距很大，可以在一张膜上同时孵 2 种抗体，但是如果目的蛋白的一抗特异性不强，造成高背景可能影响内参蛋白的检测。

3. 将滤膜放在摇床上室温平缓摇动 2 小时，或者 4℃过夜。

4. 弃一抗，用 PBST 漂洗滤膜 3 次，15 分钟 / 次。

5. 加入 PBST 或者封闭液稀释的二抗，二抗浓度按照产品说明书进行稀释，一般为 1∶10 000。在摇床上室温条件下平缓摇动 1 小时。

6. 弃二抗，用 PBST 漂洗滤膜 3 次，15 分钟 / 次。

注意事项：

1. 如果选用了可以显迹的蛋白质分子量标准，则在加入二抗室温孵育过程中要同时加入相应的抗体。目前有多种生物素标记的蛋白质分子量标准，可以在最后免疫检测时显迹，所以需要在二抗室温孵育过程中加入相应的抗生物素抗体。另外，预染蛋白质分子量标准可以随电转转移至固相支持物上，并在印迹中可见，所以较为常用。

2. 一抗的室温孵育时间可适当延长，但是二抗室温孵育时间最好不要超过 1.5 小时。

3. 一抗的质量是实验成功的关键。

4. 稀释后的抗体使用后效价会降低，一般不推荐连续使用。

八、显迹

转印了蛋白并与以抗体 - 酶复合物结合的膜有两种显迹方法：用发色底物显迹和用发光底物显迹（表 6-5-6）。

（一）用发色底物显迹

1. 在室温用 PBS 洗膜 15 分钟以去除过量的磷酸盐和 Tween 20。

2. 将膜放入发色底物显迹液，条带应在 10~30 分钟出现，或使用扫膜仪。

表 6-5-6　发色和发光显迹系统

类型	系统	试剂	反应 / 检测	注释
发色显迹系统	以辣根过氧化物酶为基础	4CN	氧化产物，形成紫红色沉淀	不敏感（Tween 20 抑制反应），在光照下迅速褪色
		$DAB/NiCl_2$	形成黑棕色沉淀	比 4CN 敏感，但是有潜在的致癌可能，得到的膜容易扫描
		TMB	形成暗紫色沉淀	更稳定，毒性比 $DAB/NiCl_2$ 低，敏感度更高，所有类型的膜都能使用
	以碱性磷酸酶为基础	BCIP/NBT	BCIP 水解后经 NBT 氧化产生靛青色沉淀；还原的 NBT 也产生沉淀，得到暗蓝灰色的染色结果	比其他 AP- 沉淀底物更敏感和可靠，需注意磷酸盐会抑制 AP 活性
发光显迹系统	以辣根过氧化物酶为基础	鲁米诺 /H_2O_2/ 对碘苯酚	鲁米诺底物氧化后发蓝光，对碘苯酚可增强发光	很简便，敏感的系统检测反应仅为几秒至 1 小时
	以碱性磷酸酶为基础	1,2- 二氧杂环丁烷 - 磷酸盐取代物（如 AMPPD、CSPD、Lumigen PPD 或 Lumi-Phos 530）	底物去磷酸化时发光	该方法在所有类型的膜都能获得良好的敏感度

3. 用蒸馏水洗膜，终止反应。晾干后拍照永久记录。

（二）用发光底物显迹

以 ECL Plus 发光试剂盒为例，以下所有操作在暗室中进行。

1. A 液与 B 液以 40∶1 混合待用。

2. 在桌面上铺一层保鲜膜，将膜从 PBST 中取出，沥干水分，平放至保鲜膜上。

3. 在膜上滴加发光试剂，浸泡 30 秒 ~5 分钟。

4. 取出膜，沥干水分，放入超敏化学发光成像仪，调整参数并显影。

5. 若用感光胶片显影，则在暗房中，在膜正面压放感光胶片。注意一旦放置好后不能移动，放射自显影时间取决于样品、靶蛋白量、抗体质量、发光检测灵敏度等许多因素。一般放射自显影几秒至几小时，甚至更长。但是目前已有的成品试剂盒优化了实验条件，检测灵敏度很高，一般自显影只要几秒或者几分钟。

注意事项：

1. 经典的 Western blotting 实验中，蛋白电泳、转膜、封闭、孵抗体、显色这 5 个步骤环环相扣，构成完整的 Western blotting 过程。因为其步骤烦琐，操作费时，加上任何一步出问题，都可能导致实验失败，因此许多实验者常常望而生畏。目前有一些公司研发的产品抽掉了 Western blotting 的非必要步骤——转膜和封闭，直接在 PAGE 电泳胶上或者转膜后在滤膜上做蛋白质印迹。

2. 扫膜仪是利用 CCD 成像的方法显示目的蛋白，而且可以显示多种荧光，可以同时检测多个靶蛋白。如果蛋白质样品比较珍贵，可以考虑用这种方法。

第六节　实验操作关键点和注意事项

Western blotting 实验操作复杂、步骤烦琐、耗时较长，其中每个细节出现问题，都可能导致实验失败或者结果不理想，需要注意以下几点。

1. 蛋白提取过程应保证在 4℃进行，并在裂解液中加入蛋白酶抑制剂，尤其对于特殊蛋白质，如磷酸化的蛋白，需更加注意。

2. 蛋白质不能长时间保存，即使在裂解过程中加入了蛋白酶抑制剂，并保存在 -80℃冰箱，也建议不要超过 2 个月。蛋白质保存在超低温冰箱前，建议先分装再保存。

3. 蛋白质在上样前先测浓度，尽量保证每孔的上样量一致。

4. 配胶所用的过硫酸铵需新鲜配制，一般 4℃保存不超过 1 周。

5. 分离胶的浓度与目的蛋白的分子量有关，注意选择合适的分离胶浓度才能对目的蛋白达到比较理想的分离。

6. 在电转过程中注意排除气泡。

7. 一抗是 Western blotting 实验的关键，基本决定了实验成功与否。因此，选择一抗前应详细阅读说明书，并对要检测的目的蛋白有比较详细的了解，如在需要检测组织中的表达丰度和细胞定位(如是膜蛋白，可能需要膜蛋白提取的专用试剂盒)。

除了以上注意事项，如果实验结果不理想，以下列出了常见问题和可能原因，可供大家参考。

Western blotting 实验中的常见问题及可能原因

常见问题	实例图	可能原因
无条带	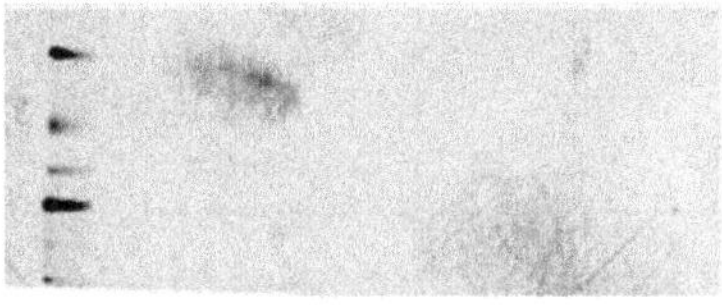	1. 实验操作　①样品制备是否有问题，上样量是否足够；②电泳是否得当，电转是否完全；③制作电转“三明治”夹心时，胶膜是否放反 2. 试剂问题　①电转液配制是否有问题；②抗体是否适合做蛋白质印迹，稀释比例是否得当；③二抗种属的选择是否混淆；④发光试剂盒敏感度是否比较低或者已过期 3. 目的蛋白的特性　①目的蛋白在组织中的表达丰度是否可检测；②分子量过大或者过小的蛋白是否优化了条件；③目的蛋白是否是特殊蛋白，如磷酸化蛋白、膜蛋白及极少数不易溶解的蛋白
条带变形 (中间低，两边高)	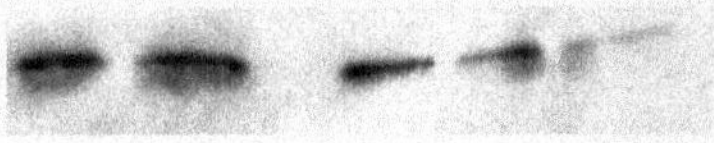	1. 温度影响或者边缘效应，应降低电压或者冰浴 2. 加正丁醇压平界面时加入过快

续表

常见问题	实例图	可能原因
条带变形 (轻度弯曲)	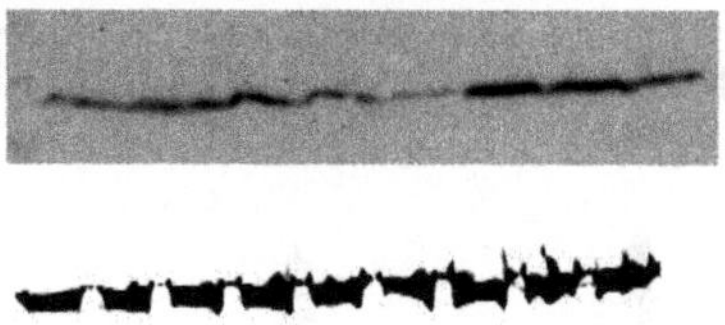	1. 蛋白样品中是否含有杂质或者不溶解的蛋白 2. 加样孔未洗涤,有未完全聚合的凝胶
条带变形 (大幅度弯曲、扭曲)	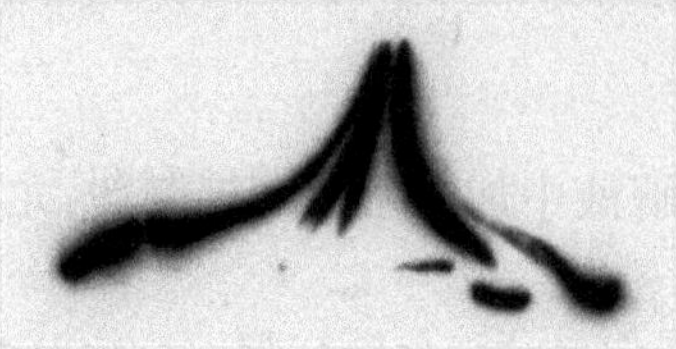	1. 分离胶聚合时间不足,聚合不完全 2. 制作转膜“三明治”时,挤压气泡用力不均匀导致凝胶变形
条带之间无界限		1. 高丰度蛋白或上样量过多 2. 蛋白变性不足 3. 上样时间过长,样品在加样孔中弥散 4. 曝光过度 5. 凝胶聚合不足
杂带过多或背景过深	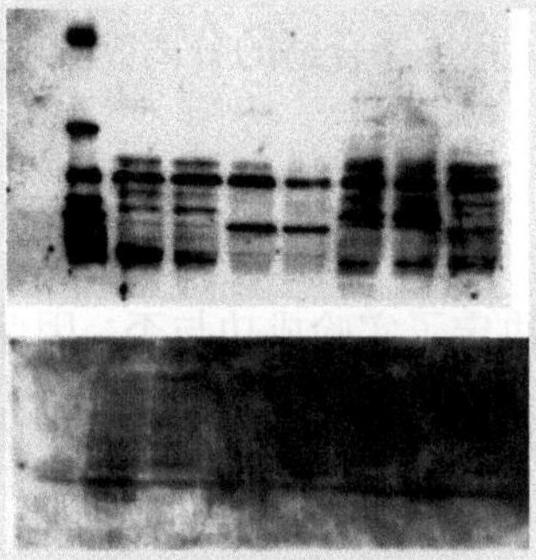	1. 多克隆抗体有可能出现的情况 2. 发光试剂盒过于敏感 3. 封闭不够 4. 抗体稀释比例过高,抗体过浓 5. 二抗非特异性结合 6. 洗膜不充分 7. 曝光时间过长 8. 有干膜现象发生
条带中出现个别气泡	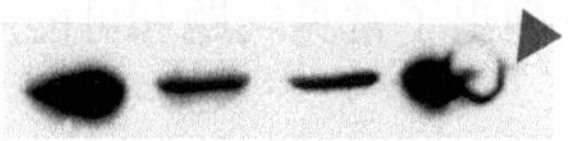	电转时气泡没排干净
条带中出现多数小气泡 (尤其是膜的中心位置)	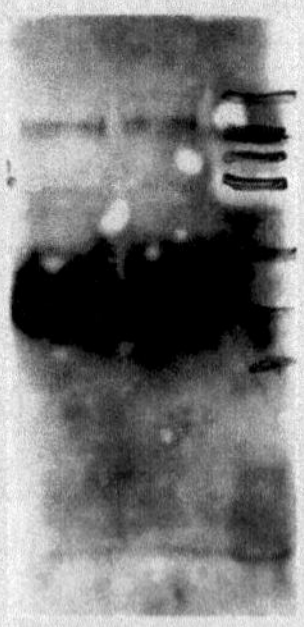	电转产热导致气泡产生
膜上出现大片黑白相间的条纹	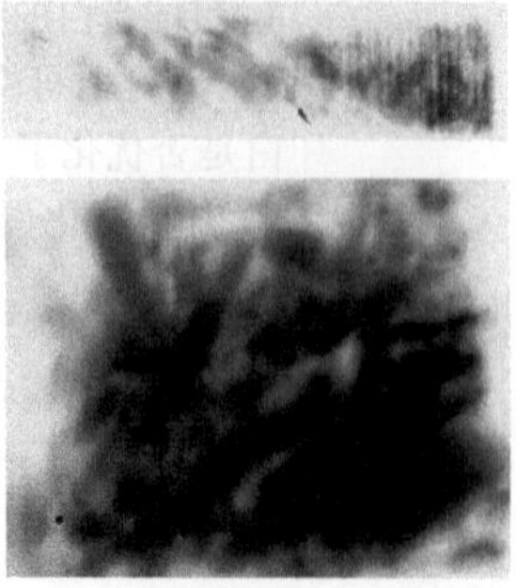	1. 需更换电转液 2. 凝胶聚合有问题

续表

常见问题	实例图	可能原因
条带上移	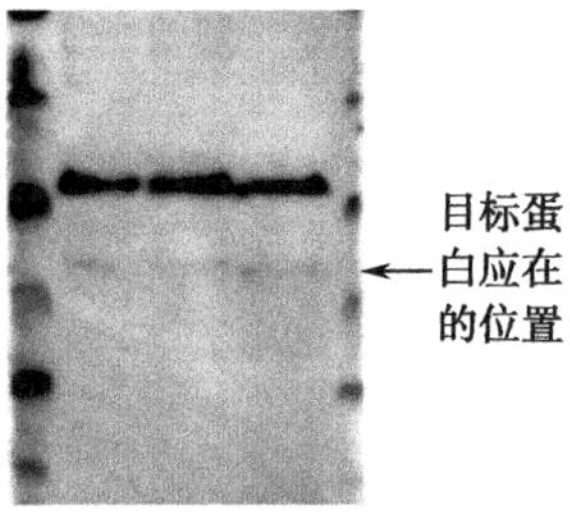	1. 体内表达的蛋白样本具有多种修饰形式，如乙酰化、磷酸化、烷基化、糖基化等，应查询文献，使用去修饰试剂恢复蛋白正常大小 2. 蛋白存在二聚体或者多聚体，应在上样前煮沸10分钟以增强蛋白解聚变性
条带成月牙形并连接成线	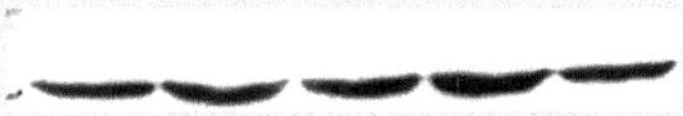	1. 上样时间过长，样品横向扩散 2. 电泳时电压过高，迁移过快 3. 电泳时温度过高
条带有拖尾	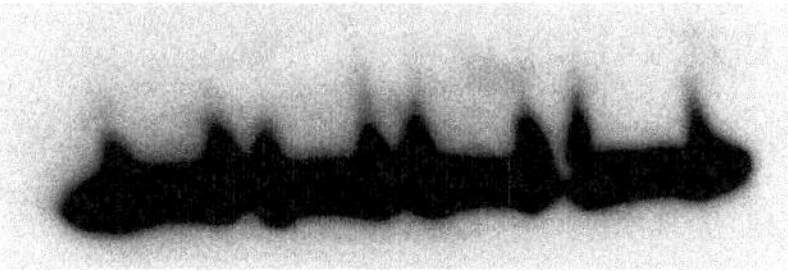	1. 积层胶聚合后，是否清洗上样孔 2. Tris-HCl（pH 8.8）缓冲液 pH 是否正确或 Tris 纯度是否有问题 3. 上样量过大
目的条带向某一方向偏移或宽度不一致	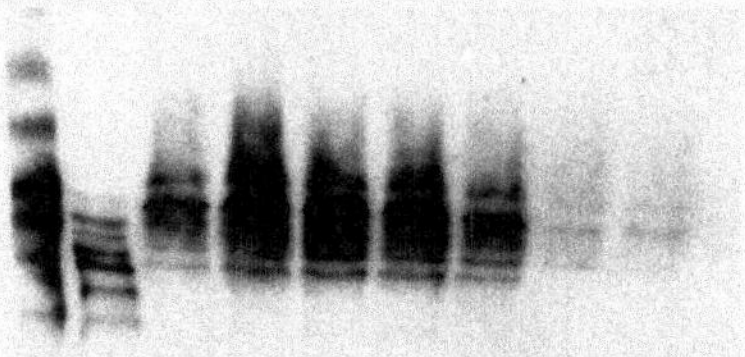	空白孔是否用上样缓冲液补齐
高背景下出现白色条带		抗体浓度过高

第七节　实验结果讨论和分析

Western blotting 的条带结果除非肉眼能明显观察出差异，一般需使用图像分析软件对条带进行灰度分析，然后以内参蛋白条带的灰度作参照，计算出目的蛋白的相对灰度值，来比较不同实验组或者细胞中目的蛋白的表达情况。

通过软件分析得到每个条带的灰度值，用目的条带的灰度值 / 内参条带的灰度值得到目的条带的相对灰度，即可比较并分析每个实验组中目的蛋白的表达情况。

Western blotting 属于半定量检测，通过软件分析能更准确地得到条带的相对灰度值并进行比较，从而扣除了每孔加样误差和部分操作误差。但是，该实验毕竟不是定量检测，因此，建议每个实验重复 3 次，求取平均值，从而得到更科学、更有说服力的实验结果。

参考文献

[1] BRADFORD M M. A rapid and sensitive method for the quantitation of microgram quantities of protein utilizing the principle of protein-dye binding. Anal Biochem, 1976, 72: 248-254.

[2] AKIN R E, TUAN R S. Measurement of protein in 30 seconds using a microware BCA assay. BioTechniques, 1992, 12 (4): 496-499.

[3] HAMES B D, RICKWOOD E D S. Gel electrophoresis of proteins: A practical approach. Oxford and Washington, D. C.: IDL Press, 1981.

[4] BLAKE M S, JOHNSTON K H, RUSSEL-JONES G J, et al. A rapid, sensitive method for detection of alkaline phosphatase-conjugated anti-anti-body on western blots. Anal Biochem, 1984, 136 (1): 175-179.

[5] BOLT M W, Mahoney P A. High-efficiency blotting of proteins of diverse sizes following sodium dodecyl sulfate-polyacrylamide, gel electrophoresis. Analytical Biochemistry, 1997, 247 (2): 185-192.

[6] 奥斯伯 F, 布伦特 R, 金斯顿 R E, 等. 精编分子生物学实验指南. 颜子颖, 王海林, 译. 北京: 科学出版社, 1998.

[7] 萨姆布鲁克 J, 弗里奇 E F, 曼尼阿蒂斯 T, 等. 分子克隆实验指南. 2 版. 金冬雁, 黎孟枫, 等译. 北京: 科学出版社, 1992.

第七章

原位杂交技术

实验目的和要求

1. 掌握原位杂交技术的原理。
2. 掌握 RNA 原位杂交的常规操作步骤。
3. 了解原位杂交技术的发展动态。

第一节　概　　述

一、原位杂交技术的概念

原位杂交（in situ hybridization，ISH）是利用碱基配对原则，以标记的单链核酸分子为探针，在组织细胞原位检测与之互补配对的特异核酸分子，再以放射自显影、荧光或免疫组织化学染色方法对标记探针进行探测，从而借助于光学显微镜或电子显微镜观察细胞原位的特异 DNA 或 RNA 分子的技术。

原位杂交是在 DNA 复制原理的基础上发展起来的一种技术，其基本原理是两条核苷酸单链片段通过互补碱基之间的氢键力量，形成稳定的 DNA-DNA、DNA-RNA 或 RNA-RNA 双链分子。以其中 1 条带有放射同位素 / 荧光素 / 生物素等标记的 DNA 或 RNA 片段作为核酸探针，与组织切片或细胞内的待测核酸（RNA 或 DNA）片段进行杂交，再通过放射自显影、荧光或免疫组织化学染色等方法予以显示，在光镜或电镜下观察靶标 mRNA 或 DNA 的表达及定位情况。

二、原位杂交实验的适用范围

原位杂交技术是分子生物学、组织(免疫)化学、组织胚胎学、病理学及细胞生物学相结合而产生的一门技术,结合了分子杂交技术特异性强、灵敏度高的特点,以及免疫组织(细胞)化学染色的组织细胞学形态特定的优势。该操作不需要从组织中提取核酸,对于组织中含量极低的靶序列有极高的敏感性,能够对细胞数量少,且散在于其他组织中的细胞内 DNA 或 RNA 进行研究。其可在完整保持组织与细胞形态的同时,展示特定基因在组织中的分布、细胞和亚细胞水平的定位和表达,更能直接准确地反映组织细胞的相互关系及功能状态。

原位杂交技术应用范围较广,可用于检测病毒、细菌、新鲜或石蜡包埋组织细胞中的特定基因定位与表达,而且所需标本量少,穿刺和细胞涂片标本就可以用该技术检测。

三、原位杂交技术的发展史

原位杂交技术是美国耶鲁大学 Gall 和 Pardue 在 1969 年首创的技术,他们采用同位素标记 DNA 探针和放射自显影技术将核糖体基因定位于卵母细胞的核仁中。此后,相继有学者利用此技术进行了细胞或组织的基因定位,从而创造了原位杂交细胞或组织化学技术。针对放射性同位素标记探针具有放射性,存在受半衰期限制、污染环境、对人体有害等缺点,科学工作者们开始探索用非放射性的标记物标记核酸探针,代替放射性同位素标记探针进行原位杂交。

在 20 世纪 70 年代末到 80 年代初,由于分子生物学技术的迅猛发展,特别是分子克隆技术的成熟和核酸自动合成仪的诞生,丰富了核酸探针的来源,新的核酸分子杂交类型和方法不断涌现。

1981 年,Bauman 等首次利用荧光素标记 RNA 探针,开创了利用非同位素标记探针进行原位杂交的先河,即荧光原位杂交(fluorescence in situ hybridization,FISH),促进了原位杂交技术的发展。

1983 年,Brigat 利用生物素与抗生物素系统和过氧化物酶显色系统检测细胞中的病毒 DNA,使基于原位杂交的生物素标记探针在临床诊断中得到了广泛应用。此后,人们又研发了地高辛(Dig)标记的探针和碱性磷酸酶显色 / 荧光素系统,提高了非标记探针检测的灵敏度。地高辛标记探针比放射性标记探针更安全方便,也比生物素标记的探针更灵敏,可以检测出人基因组 DNA 中的单拷贝基因。

1989 年,DeLong 首次使用荧光标记寡核苷酸探针检测单个微生物细胞。由于 FISH 技术具有敏感度高、信号强、背景低、快速等优点,该方法在生物医学领域中得到了广泛的应用。

1990 年,人类基因组计划(human genome project,HGP)启动,需要绘制高分辨率人类基因组图谱,极大推动了 FISH 技术的发展和应用。FISH 技术从单一荧光发展到多色荧光检测,检测范围也逐渐扩大,为 FISH 技术的临床应用打下了坚实的基础。

1990 年,Hasse 结合了具有细胞定位能力的原位杂交和高度特异敏感 PCR 技术的优点,建立了原位 PCR 技术,即在组织细胞里进行 PCR 反应,实现既能分辨鉴定带有靶序列的细胞,又能指示靶序列在细胞内的位置。原位 PCR 技术在分子和细胞水平上研究疾病的发病机制,探讨临床病理的转归和临床诊断方面的价值很大。

1995年，Raap发明了基于酪酰胺信号放大的原位杂交检测技术（tyramide signal amplification-assisted in situ hybridization，TSA-ISH），提高了非放射标记探针原位杂交的检测灵敏度。

1998年，Lizardi将DNA滚环扩增（rolling circle DNA amplification，RCA）技术应用于芯片杂交。RCA是DNA等温扩增技术，在环状DNA模板、DNA引物及DNA聚合酶和脱氧核苷三磷酸（dNTP）作用下，通过DNA滚环聚合反应，实现合成上千个反复连接的DNA链聚合分子，解决了微阵列芯片对微量靶基因检测敏感度差的问题。

2000年，Debono利用分支DNA原位杂交技术（branched DNA in situ hybridization，bDNA-ISH）实现了对特定mRNA进行精确定量检测及动态水平研究。该技术克服了传统的real-time PCR技术的缺陷，不经过呈指数增长的扩增过程，因此显著提高了检测的重复性和稳定性。

2004年，Dirks和Pierce等首次提出杂交链式反应（hybridization chain reaction，HCR），其是一种基于DNA链取代反应的等温信号放大技术。在HCR体系中，靶分子引发两种DNA茎环交替开环，自组装得到包含大量重复单元的线性双链DNA纳米结构，具有恒温、免酶、放大效率高等优点，在生物传感、生物成像和生物医药领域中的应用前景广阔。

2010年，Advanced Cell Diagnostics公司推出新一代RNA原位杂交技术RNAscope原位杂交技术。该技术针对以前的RNA原位杂交技术的非特异性杂交、灵敏度低、对样本要求高等问题，通过双“Z”探针设计和TSA信号放大技术，提高了在组织细胞原位对单个细胞中的单分子检测的灵敏度，使RNA原位杂交具有高度特异性，能够在单细胞水平同时定量多个RNA的表达，并同时提供完整的组织形态学信息。RNAscope原位杂交技术是RNA杂交技术的又一突破。随着非编码RNA，尤其是长链非编码RNA、microRNA（miRNA）和环状RNA（circRNA）研究的逐渐深入，因表达蛋白产物无抗体可用，致使RNA原位杂交技术逐渐成为一种无法替代的原位基因表达检测技术。近些年，在此基础上进一步开发了针对miRNA检测的miRNAscope和针对circRNA检测的BaseScope技术。

综上所述，原位杂交技术在近20年得到了飞速发展，可以在组织细胞原位对特定的基因表达进行定性、定位和定量分析，具有很高的敏感性和特异性，在基因分析、机制研究和诊断方面的应用前景广阔，已经成为最有效的分子病理学技术之一。

四、原位杂交的意义

原位杂交是在组织细胞原位从分子水平来研究基因的表达位置、功能及其调节机制，具有很高的敏感性和特异性，是当今细胞生物学、分子生物学研究的重要手段和一项革命性的技术。原位杂交技术促使生物医学研究从器官、组织和细胞水平走向分子水平，为染色体分析、病毒诊断、遗传学、发育学和肿瘤学领域等多个学科的研究带来了突破性的进展。随着新的非放射性标记技术的不断涌现和成熟，原位杂交应用于临床诊断的前景非常广阔。

第二节 原位杂交的分类

如前所述,原位杂交的基本原理大致相同,仅是探针种类、标记物和检测核酸方法和提高检测灵敏度的方法不同,在具体应用的技术方法上也各有差异。

一、原位杂交探针的分类

1. 根据标记方法 可分为放射性探针和非放射性探针。常用的放射性同位素标记物有 ^{3}H、^{35}S、^{125}I 和 ^{32}P。同位素标记物灵敏性高,背景较清晰,但是受半衰期长,对人体和环境有害,需要特殊实验室防护措施等限制。随着核酸合成及标记技术的成熟,该技术基本上可以被非放射性同位素标记探针取代。非放射性探针主要是荧光素、生物素和地高辛等标记的探针。

2. 根据探针的核酸性质 可分为 DNA 探针、RNA 探针、cDNA 探针、cRNA 探针和寡核苷酸探针等。DNA 探针还可分为单链 DNA(single-stranded,ssDNA)和双链 DNA(double-stranded,dsDNA)。

早期应用的主要是 DNA 探针。Kang 等在 1974 年研究网状内皮增生病毒时制备了 cDNA(complementary DNA)探针。双链重组 cDNA 探针的优点在于通常比 RNA 探针敏感,使用方便,杂交适宜的温度范围较宽。其缺点是杂交过程中存在自身复性的问题,需要与待测靶核酸一起变性。后来采用 M13 质粒可以制备单链 cDNA 探针,能有效减少双链 cDNA 探针在杂交反应中的自身复性问题,提高杂交敏感度,但增加了操作难度和费用。

RNA 探针是将特异性的 cDNA 片段插入含有 RNA 聚合酶启动子的转录性载体的多克隆位点区域,在多克隆位点两侧具有不同的启动子(一般载体在 cDNA 片段的两侧含有 T7 和 SP6 启动子),可以控制哪条 DNA 链为模板反转录 RNA,进而得到与 mRNA 同序列的同义 RNA 探针(sense probe)和与 mRNA 互补的反义 RNA 探针(antisense probe),又称互补 RNA 探针(complementary RNA probe,cRNA 探针)。通常用同义 RNA 探针作为反义 RNA 探针的阴性对照。由于 RNA 探针是单链分子,所以它与靶序列的杂交反应极高。有报告认为,其杂交率是 DNA 探针的 8 倍。RNA 探针优点在于分子小,组织内通透性好,使用前无需变性,无自身复性,可以全部与靶核酸配对杂交。通常情况下,杂交体的稳定性依次为 RNA-RNA>DNA-RNA>DNA-DNA。反义 RNA 探针能与 mRNA 杂交,与 mRNA 间形成的 RNA-RNA 杂交体比 cDNA 探针与 mRNA 形成的 DNA-RNA 杂交体稳定,且不受 RNA 酶的影响,杂交后可用 RNA 酶处理,以除去未结合的探针,降低背景着色。同时,RNA-RNA 杂交体所需的解链温度高,可以提高杂交及杂交后水洗的温度来预防和消除较弱的非特异性探针结合信号。其缺点在于对 RNA 酶敏感,易被 RNA 酶破坏,杂交适宜温度的范围较窄。

寡核苷酸探针是由核酸合成仪依照所需杂交的靶核苷酸序列合成,并加以不同标记(同位素、荧光素、地高辛等)的探针。其优点是探针一般较小,为 30~150bp,在组织内通透性较好,无需采取提高通透性的措施。杂交时无需变性退火，无自身杂交。可根据待测基因的特异性序列设计并快速合成该探针，制备方便，特异性强，可大量供应。对 RNA 酶不敏感，稳定，便于操作。其缺点在于与 mRNA 形成的杂交体不如 RNA-RNA 杂交体稳定。并且，探针较短，所携带的标记物较少，敏感性难以提高。

探针的最佳长度应在 50~100bp 之间。200~500bp 的探针需延长杂交时间，如超过 500bp 的探针在杂交前最好用碱或水解酶进行水解，使其变成短的片段后再杂交。探针短则易进入细胞，杂交率高、杂交时间短。小于 30bp 的探针用一般原位杂交技术则不易显示。

3. 原位杂交的理想探针　理想的探针长度应具备下述条件：①长度在 50~100bp 之间，标记物尽可能保持探针的原有分子结构；②探针的制备方法简便可靠、费用低廉、重复性好、便于保存；③检测方法简单、细胞定位准确、灵敏性和特异性高；④对人体及环境安全无害。

随着基因合成、荧光素和检测系统技术的发展，已有非同位素标记探针标记取代同位素标记，合成寡聚核苷酸探针取代传统转录法制备的 cDNA 或 cRNA 探针的趋势。非放射性同位素主要有生物素类（生物素、光敏生物素）、半抗原（地高辛）和荧光素（异硫氰酸荧光素、罗达明、Cy3、Cy5）、酶类（碱性磷酸酶、辣根过氧化物酶）等。荧光素标记的探针在杂交后可直接在显微镜下观察，操作方便，但也存在荧光素易淬灭、敏感度差的缺点。酶类标记需要显示底物，辣根过氧化物酶检测系统的底物是 DAB，显色为棕色。碱性磷酸酶检测系统的底物是氯化硝基四氮唑蓝（NBT）和 5- 溴 -4- 氯 -3- 吲哚基磷酸盐（BCIP）混合物，显色为蓝色。

二、原位杂交技术的分类

原位杂交技术在发展过程中为了克服探针、荧光、显色和低拷贝基因的检测灵敏度和特异性等问题，衍生了多种各具特色的技术分支，一般可分为传统原位杂交技术、荧光原位杂交技术、原位 PCR、DNA 滚环扩增 - 原位杂交技术、分支 DNA 原位杂交技术、杂交链式反应（hybridization chain reaction，HCR）和 RNAscope 技术等。

1. 传统原位杂交　传统原位杂交主要是使用 DNA 或者 RNA 探针来检测与其互补的另一条链在组织细胞中的位置和 / 或表达。其中，RNA 原位杂交可提供 RNA 在组织细胞的空间表达信息。

2. FISH　该技术是在放射性原位杂交技术的基础上发展起来的一种间接或直接荧光标记的核酸片段为探针的非放射性 DNA 分子原位杂交技术。其基本原理是在组织细胞中，利用荧光标记的核酸探针在变性后与已变性的靶核酸在退火温度下复性进行特异性杂交，通过荧光显微镜 / 共聚焦显微镜检测荧光信号，进而确定杂交位点及生物学意义。FISH 技术发明于 20 世纪 80 年代，常用 DNA 荧光标记探针进行检测，具有检测时间短、灵敏度高、安全、对环境无污染的特点，已广泛应用于染色体的鉴定、基因定位和异常染色体检测等领域，并逐渐实现从实验室研究到临床诊断转化。目前，FISH 技术发展到多色荧光原位杂交（multicolor fluorescence in situ hybridization，mFISH）技术，即使用几种不同颜色的荧光素单独或混合标记的探针进行原位杂交，采用多色技术同时检测多个靶基因。该技术在检测遗传物质的突变和染色体基因定位等方面存在优势。

3. 原位 PCR　原位 PCR 是 1990 年初建立的技术，在组织细胞原位进行 PCR 反应，通过 PCR 技术对靶核酸序列在染色体上或组织细胞内进行原位扩增使其拷贝数增加，再通过原位杂交技术进行检测。原位 PCR 技术提高了原位杂交技术的灵敏度和专一性，可用于低拷贝甚至单拷贝的基因定位，为原位杂交技术在科研和临床检测方面提供了广阔的发展前景。

4. DNA 滚环扩增 - 原位杂交（RCA-ISH）　滚环扩增是 1998 年发展起来的一种恒温核酸扩增方法。以环状 DNA 为模板，通过一个短的 DNA 引物，在酶催化下将 dNTP 转变成单链 DNA 大分子，内含成百上千个重复的 DNA 模板互补片段。这种方法不仅可以直接扩增 DNA 和 RNA，还可以实现对靶核酸的信号放大，前提是将检测目标核酸分子转化为检测与目标核酸分子特异对应的环状核酸分子。RCA-ISH 技术能够对细胞和组织样本中的 DNA 和 RNA 进行定位检测，灵敏度达到一个拷贝的核酸分子，因此在核酸检测中具有很大的应用价值和潜力。

5. bDNA-ISH　分支链 DNA 信号放大技术是 2000 年推出的一种不依赖 PCR 扩增的核酸杂交信号放大检测技术。该技术克服了传统 real-time PCR 技术中的不足，不需要提纯 RNA、反转录及 PCR 扩增，只要将样本用特定裂解液裂解后，经探针杂交与信号放大后即可迅速得到基因定量结果。bDNA-ISH 技术是在分支链 DNA 信号放大技术基础上发展起来的一种新型原位杂交技术，可在组织和细胞水平上对特异基因进行亚细胞定位和一定水平的定量分析。目前，bDNA-ISH 技术已发展至第三代。该技术具有很高的灵敏度和特异性，不仅可用于病毒 DNA 或 RNA 的检测，也可用于检测细胞内基因的表达水平，在临床检测和科研工作中具有广阔的应用前景。

6. 杂交链式反应 - 原位杂交技术（hybridization chain reaction-ISH，HCR-ISH）　杂交链式反应（hybridization chain reaction，HCR）是一种基于 DNA 链取代反应的等温信号放大技术。在 HCR 体系中，靶分子引发两种 DNA 茎环交替开环，自组装得到包含大量重复单元的线性双链 DNA 纳米结构，具有恒温、免酶、放大效率高等优点。目前，基于 HCR 技术的原位杂交主要应用在生物传感、生物成像和生物医药领域。

7. RNAscope 原位杂交　RNAscope 原位杂交技术是 2010 年发展起来一项新的用于检测位于组织细胞原位的目标 RNA 原位杂交检测技术。其通过双“Z”探针设计和 TSA 信号放大系统，克服了以往的 RNA 原位杂交技术的非特异性杂交、灵敏度低、对样本要求高等缺点，使 RNA 原位杂交具有高度特异性和敏感性，能够在单细胞水平同时定量多个 RNA 的表达，在获得单细胞中单拷贝 RNA 表达数据的同时，提供完整的组织形态学信息，可提高对疾病与标志物之间复杂的生物学相关性的认识。现已发展了针对 mRNA 和 lncRNA 的 RNAscope、针对 miRNA 的 miRNAscope 和针对环状 RNA 的 circRNAscope 技术。

第三节　传统原位杂交的实验操作步骤

在做 RNA 或 DNA 原位杂交之前，需要具备组织取材所需的解剖学或胚胎学知识、组织切片技能、核酸探针制备技术、靶基因的表达位置等，以及组织原位杂交染色结果的正确解读方面的相关知识。传统原位杂交实验操作步骤大致可分为：①组织取材固定、包埋、切片、单细胞固定以及增强核酸探针的穿透性、减低背景染色等；②探针制备；③杂交；④显色及观察。

一、组织取材固定、包埋、切片和单细胞固定

（一）组织取材

取材要求同免疫组织化学检测。不能挤压组织，组织块不宜过大，取材后及时固定。对于培养细胞样本，需要制备 5×10^6 细胞 /mL 的细胞悬液。

（二）固定

1. 用于制备石蜡包块的组织固定、包埋　固定的目的是避免组织中的核酸降解，保存组织的形态结构，增加组织的通透性。固定的原则是尽早及时灭活组织内的 RNA 酶。DNA 是比较稳定的，mRNA 易被酶降解。为使 RNA 降解减少到最低限度，组织取材后应尽快（5~30 分钟）予以冷冻或固定。固定剂的浓度越高，组织结构保存越好，但 mRNA 的保存越差。4℃冰箱内固定起到低温保护 RNA 的作用，固定时间不宜过长，否则 mRNA 破坏较多。固定条件因组织情况而异，必要时需要优化实验条件。最佳的固定时间应该是既能获得良好的形态学观察结果，又能获得良好的信噪比。

固定剂选择的原则是应兼顾以下几个方面：①保持细胞结构，最大限度地保持细胞内 DNA 或 RNA 的水平；②使探针易于进入细胞或组织。在原位杂交的组织固定中，最常用、较理想的固定剂是 4℃预冷的新鲜配制的 4% 多聚甲醛。与戊二醛相比，不会产生广泛的蛋白质交联，有利于探针穿透入组织细胞，进行杂交。乙酸 - 乙醇的混合液也可用来固定组织，但可能会引起 RNA 丧失，且对组织形态结构的保存不理想。

在病理学活检取材多用福尔马林固定和石蜡包埋。这种标本检测 DNA 和 mRNA 有时也可获得杂交信号，但石蜡包埋切片由于与蛋白质交联增加，影响核酸探针穿透，因而杂交信号常低于冰冻切片。

依固定组织大小而定，将组织在 4℃预冷的新鲜配制的 4% 多聚甲醛中固定到所需的时间为止，然后进行常规梯度乙醇溶液脱水（50%、70%、80%、90%、95% 和无水乙醇，每步 10~20 分钟）、二甲苯置换乙醇、浸蜡和石蜡包埋，完成石蜡样本块的制作。

2. 用于制备冰冻切片的组织固定　取材后，将样本浸入液氮速冻，然后存储于液氮或 −70℃冰箱中，做好标记，需要时进行冰冻切片。将冰冻切片浸入 4% 多聚甲醛约 10 分钟，在室温下干燥，保存于 −70℃。对于 mRNA 也可以将组织固定于 4% 多聚甲醛磷酸缓冲液中 1~2 小时，在冷冻前浸入 15% 蔗糖溶液中，置于 4℃冰箱过夜，次日切片或保存在液氮中待切片。

3. 悬浮或培养细胞的固定　制备 5×10^6 细胞 /mL 的细胞悬液，滴于多聚赖氨酸包被的载玻片上，置于湿盒中静置 30 分钟，使细胞贴壁，然后用 4% 多聚甲醛在室温固定 20 分钟。或者利用细胞离心涂片机，将细胞离心至多聚赖氨酸包被的载玻片上，再用 4% 多聚甲醛在室温固定 20 分钟。

（三）试剂、玻片、玻璃器皿和组织切片的处理

1. 试剂的处理　焦碳酸二乙酯（diethyl pyrocarbonate，DEPC）可灭活各种蛋白质，是强 RNA 酶抑制剂。在进行 RNA 原位杂交时，杂交及以前的各步处理中，所有液体试剂都应经 DEPC 处理，或用 DEPC

水配制，包括乙醇的稀释。DEPC 水是经 DEPC 处理的灭菌蒸馏水，配制步骤是：1mL DEPC 溶入待处理 1L 蒸馏水，猛烈振摇，室温静止数小时，高压灭菌，自然冷却。有些试剂处理可直接加入 DEPC（DEPC 终浓度一般为 0.1%~0.4%）。但在含有 Tris 缓冲液的溶液中不能加入 DEPC。

DEPC 是一种潜在的致癌物质，应尽量在通风的条件下进行操作，并避免接触皮肤。所有的实验操作应戴手套进行。

2. 玻片和组织切片的处理

（1）玻片的处理：玻片包括盖玻片和载玻片。盖玻片和载玻片应用肥皂刷洗，自来水清洗干净后，置于清洁液中浸泡 24 小时，清水洗净并烘干，在 95% 乙醇溶液中浸泡 24 小时后用蒸馏水冲洗并烘干，烘箱温度最好在 180℃或以上 3 小时以去除任何 RNA 酶。由于 ISH 的实验周期长，实验程序繁杂，在整个过程中，要避免 RNA 酶污染及防止样本脱片。应用黏附剂预先涂抹在载玻片上，干燥后待切片时应用，以保证在整个实验过程中切片不致脱落。常用的黏附剂有多聚赖氨酸等。包被程序为将载体放置在 1% 多聚赖氨酸溶液中 2 小时以上取出晾干备用。有条件的实验室可以将盖玻片硅化。

（2）切片：包括石蜡切片和冰冻切片。石蜡样本在切片后置于 52℃烤箱中烘烤至少 4 小时，于 -70℃冰箱保存备用。在进行 RNA 原位杂交时，切片刀和镊子均应用氯仿处理或 180℃烘烤，组织切片在含 0.04%DEPC 的双蒸水中展片。石蜡块 4℃保存，6 个月内有效。石蜡块内样本 RNA 在包埋 3 个月后丢失 30%~40%，6 个月后丢失 60%~80%。

冰冻样本存储于液氮或 -70℃冰箱，需要时进行冰冻切片后，再用 4% 多聚甲醛固定 10 分钟，在室温下干燥，保存于 -70℃冰箱。

切片在杂交前还要进行脱蜡、再水化过程。石蜡切片必须经过二甲苯脱蜡，各级乙醇至水洗的过程。二甲苯和各级乙醇必须保持一定纯度，不能混入其他杂质，否则会使染色受到影响。组织切片的脱蜡步骤应彻底，否则无论进行哪种染色都会发生困难。脱蜡时间要充分，若溶蜡剂使用过久应及时更换，以免降低脱蜡效率。若室温过低，可将溶蜡剂置于温箱中进行脱蜡。

（3）增强组织的通透性和核酸探针的穿透性：在组织固定中会产生蛋白质而影响探针进入组织细胞中，因此增强组织的通透性的目的就在于增加靶核酸的可及性，防止探针与细胞、组织等之间的非特异性结合，增强阳性信号，降低背景信号。通常包括脱蜡、去污剂（Triton X-100）处理、蛋白酶（蛋白酶 K、胃蛋白酶等）处理、酸酐和酸处理、预杂交及内源性酶抑制等步骤。在应用上述方法增强组织通透性、提高杂交信号的同时，有可能会影响 RNA 保存和组织结构的完整性。因此，必须掌握试剂用量及适当的孵育时间。实践中常用蛋白酶 K，一般应用 1μg/mL 蛋白酶 K（溶于含 0.1mol/L Tris、50mmol/L EDTA，pH 8.0 的 TE 缓冲液中），37℃孵育 15~20 分钟，以达到充分的蛋白消化作用而不致影响组织形态为目的。另外，蛋白酶 K 还具有消化包围靶 DNA 蛋白质的作用，从而提高杂交信号。蛋白酶 K 的消化作用是原位杂交的关键步骤，其浓度及孵育时间视组织种类、应用固定剂种类、切片厚薄而定。甘氨酸是蛋白酶 K 的抑制剂，在蛋白酶 K 消化后，应用 0.1mol/L 甘氨酸 - 磷酸盐缓冲溶液清洗以终止蛋白酶 K 的消化作用。同时，为了保持组织结构，通常用 4% 多聚甲醛再固定。另外，Burns 等（1987）报告应用胃蛋白酶（pepsin）20~100μg/mL（用 HCl 配）37℃、30 分钟进行消化，所获实验结果优于蛋白酶 K。为保持组织结构，可用

4% 多聚甲醛再固定。

甘氨酸 - 磷酸盐缓冲溶液的配制：①储备液，75g 甘氨酸溶于 DEPC 水中，补足体积至 1 000mL，高压灭菌，-20℃储存备用。②工作液（0.1mol/L），将储备液和磷酸盐缓冲液按 1∶10 比例稀释，即工作液。临用前新鲜配制。

蛋白酶 K 处理后，可用 0.4% 甲醛 - 磷酸盐缓冲液再固定。固定后浸入 0.25% 乙酸酐或三乙醇胺中以降低静电效应，减少探针对组织的非特异性背景染色。但有些学者对此做法持有异议，他们认为乙酸酐和三乙醇胺液的处理并不能起到降低背景的目的。

(4) 降低背景染色：如何降低背景染色是影响原位杂交结果的一个重要因素。预杂交（pre-hybridization）及杂交后（post-hybridization）的酶处理和杂交后的洗涤均有助于降低背景染色。预杂交液和杂交液的区别在于前者不含探针和硫酸葡聚糖（dextran sulphate）。将组织切片浸入预杂交液中可达到封闭非特异性杂交点的目的，通过预杂交液能有效封闭组织切片中的非特异性杂交位点，从而降低背景染色。

在杂交后洗涤中采用低浓度的 RNA 酶溶液（20μg/mL）洗涤一次，以减少残留的和内源性的 RNA 酶，从而降低背景染色。

(5) 防止 RNA 酶污染：由于在手指皮肤及实验用玻璃器皿上均可能含有 RNA 酶，为防止其污染影响实验结果，在整个杂交前处理过程中都需戴消毒手套。所有实验用玻璃器皿及镊子都应于实验前一日高温（240℃）烘烤以达到消除 RNA 酶的目的。要破坏 RNA 酶，最低温度必须在 150℃左右。在消毒的玻璃器皿外包锡箔纸以利于标记和防止取出时空气污染。杂交前及杂交时所应用的溶液均需经 DEPC 处理后高压消毒处理。

二、制备探针

随着 DNA 合成技术的发展，现在的探针多采用合成的非放射性探针。当然，也可以通过体外转录、切口平移或随机寡聚核苷酸引导合成，制备探针。现在多以合成寡聚核苷酸探针为主，在合成中或合成之后加特定标记。

三、杂交

杂交前的准备是为杂交成功奠定基础，要获得满意的实验结果，杂交是最关键的一环。原位杂交的实验周期相对较长，实验程序也比较繁杂，而杂交是原位杂交中最关键的环节。杂交前的一切准备工作都是为了在杂交环节中使核酸探针顺利进入细胞或组织，并与其靶核苷酸相结合。

杂交是将杂交液滴于切片组织上，加盖硅化盖玻片。加盖玻片的目的是防止孵育过程中的高温（50℃左右）导致杂交液蒸发。硅化盖玻片的优点是清洁、无杂质、光滑，不会产生气泡，可减少杂交液的吸附作用，避免影响组织切片与杂交液接触及杂交效果。在孵育时间较长时，为保证杂交所需的湿润环境，可将覆有硅化盖玻片进行杂交的载玻片放在盛有少量 2 × 标准柠檬酸盐溶液（standard saline citrate，SSC）的耐高温硬塑料盒中进行孵育。杂交液的成分和预杂交液基本相同，不同的是杂交液中加入了标记的核酸探针和硫酸葡聚糖。

杂交过程是核酸变性与复性（退火）的过程，即通过高温使探针和靶核酸分子变性、解旋成单链，再经温度缓慢冷却，使部分探针按碱基互补配对的原则与靶标基因形成杂合分子的过程。探针的变性温度常设在 90~100℃，时间为 3 分钟，核酸变性后迅速在冰中冷却 1 分钟，以防复性。然后，在置入盛有 2×SSC 的温盒内，过夜孵育使核酸杂交。通常杂交温度在 30~60℃，探针的种类不同，温度会略有差异，RNA 和 cRNA 探针一般在 37~42℃。高温核酸变性的同时，可能会破坏组织形态的完整性。因此，在杂交液中需常规加入 30%~50% 甲酰胺（formamide）以降低杂交温度。同时，甲酰胺还具有破坏氢键的作用，可以降噪，防止低温时非同源性片段结合。杂交液中另一个重要的组分是硫酸葡聚糖，约占 10%。它是一种大分子多聚胺化合物，平均分子量为 500kDa，能增加杂交液的黏稠度，促进杂交率，特别是对双链核酸探针。除此之外，还有一种常见的促进剂是聚乙二醇（PEG），PEG 分子量为 6~8kDa，黏度低，但价格低廉。聚丙烯酸多聚体也是一种杂交促进剂，分子量为 90kDa，浓度 2%~4%，价格低廉，黏度低。

在条件都得到满足的情况下，杂交的成败就取决于保温时间。时间短杂交反应不完全，时间长会引起非特异结合增多。从理论上讲，核苷酸杂交的有效反应时间在 3 小时左右。但为稳妥起见，一般将杂交反应时间定为 16~20 小时，或为简便起见孵育过夜。

杂交时将杂交液滴于切片组织上，杂交液的量要适当，以每张切片 10~20μL 为宜。杂交液过多易致盖玻片滑动脱落，影响杂交效果，也可使核酸探针浓度过高，易导致背景染色。随后，加盖硅化盖玻片。加盖玻片的目的是防止孵育过程中杂交液蒸发。最后，将覆有硅化盖玻片的载玻片放入湿盒中孵育过夜。

四、杂交后清洗

杂交后清洗是用一系列不同浓度、不同温度的盐溶液进行漂洗，目的在于除去未参与杂交体形成的过剩探针，消除与组织、细胞非特异性结合的探针，降低背景。大多数原位杂交实验是在非苛刻杂交温度条件下进行的，非特异性的探针片段黏附在组织切片上，增强了背景染色，特别是 RNA 探针杂交时可能会产生高背景染色。因此，杂交后漂洗是降低背景染色的一个重要环节，如杂交后含 RNA 酶液的洗涤液能将组织切片中未配对的 RNA 除去。

洗涤时盐溶液的浓度、温度、洗涤次数和洗涤时间因核酸探针的类型、标记物不同而略有差异。一般遵循的原则是盐溶液浓度由高到低，温度由低到高。必须注意的是在漂洗的过程中，切勿使切片干燥，干燥的切片即使用大量的溶液漂洗也很难减少非特异性结合。

五、显色

又称为检测系统，可根据核酸探针标记物的种类分别进行放射自显影或利用酶检测系统或荧光素检测系统进行不同显色处理。有的显色系统，如辣根过氧化物酶系统，需要在组织预处理时进行组织细胞内源性过氧化物酶的灭活处理，即用 3% 过氧化氢处理组织细胞 10~15 分钟。细胞或组织的原位杂交切片在显色后均可进行半定量测定，非放射性核酸探针杂交的细胞或组织可利用酶检测系统显色，然后利用显微分光光度计或图像分析仪对不同类型和数量的核酸显色强度进行检测。

常用的免疫酶学检测方法主要有两类：①生物素-链霉亲和素标记辣根过氧化物酶（biotin-streptavidin-HRP）检测系统，用DAB显色，结果为棕色；②地高辛-碱性磷酸酶（Dig-AKP）检测系统，以NBT和BCIP为底物，显示结果为蓝色。

六、实验对照的设置

和免疫组织化学检测方法一样，并非所有原位杂交阳性信号都是特异性的，为确保实验操作的准确性、特异性、敏感性和重复性，必须同时有对照实验。

常用的对照有以下几种。

1. 组织对照

（1）用Northern或Southern印迹杂交法检测组织细胞中的RNA和DNA，或用Western印迹法检测组织细胞中的蛋白质。

（2）用免疫组织化学方法检测靶核酸表达的蛋白质，或用Real-time PCR法检测mRNA表达。因为特定基因表达可能在组织中存在组织特异性，可选取相邻切片或同一切片的相同细胞，进行从蛋白质水平和转录水平检测靶蛋白及相应mRNA的存在，获得的参照结果比较可信。

（3）预先将切片用DNA酶或RNA酶消化，然后用原位杂交技术证明丢失的是DNA或RNA。其结果应为阴性。

（4）同时设检测及显示系统的对照组，排除假阳性及假阴性的干扰。

2. 探针对照

（1）将已知阳性组织和已知阴性组织对照，检测各种类型的核酸探针进入细胞、组织和各种器官的能力，选取有效探针。

（2）吸收实验：用特异性的cRNA或cDNA进行预杂交，再进行杂交，其结果应为阴性。

（3）置换实验：与非特异性（载体）序列和不相关探针进行杂交。

（4）由于同义RNA探针和组织内的mRNA序列顺序是相同的，应用其进行原位杂交，结果应为阴性。此为证明探针特异性的较好的阴性对照。

3. 杂交反应对照　用不加核酸探针的杂交液进行杂交，反应结果为阴性，即空白对照。

七、利用冰冻切片和RNA探针进行的原位杂交实验操作步骤

RNA原位杂交实验主要包括三大部分，即组织冰冻切片、RNA探针标记、原位杂交三部分。

（一）组织冰冻切片

1. 实验准备

（1）原位杂交专用载玻片：可购买商品化原位杂交专用载玻片，也可以如本章第三节所述制备杂交载玻片。用500mg/mL多聚赖氨酸处理载玻片，使组织切片紧密黏附在载玻片上，并标记好组织面。

（2）缓冲液配备

1）器具准备：剪刀、镊子各3把，100mL量筒1个，磁力搅拌子3个，100mL试剂瓶1个，250mL试剂

瓶 3 个。以上器具均洗净后置于 180℃以上烘烤 6 小时以上。此外,还应准备铅笔、显微镜、冰、吸水纸、一次性塑料手套等。

2)溶液配制

① 0.1mol/L PBS 缓冲液:称取 5.802 1g $Na_2HPO_4 \cdot 12H_2O$、0.592 8g $NaH_2PO_4 \cdot 2H_2O$,加入 200mL 超纯水溶解于事先准备的 250mL 试剂瓶中,再加入 200μL DEPC,充分摇匀后过夜,高压灭菌。以上 PBS 缓冲液配制 2 份,其中 1 份瓶中放入磁力搅拌子。

② 4% 多聚甲醛溶液:向 0.1mol/L PBS 缓冲液中加入 8g 多聚甲醛,60℃加热搅拌,并加入几粒 NaOH 颗粒,直至完全溶解。用 HCl 调 pH 至 7.2,加 0.1mol/L PBS 至 200mL,冷却至室温,或置于 4℃。

③ 20% 蔗糖溶液:在 200mL 0.1mol/LPBS 缓冲液中加入 40g 蔗糖,完全溶解。

2. 取新鲜组织　戴口罩、一次性手套,用预先 180℃烘烤过并冷却至室温的剪刀和镊子,切取待检的新鲜组织,迅速放入配好的 4℃新鲜配制的 4% 多聚甲醛溶液中,固定至所需时间。取组织的过程应尽量避免污染和减少 RNA 降解。也可以将新鲜组织取材后,迅速置于液氮中速冻,然后转至液氮罐或 −70℃冰箱保存,直至做冰冻切片。切片后再用 4% 多聚甲醛固定。

3. 组织固定、脱水　通常将选取的组织在 4% 多聚甲醛溶液中固定 6~24 小时。做冰冻切片时,组织中的水分易形成冰晶,影响抗原定位。因此,需用预先烘烤好的镊子将固定好的组织夹入 20% 蔗糖溶液中,于 4℃沉淀,直至组织块完全沉到瓶底。利用蔗糖的高渗作用吸收组织中的水分,减少组织含水量和冰冻切片的冰晶形成。

4. 冰冻切片　将上述处理过的组织按照研究要求的方向用 OCT 化合物固定在冰冻切片托盘上,然后放入冰冻切片机里的制冷区预冷 10 分钟以上,使温度均衡。待组织块完全冷凝后将冰冻切片托盘放于切片区的操纵杆上准备切片。切片的厚度一般调至 5~10μm。将切好的组织粘到多聚赖氨酸处理过的盖玻片上,做好标记。将切完的载玻片放在冰上干燥一段时间后,马上用于原位杂交,或放于 −80℃保存。每个样本切 4~6 个切片,便于检测切片质量和进行质控对照用。

(二) RNA 探针标记

1. 制备含探针序列的克隆载体　将目的片段(300bp 以上)克隆至带有转录启动子为 T3、T7 或 SP6 的 T 载体(以 pGEM-T easy 为例),转化到大肠杆菌 JM109 细胞中扩增并提取质粒。

2. 在编码序列下游酶切使质粒线性化　将提取的质粒用载体上靠近 SP6 端的特异性酶(目的片段和 T7 端不能含有,只有 SP6 端有的酶切位点),如 NdeI,酶切 10 小时以上。用琼脂糖凝胶电泳检验线性化结果。利用 DNA 琼脂糖凝胶纯化试剂盒纯化定量线性化质粒,调整其浓度为 1μg/μL。

3. 探针标记及纯化

(1)配制 10μL 标记反应体系

5×缓冲液(T7)	2.0μL
DTT(100mmol/L)	1.0μL
RNA 酶抑制剂	0.5μL
Dig 标记的 dNTP 混合物	1.0μL

模板	2.0μL
无核酸酶的去离子水	2.5μL
T7 RNA 聚合酶	1.0μL

(2) 37℃放置 2 小时，然后加入 2μL 3mol/L 醋酸钠和 10μL 异丙醇。

(3) -20℃放置 2 小时，然后 4℃ 12 000g 离心 30 分钟，弃上清。

(4) 50μL 70% 预冷乙醇洗一次，7 500g 离心 5 分钟，弃上清。

(5) 晾干沉淀，溶于 10μL 无核酸酶的水中。

(6) 取 0.5μL 做 RNA 琼脂糖凝胶电泳，其余保存于 -20℃备用。

(三) 原位杂交

1. 实验准备

(1) 器具准备：镊子 2 把、100mL 量筒 1 个、染色缸 3 个(依杂交的玻片数量来确定，每个染色缸可以同时放 5 张玻片)、100mL 试剂瓶 1 个、1 000mL 试剂瓶 3 个、200mL 试剂瓶 3 个。以上器具均需 180℃以上的温度烘烤 6 小时以上。另外，还需要吸水纸、湿盒 1 个、杂交炉 1 个，以及 1 000μL、200μL 和 20μL 吸头及对应的移液器若干，吸头需 121℃高压灭菌 25 分钟以上。

(2) 溶液配制

1) DEPC 水：在 2 000mL 超纯水中加入 2mL DEPC，充分摇匀，于室温过夜，高压灭菌。

2) 3% 柠檬酸：在 100mL DEPC 水中加入柠檬酸 3g，pH 2.0 左右。

3) 2 × SSC：在 1 000mL DEPC 水中加入 NaCl 17.6g、柠檬酸三钠 8.8g。

4) 0.5 × SSC：在 150mL DEPC 水中加 50mL 2 × SSC 即可。

5) 0.2 × SSC：在 80mL DEPC 水中加 120mL 0.5 × SSC 即可。

6) 0.5mol/L TBS：在 1 000mL DEPC 水中加 NaCl 30g、Tris 1.2g、纯乙酸 0.4~0.5mL，pH 7.2~7.6。

7) 0.01mol/L TBS (pH 9.0~9.5)：在 1 000mL DEPC 水中加入 NaCl 9g、Tris 1.2g。

2. 杂交步骤

(1) 灭活内源性碱性磷酸酶：取 2 张切片，其中一张切片用于对照。用 20% 的乙酸处理切片 10 分钟，以灭活内源性的碱性磷酸酶。

(2) 暴露 mRNA 核酸片段：在切片上滴加 3% 柠檬酸新鲜稀释的胃蛋白酶 37℃或室温消化 2 分钟，0.5mol/L TBS 洗 3 次，每次 5 分钟，DEPC 水洗 5 分钟。

(3) 预杂交：按照每张切片加 20μL 预杂交液，放入湿盒中，40℃恒温 3 小时，吸取多余液体，勿洗。

(4) 稀释探针：将地高辛标记的 RNA 探针于 65℃加热变性 8 分钟，用杂交液稀释为 2μg/mL。其中一个切片不加探针。

(5) 杂交：每张切片加 20μL 稀释好的探针，将原位杂交专用盖玻片盖在切片上，50℃杂交过夜。

(6) 杂交后洗涤：揭掉盖玻片，2 × SSC 洗 3 次，每次 5 分钟。

(7) 消化残余的 RNA：用 2 × SSC 稀释 RNase A 到 20μg/mL，处理 30 分钟。

(8) 洗涤：2 × SSC 37℃洗涤 3 次，每次 10 分钟；0.5 × SSC 室温洗涤 3 次，每次 5 分钟；0.2 × SSC 室

温洗涤 3 次，每次 5 分钟。

(9) 滴加封闭液：37℃处理 30 分钟，吸去多余液体，不洗。

(10) 滴加生物素化抗地高辛：37℃处理 1 小时，0.5mol/L TBS 洗涤 5 分钟 × 4 次。注意：勿用其他缓冲液或水洗。

(11) 滴加 SABC-AP：37℃处理 30 分钟，0.5mol/L TBS 洗涤 4 次，每次 5 分钟。注意：勿用其他缓冲液或水洗。

(12) BCIP/NBT 显色：用 0.01mol/L TBS 将 BCIP/NBT 稀释 50 倍，混匀。将显色液加至标本上，一般 37℃下避光显色 20 分钟。若无背景出现可继续显色。用 DEPC 水充分洗涤。水溶性封片剂封片。

3. 结果讨论　与对照切片相比，加探针的原位核酸分子杂交阳性反应为目标基因存在的部位，有紫蓝色颗粒状物质沉积。

在整个原位杂交过程中，应尽量避免产生非特异性杂交信号，以保证实验结果的可靠性。非特异性染色可能会来自探针、内源性酶（过氧化物酶 / 碱性磷酸酶）等，组织、细胞内的某些成分与显示系统中的成分非特异结合也可造成非特异性染色。因此，在操作中应注意探针的浓度和纯度，消除组织的内源性酶。

第四节　利用石蜡切片和 DNA 探针进行的原位杂交实验操作

本节以 Dig 标记的 DNA 探针在石蜡切片中检测病毒 DNA 的方法为例。

一、第一天

1. 组织固定，切 4μm 厚度的切片，60℃烤片 6 小时。然后脱蜡，梯度乙醇溶液、蒸馏水洗，PBS 洗 5 分钟 × 2 次。

2. 用 0.2mmol/L HCl 处理玻片上的组织 20 分钟以去除蛋白质，再将组织切片转至预热 50℃且含 5mmol/L EDTA 的 2 × SSC 溶液中处理 30 分钟。

3. 用 1μg/mL 蛋白酶 K（蛋白酶 K 溶于 0.1mol/L PBS 中）在 37℃环境下处理组织切片 20~25 分钟。

4. 用 0.2mol/L 甘氨酸处理组织切片 10 分钟，终止蛋白酶 K 反应。

5. 用 4% 多聚甲醛（PBS 新鲜配制）再固定组织切片 20 分钟。

6. 脱水，低浓度至高浓度无水乙醇各 3 分钟，干燥。

7. 加预杂交液 20μL/ 张，42℃水浴，30 分钟。

8. 加杂交液 10~20μL/ 张，加盖硅化盖玻片，95℃，10 分钟，使探针和病毒 DNA 变性，之后迅速置于冰上 1 分钟，再将切片置于盛有 2 × SSC 的湿盒中，42℃过夜。同时设不加探针对照。

二、第二天

1. 将杂交湿盒中的组织切片取出，用预热 55℃的 2×SSC 溶液洗涤 10 分钟×2 次，再用 50℃预热的 0.5×SSC 溶液洗涤 5 分钟×2 次。

2. 将组织切片转移至 Buffer Ⅱ（含 0.3%Triton X-100、0.1mol/L Tris-HCl、0.15mol/L NaCl，pH 7.5）中，室温处理组织切片 15 分钟。

3. 用 Buffer Ⅰ（0.1mol/L Tris-HCl、0.15mol/L NaCl，pH 7.5）洗涤 1 次，在 37℃条件下用 Buffer Ⅰ处理 30 分钟。

4. 用 Buffer Ⅰ稀释的酶标地高辛抗体，在 37℃环境下孵育 30~120 分钟。

5. 用 Buffer Ⅰ洗涤组织切片 10 分钟×2 次。

6. 组织切片再用 Buffer Ⅲ（0.1mol/L Tris-HCl、0.1mol/L NaCl、0.05mol/L $MgCl_2$，pH 9.5）在室温洗涤 5 分钟。

7. 显色，在 1mL Buffer Ⅲ中加入 4.5μL NBT 和 3.5μL BCIP 配制成显色液，取约 30μL 显色液滴加到组织切片上，于暗处孵育 30~60 分钟，在显微镜下观察显色情况。若背景着色尚可，则可视显色情况，孵育时间可以延长 3 小时以上，直至过夜。

三、第三天

1. 用 Buffer Ⅳ（0.01mol/L Tris-HCl、1mmol/L EDTA，pH 8.0）漂洗 10 分钟终止反应。

2. 用核固红或甲基绿复染 5 分钟。

3. 用蒸馏水洗净，脱水，透明，封片。在显微镜下观察结果，加探针的原位核酸分子杂交的阳性反应为目标基因存在的部位，有紫蓝色颗粒状物质沉积。

第五节 实验操作关键点和注意事项

一、根据不同的实验要求选择不同的探针

由于 DNA 探针操作较 RNA 探针方便、易行，因此可尽量选用克隆的 DNA 或 cDNA 双链探针。但是在某些情况下，如需检测单个碱基的变化时应选用寡核苷酸探针，检测单链靶序列时应选用 DNA 单链探针或 RNA 探针等。

探针的长度最佳长度应在 50~100 个碱基。探针短易进入细胞，杂交率高，杂交时间短。500 个碱基的探针杂交时间需 20 小时左右。200~500 个碱基的探针仍可应用，如超过 500 个碱基的探针则在杂交前最好用核酸外切酶进行水解，使其变成短的片段，达到实验所需求的碱基数。

二、合适的探针浓度

杂交的原则为应用最低探针浓度以达到与靶核苷酸最大饱和结合度，即探针浓度必须给予该实验最大的信噪比。背景染色的高低也与探针浓度有关。在一定范围内，随探针浓度增加，杂交敏感性增加，杂交率也增加，但过高的探针浓度会产生背景染色。在原位杂交组织化学技术中，若采用地高辛标记的探针，一般 DNA 探针浓度为 25ng/mL，RNA 探针则为 100ng/mL。在原位杂交细胞化学技术中，对放射性标记的 dsDNA 或 cRNA 探针的浓度应在 2~5ng/μL；生物素标记探针的最佳浓度应约在 5ng/μL。

三、适宜的杂交液体积

每张切片 10~20μL 为宜。杂交液过多不仅造成浪费，而且液量过多常易致盖玻片滑动脱落，影响杂交效果。过量的杂交液含核酸探针浓度过高，反而容易导致高背景染色等不良后果。

四、杂交温度、时间，杂交液成分等条件的严格度

杂交温度也是杂交成功与否的一个重要环节。盐的浓度、探针的类型、探针的长度、甲酰胺的百分比等诸多因素都会影响杂交温度。一般采用核苷酸变性解链所需的温度低于 65℃。杂交温度多在 30~60℃之间。探针的种类不同，杂交温度也略有差异，RNA 和 cRNA 探针一般在 37~42℃。杂交时间也会影响杂交结果，一般杂交反应要进行 20 小时左右。杂交条件的严格程度决定杂交的信噪比。低严格度（low stringency）：35~40℃，高盐或低甲酰胺浓度的条件下杂交及冲洗，会导致非特异性杂交信号增加。高严格度（high stringency）：在比变性温度低 10~15℃、低盐和高甲酰胺浓度条件下，特异性杂交信号会增加。

五、杂交后处理

杂交后处理包括用不同浓度、不同温度的盐溶液漂洗，会影响杂交的结果。杂交切勿使切片干燥，干片会产生大量非特异性结合，很难通过洗涤去除，从而增强了背景染色。原位杂交一般遵循的共同原则是盐溶液浓度由高到低，温度由低到高。

六、显色

根据核酸探针标记物的种类分别进行放射自显影或利用酶检测系统进行不同显色处理，显色要注意严格控制实验在同一条件下进行。

对于低拷贝样本，可以考虑用改进的原位杂交技术，如原位 PCR、RCA-ISH、bDNA-ISH、HCR-ISH 和 RNAscope 技术进行检测。

参考文献

[1] 奥斯伯 F M，金斯顿 R E，赛德曼 J G，等. 精编分子生物学实验指南. 马学军，舒跃龙，译. 北京：科学出版社，2005.

[2] 王廷华, 刘进. 分子杂交理论与技术. 北京: 科学出版社, 2013.
[3] 陈万涛. 口腔临床免疫学实验技术. 上海: 上海交通大学出版社, 2009.
[4] PARDUE M L, GALL J G. Molecular hybridization of radioactive DNA to the DNA of cytological preparations. Proc. Natl. Acad. Sri, 1969, 64: 600-604.
[5] BAUMAN J G, WIEGANT J, VAN DUIJN P, et al. Rapid and high resolution detection of in situ hybridisation to polytene chromosomes using fluorochrome-labeled RNA. Chromosoma, 1981, 84 (1): 1-18.
[6] DELONG E F, WICKHAM G S, PACE N R. Phylogenetic stains: ribosomal RNA-based probes for the identification of single cells. Science, 1989, 243 (4896): 1360-1363.
[7] RAAP A K, VAN DE CORPUT M P, VERVENNE R A, et al. Ultra-sensitive FISH using peroxidase-mediated deposition of biotin-or fluorochrome tyramides. Hum Mol Genet, 1995, 4 (4): 529-534.
[8] LIZARDI P M, HUANG X, ZHU Z, et al. Mutation detection and single-molecule counting using isothermal rolling-circle amplification. Nat Genet, 1998, 19 (3): 225-232.
[9] DEBONO E, HALFON P, BOURLIERE M, et al. Absence of hepatitis C genome in semen of infected men by polymerase chain reaction, branched DNA and in situ hybridization. Liver, 2000, 20 (3): 257-261.
[10] DIRKS R M, PIERCE N A. Triggered amplification by hybridization chain reaction. Proc Natl Acad Sci U S A, 2004, 101 (43): 15275-15278.

第八章

酶联免疫吸附试验(ELISA)及酶联免疫斑点试验(ELISPOT)

实验目的和要求

1. 熟悉 ELISA 和 ELISPOT 的原理。
2. 掌握实验操作流程、结果判读、可能存在的影响因素及处理措施。

第一节 概 述

酶联免疫吸附试验(enzyme-linked immunosorbent assay,ELISA)是1971年由瑞典学者Engvall和Perlmann及荷兰学者Van Weemen和Schuurs建立的。该技术一经问世就迅速发展成为液相标本中微量物质测定最简便易行的实验方法。它借助酶标记抗原或抗体的特异性结合作用,再加上酶高效催化产生的放大效应,使微量的抗原或抗体检测成为可能,由此受到广泛关注。

ELISA具有操作简便、快速、稳定、敏感度高、特异性强、应用范围广、无放射性核素污染等优点,可对多种物质进行定性和定量分析,其检测效率高,可同时完成大批样本测定,是国内外应用最广泛的免疫测定技术。它不仅能测定抗体,还可检测体液中的循环抗原,在临床疾病的实验室诊断,尤其是传染性疾病的诊断中发挥重要作用,同时其在生命科学研究领域的应用范围也日益扩大。酶联免疫斑点试验是一种新型的细胞免疫学检测技术,可在单细胞水平检测分泌抗体或分泌细胞因子的细胞。酶联免疫斑点试验(enzyme linked immunospot assay,ELISPOT)不同于传统检测细胞因子的ELISA。ELISA检测的是游离在体液中的细胞因子总量,而细胞因子因其自身生物学特点而在体内不断被代谢或与靶细胞结合,因此其在体液中的含量并不能准确反映细胞内相应细胞因子的水平。ELISPOT 检测结果中的每一个斑点代表一个细胞,可在显微镜下直接计数或应用实验分析系统计数细胞数量,从而计算出每个细胞分泌细胞因子的量,因此其检测结果更为准确和直观。此外,ELISPOT 检测的是单细胞分泌,因此反映的是活细胞功能,而且这种单细胞水平的检测比 ELISA 测定细胞因子的灵敏度更高,可以在几十万阴性细胞中找到一个分泌细胞因子的阳性细胞,是迄今为止最为灵敏的酶联免疫检测技术,灵敏度比传统的 ELISA 高 2~3 个数量级。

由于 ELISPOT 具有较高的特异性和敏感度,成本也远低于流式细胞分析术,因此已被广泛用于分泌细胞因子的细胞的定量分析,并对细胞分泌抗体或细胞因子能力进行评估,如 B 细胞分泌抗体功能的检测、结核特异性抗原 T 细胞激活试验等。目前 ELISPOT 技术可用于探索自身免疫性疾病的发病机制,也可用于临床疾病的免疫监测,如艾滋病、肿瘤、自身免疫性疾病、感染性疾病、移植后的免疫排斥等。此外,还可用于免疫显性表位鉴定和疫苗研发等。

第二节 实验方法的分类和原理

一、ELISA 的类型及原理

ELISA 是以酶作为标记指示物,以抗原抗体免疫反应为基础的固相吸附测定法,其中结合在固相载体表面的抗原或抗体仍保持其免疫学活性,而酶标记的抗原或抗体既保留其免疫学活性,又保留酶的活性。

ELISA 的基本原理是将待测标本中的抗原或抗体与酶标记的抗体或抗原按一定程序加入反应体系中,与结合在固相载体上的抗原或抗体反应形成固相化的抗原 - 抗体 - 酶复合物。然后,洗涤除去未结合的酶标记物,此时结合在固相载体上的酶量与标本中待测物质的量呈一定比例。加入酶反应底物后,固相载体上的酶催化底物生成有色产物,而产物的量与标本中待测物质的量直接相关,因此可根据呈色的深浅进行定性或定量分析。

ELISA 既可测定抗原,又可测定抗体。根据检测原理和目的不同可分为夹心法、间接法、竞争法和捕获法四种基本类型。

1. 夹心法　双抗体夹心法是检测抗原最常用的方法,其原理是包被于固相载体上的抗体和液相中的酶标抗体分别与标本中待测抗原分子上两个不同抗原表位结合,形成固相抗体 - 待测抗原 - 酶标抗体复合物,洗涤除去游离的酶标抗体和其他成分,加入底物,酶催化底物显色,其颜色深浅与待测抗原的含量成正比(图 8-2-1)。该法适用于测定含有至少 2 个以上抗原决定簇的多价抗原,大多为大分子蛋白,而不能用于药物、激素等小分子半抗原的检测。

应用双抗体夹心法时要注意类风湿因子(RF)的干扰,RF 是抗变性 IgG 的自身抗体,可以与多种变性 IgG 的 Fc 段结合,如果待检标本中含有 RF 时,可以和固相抗体和酶标抗体发生桥接,发生假阳性反应而干扰测定。

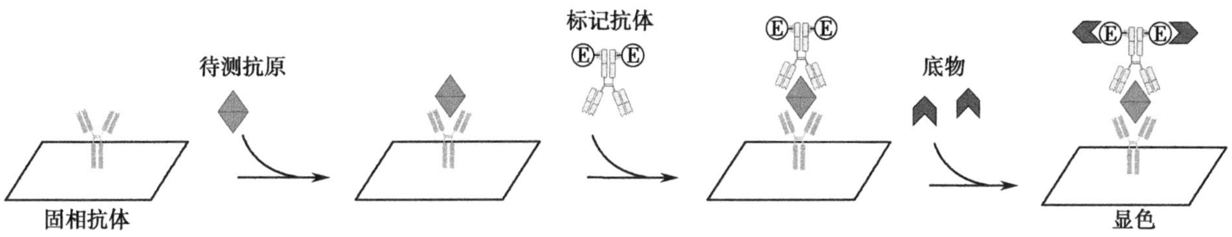

图 8-2-1 双抗体夹心法测抗原的反应原理示意图

实际工作中,双抗体夹心法常可采用双位点一步法(图 8-2-2)进行检测。其中,双位点指固相抗体和酶标抗体,是针对抗原分子上两个不同且空间距离较远的抗原决定簇。一步法就是将两步孵育和洗板步骤合并为一步,即将待测标本和酶标抗体同时加入,仅有一步孵育和洗板过程。该方法操作简便、快捷,但当标本中待测抗原浓度过高时,易出现钩状效应,导致底物显色降低,出现假阴性结果,必要时可将标本适当稀释后重新测定。

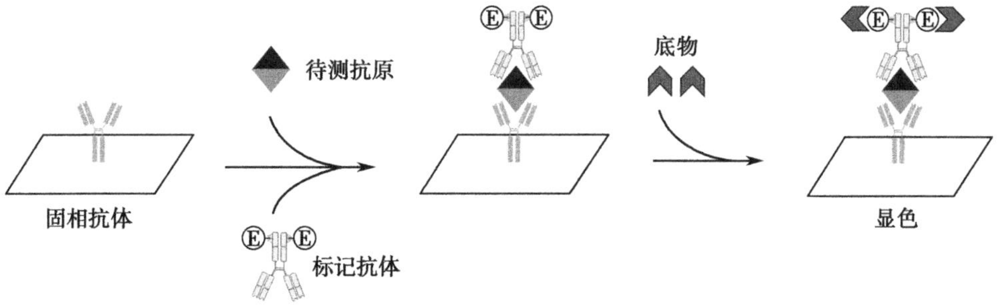

图 8-2-2 双位点一步法测抗原的反应原理示意图

双抗原夹心法的基本原理与双抗体夹心法类似,不同之处为包被在固相载体上和酶标记的均为特异性抗原,也可采用一步法,由于机体产生抗体的量有限,一般不会出现钩状效应。

2. 间接法 间接法是检测抗体最常用的方法,其原理是将抗原包被于固相载体上,然后加入待测标本孵育,如含有特异性抗体就会形成固相抗原 - 抗体复合物,再经洗涤后加入酶标记抗抗体,如酶标抗人球蛋白 IgG 后可形成固相抗原 - 待检抗体 - 酶标二抗的复合物,再次洗涤后加入底物显色,根据颜色深浅确定待测抗体的含量(图 8-2-3)。

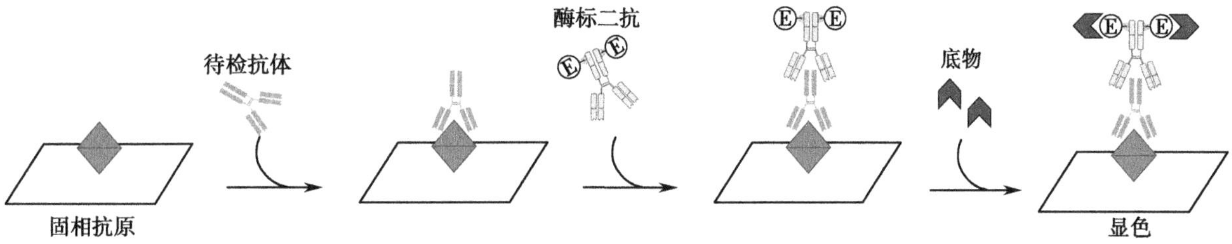

图 8-2-3 间接法测抗体的反应原理示意图

该方法用不同种抗原包被固相载体后,只需应用一种酶标记的抗抗体即可进行多种抗体的检测,具有很好的通用性。但由于机体血液中 IgG 类抗体浓度较高,其中绝大部分为机体接触外界环境刺激所产生的非特异性 IgG。因此,为避免非特异性 IgG 对固相吸附所致的假阳性反应,通常将待测标本进行适当稀释后再测定。

3. 竞争法　竞争法可用于测定抗原和半抗原,也可以测定抗体。以测定抗原为例,其原理是先用特异性抗体包被固相载体,然后同时加入待检标本和酶标抗原,如标本中含有待测抗原,则其与酶标抗原竞争和固相抗体结合,待检标本中的特异性抗原越多,酶标抗原与固相抗体结合的机会就越少,因此与固相抗体结合的酶标抗原量与待检抗原的量成反比,显色深浅与待测抗原的量呈负相关(图 8-2-4)。该方法要求:①酶标抗原和标本中的待测抗原具有与固相抗体相同的结合能力;②该反应体系中,固相抗体和酶标记抗原的量是固定的,且前者的结合位点数量少于酶标抗原和未标记抗原分子数量的总和。该法主要用于测定小分子抗原或半抗原,因为它们仅有一个抗原决定簇,无法使用双抗体夹心法测定。

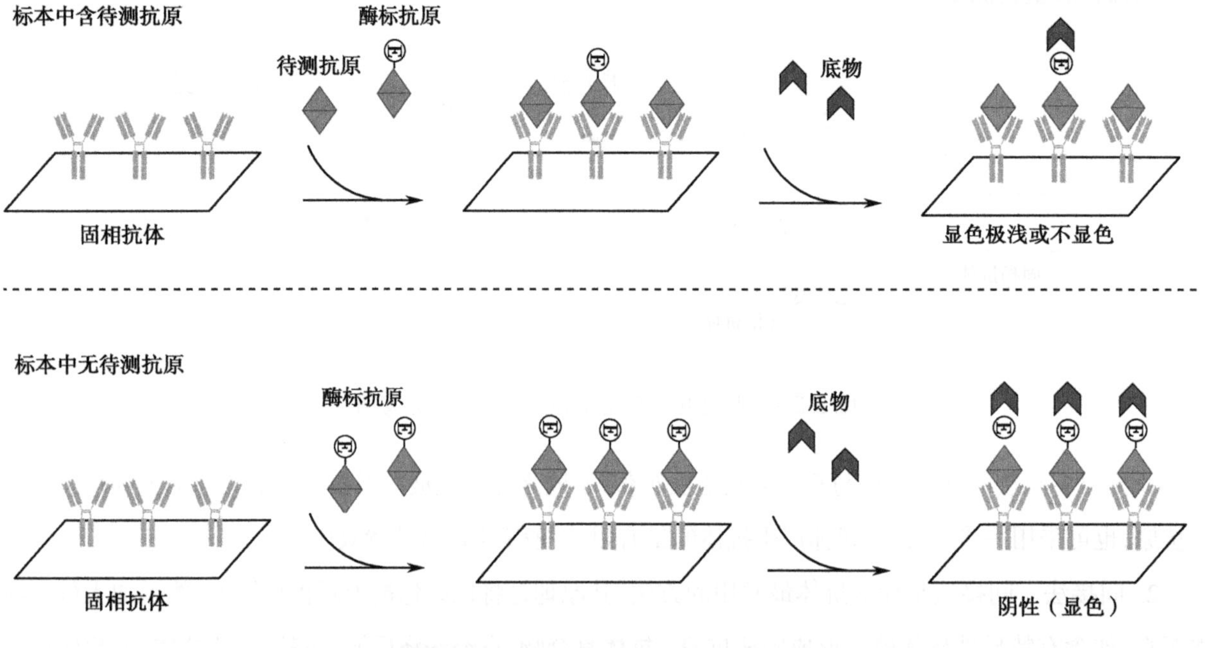

图 8-2-4　竞争法测抗原的反应原理示意图

4. 捕获法　捕获法主要用于 IgM 类抗体的检测,其原理是先将抗 IgM 抗体,如鼠抗人 μ 链抗体包被在固相上,用以捕获标本中所有特异性和非特异性的 IgM,洗涤除去未结合的其他成分,包括特异性的 IgG 抗体,然后加入特异性抗原与固相载体上捕获的特异性 IgM 结合,再加入酶标特异性抗体,形成固相抗人 μ 链抗体 - 特异性 IgM 抗体 - 抗原 - 酶标抗体复合物,最后加入底物显色,其颜色深浅与标本中待测抗体的含量呈正相关(图 8-2-5)。为减少 IgM 类 RF 及其他非特异性 IgM 抗体等因素的干扰,常将标本稀释后再进行检测。

二、ELISPOT 技术的基本原理

ELISPOT 是从单细胞水平检测抗体分泌细胞和细胞因子分泌细胞的检测技术。它将细胞培养与 ELISA 相结合,是定量 ELISA 的发展与延伸,目前主要用于细胞因子分泌细胞的定量测定。

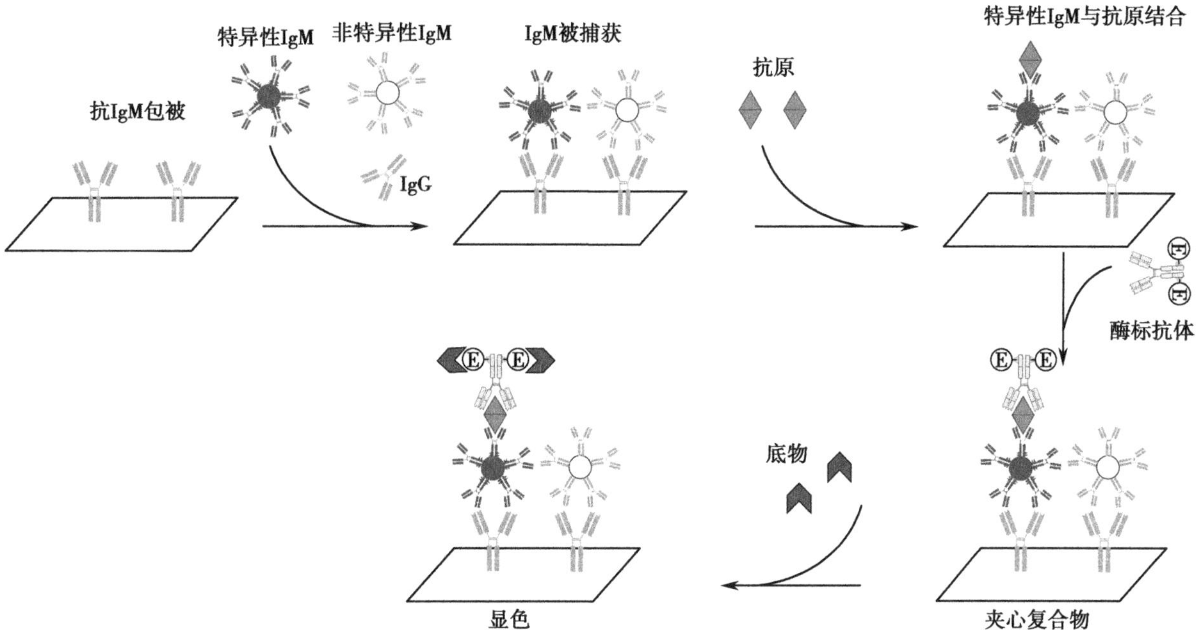

图 8-2-5　捕获法测 IgM 类抗体的反应原理示意图

ELISPOT 的基本原理是用抗体捕获培养细胞所分泌的细胞因子,并以酶联免疫斑点显色方式将其表现出来。其操作是在 96 孔微孔板上进行的。首先,将微孔板孔底部覆盖膜载体,如 PVDF 膜,膜上再包被高特异性、高亲和力、低内毒性的待测细胞因子的特异性抗体。然后,加入待检测免疫细胞,如外周血单个核细胞及抗原刺激物共同孵育。在抗原刺激下免疫细胞分泌细胞因子,此时在紧靠分泌细胞局部分泌出的细胞因子将会被位于微孔板孔底部膜上的特异性抗体所捕获。将微孔板中的细胞移除并洗涤后,再加入生物素标记的抗体,并与捕获的细胞因子结合,然后用酶标链霉亲和素与生物素结合,形成膜特异性抗体 - 细胞因子 - 生物素标记抗体 - 酶标链霉亲和素复合物。最后,加入底物显色,产生不溶性色素后可在局部膜上形成一个个直径为 50~200μm 的紫色圆形斑点。每一个斑点代表一个细胞因子分泌细胞,斑点颜色的深浅程度与细胞分泌细胞因子的量有关。根据最终计得的斑点形成细胞(spot forming cell,SFC)数目,并对应最终加入的细胞总数,即可计算出分泌细胞因子的阳性细胞频率(图 8-2-6)。

实验操作步骤包括:①特异性单克隆抗体包被在培养板的孔底部;②封闭能结合单抗的其他部位;③加入细胞及刺激物培养,阳性细胞分泌细胞因子,被包被在孔底的单抗捕获;④洗涤,移出细胞;⑤加入生物素标记的第二抗体;⑥加入酶标链霉亲和素;⑦加入显色底物,在酶的催化作用下,产生不溶性色素,沉淀在局部膜上形成斑点;⑧在显微镜下人工计数斑点数,或应用自动读板仪计数,最后数据处理,分析结果。

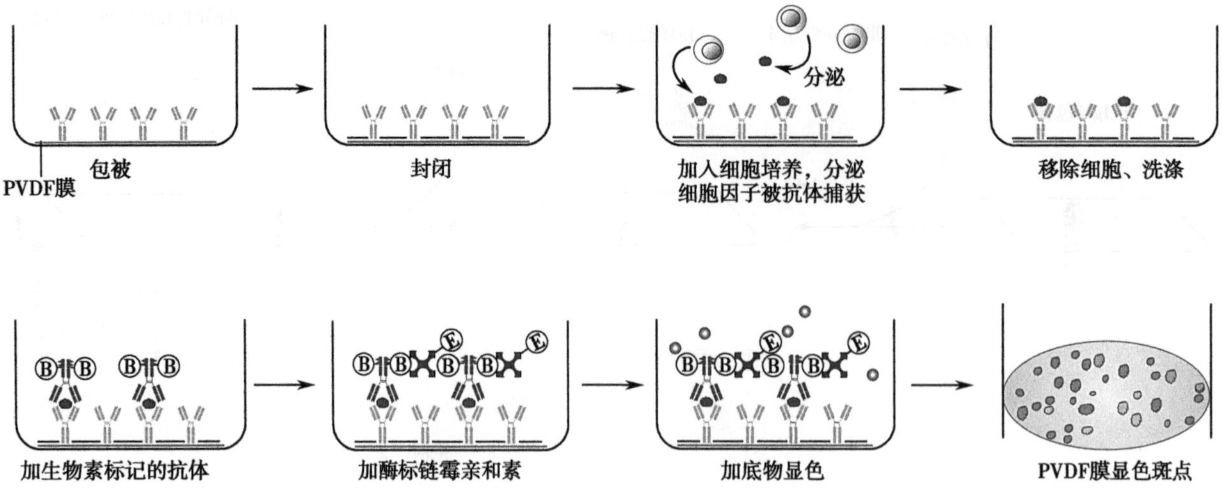

图 8-2-6　ELISPOT 的检测原理示意图

第三节　实验适用范围和条件

一、ELISA 的临床应用及技术评价

ELISA 具有操作简单、快速、敏感性高、特异性强、应用范围广等优点，可对多种物质进行定性或定量分析。ELISA 在临床上主要用于定性检测，如病毒性肝炎血清标志物检测、TORCH 感染检测、梅毒螺旋体抗体检测、HIV 感染筛查等。ELISA 的定量检测可用于细胞因子的测定以及 FK506、地高辛等药物浓度的监测等。

由于 ELISA 使用的微孔板内壁面积有限，存在包被生物分子不足、空间位阻等问题，导致其进行定量检测时线性范围较窄，当待测物质含量过高或过低时都可能出现检测不到或结果不准确的情况。而且，结果是以显色深浅对应浓度。若加显色剂后比色时间不一致，可出现同一标本不同时间检测含量差异较大的情况。不同批次或不同板次的检测结果若采用同一标准曲线，其结果判读也可能出现较大误差，应注意避免。

此外，ELISA 自身也存在一定局限性，如待检样本中可能存在干扰检测的物质；ELISA 所用抗原纯度不足，可能是混合的可溶性抗原；应用 ELISA 检测抗体时，要求包被抗原具备特异性抗原表位，尽可能不含非特异性成分，但往往很难做到；由于原料及制备工艺不统一，固相载体质量不稳定，导致不同批号的固相载体本底值差异极大，若其吸附性能差，将极大影响检测结果，所以实际工作中 ELISA 出现假阳性或假阴性结果不可完全避免，在检测时必须采取质量控制措施降低这种可能性。

二、ELISPOT 的临床应用及技术评价

ELISPOT 因其高效、敏感等优点而得到了广泛应用，如艾滋病、肿瘤、自身免疫性疾病、过敏性疾病以

及移植等方面的研究,感染性疾病的免疫监测,疫苗研发,免疫显性表位的鉴定等。临床工作中 ELISPOT 常用于评估细胞分泌抗体或细胞因子的能力,如结核特异性抗原 T 细胞激活试验和 B 细胞分泌抗体功能的检测等。

1. 结核特异性抗原 T 细胞激活试验　结核感染的免疫应答以细胞免疫为主,T 细胞受结核抗原刺激致敏形成活化的效应细胞。结核感染 T 细胞斑点试验是以结核特异性抗原刺激外周血单个核细胞中存在的结核特异的活化 T 淋巴细胞。其依据是这些细胞会分泌 γ 干扰素,可以此确定效应 T 细胞的数量,从而对结核杆菌感染进行辅助诊断。该试验适用于具有结核潜伏感染风险或怀疑结核病的人群。

2. B 细胞分泌抗体功能的检测　ELISPOT 可检测人外周血 B 细胞分泌抗体的功能,将待检细胞与特异性抗原或非特异性的刺激物共同培养。数小时后,B 细胞开始分泌抗体,此抗体被捕获后通过一系列反应最终在膜的局部形成一个个圆形的斑点,每个斑点代表一个抗体分泌细胞,最后计算得到阳性细胞频率,并以此确定 B 细胞分泌抗体的功能。

3. 其他临床应用　ELISPOT 也可用于免疫相关疾病的诊断或病因鉴定,如 1 型糖尿病、多发性硬化症、系统性红斑狼疮、银屑病、结核病、自身免疫性心肌炎等。以 1 型糖尿病为例,ELISPOT 可提供诊断依据,对有糖尿病家族史的高危人群在疾病发作前即可进行预测,从而达到有效预防和治疗的目的。此外,ELISPOT 也可用于监测器官移植患者体内的免疫排斥反应,有针对性地指导用药,避免盲目使用免疫抑制剂,延长移植器官的存活率,有效提高移植手术成功率等。

4. 技术评价　ELISPOT 的灵敏度高,可检出一百万个阴性细胞中的一个阳性分泌细胞,是迄今最为灵敏的酶联免疫检测技术。而且,它检测的是单个细胞分泌,而非细胞群体的平均分泌。由于 ELISPOT 涉及活细胞培养和刺激,因此检测的是活细胞的功能,而非死细胞的遗留物。此外,该技术经济有效,不需要大型仪器设备,可进行高通量筛选。但 ELISPOT 的实验步骤复杂,影响因素较多,实验条件要求严格,对操作人员的理论和技术水平要求较高,因此目前临床应用范围远不如 ELISA 检测技术广泛。

第四节　实验器材和试剂

一、ELISA 的器材及试剂

1. 聚苯乙烯微量细胞培养板(平板,48 孔,96 孔)。

2. 酶联免疫检测仪。

3. 辣根过氧化物酶标记的羊抗兔 IgG,工作稀释度 1∶1 000。

4. 包被液　配制 0.05mol/L pH 9.6 碳酸缓冲液(Na_2CO_3 0.15g、$NaHCO_3$ 0.293g,用蒸馏水稀释至 100mL),4℃保存。

5. 稀释液　配制 0.01mol/L pH 7.4 PBS-Tween-20(NaCl 8g、KH_2PO_4 0.2g、$Na_2HPO_4 \cdot 12H_2O$ 2.9g、

Tween-20 0.5mL,蒸馏水加至 1 000mL),4℃保存。

6. 洗涤液　同稀释液。

7. 封闭液　0.5% 鸡卵清蛋白,pH 7.4 PBS。

8. 底物邻苯二胺溶液　临用前配制 0.1mol/L 柠檬酸(2.1g/100mL)、6.1mL 0.2mol/L $Na_2HPO_4 \cdot 12H_2O$(7.163g/100mL)6.4mL、蒸馏水 12.5mL、邻苯二胺 10mg,溶解后临用前加 30% H_2O_2 40μL。

9. 终止液　2mol/L H_2SO_4。

二、ELISPOT 检测的准备

(一) 仪器及耗材

1. 超净工作台。

2. 5% CO_2、37℃细胞培养箱。

3. 自动读板仪。

4. 不同量程的微量移液器及配套吸头。

5. 不同量程的多道移液器及吸槽。

6. 0.5mL、1.5mL EP 管。

(二) 溶液配制

1. PBS　用分析纯试剂、纯水配制,高压灭菌。

2. PBST　PBS 加入 0.05% Tween-20,20~25℃可存放 1 个月,注意无菌操作。

3. 70% 乙醇　分析纯乙醇 70mL,加入纯水至 100mL,用于传统的酒精润湿过程。

4. 30% 乙醇　分析纯乙醇 30mL,加入纯水至 100mL,配制 AEC 显色液用。

5. 包被液　PVDF 膜包被缓冲液。

6. 包被抗体(coating antibody,primary antibody)　加入 250μL(5 板包装)双蒸水溶解。使用时,用包被液稀释 100 倍,每孔 50μL(见方案 A);或者用 PBS 稀释 100 倍,每孔 50μL。

7. 封闭液　用 PBS 将试剂盒中的封闭存储液(blocking stock solution R)稀释 10 倍,每孔 200μL。

8. 抗体稀释液　用 PBS 将试剂盒中的稀释存储液(dilution buffer R)稀释 10 倍,仅用于稀释检测抗体和酶联亲和素。

9. 检测抗体(biotinylated detector antibody,secondary antibody)　加入 500μL(5 板包装)双蒸水溶解,使用时用抗体稀释液稀释 100 倍,每孔 100μL。

10. 链霉亲和素 -HRP 偶联物(streptavidin-HRP conjugate)　加入 500μL(5 板包装)双蒸水溶解,使用时用抗体稀释液稀释 100 倍,每孔 100μL。

11. AEC 显色液　用 100mL 30% 乙醇溶解底物缓冲液胶囊(substrate buffer capsule)。然后加入 3.3mL AEC 储存液(AEC stock solution),混合均匀后立即分装,每支 10mL,-20℃保存(-80℃更佳)。

12. 根据实验目的制备特异性抗原刺激及细胞活化剂。

第五节 实验操作步骤

一、ELISA 的常见类型及操作步骤

(一) 间接法测抗体

1. 将特异性抗原与固相载体连接,形成固相抗原,洗涤除去未结合的抗原及杂质。

2. 加入待检标本,其中特异性抗体与固相抗原结合,形成固相抗原 - 抗体复合物,洗涤去除无关抗体及杂质,则固相载体上只留下特异性抗体。

3. 加入酶标第二抗体,与固相复合物中的抗体结合,将该抗体间接标记上酶,洗涤后固相载体上的酶量代表特异性抗体量。

4. 加底物显色,颜色深浅代表标本中的待检抗体量。

本方法只需更换不同的固相抗原,即可用一种酶标第二抗体检测标本中特异性不同的各种抗体。

(二) 夹心法测抗原

1. 将特异性抗体与固相载体连接,形成固相抗体,洗涤除去未结合的抗体及杂质。

2. 加入待检标本,使标本中的抗原与固相抗体结合,形成固相抗体 - 抗原复合物,洗涤除去未结合物质。

3. 加入酶标抗体,使固相免疫复合物上的抗原与酶标抗体结合,洗涤除去未结合的酶标抗体,此时固相载体上结合的酶量代表标本中的受检抗原量。

4. 加入底物,夹心复合物中的酶催化底物生成有色产物,根据颜色深浅对该抗原进行定性或定量测定。

若将大分子抗原分别制备固相抗原和酶标抗原结合物,即可用同样原理以双抗原夹心法测定标本中的特异性抗体。

(三) 竞争法

竞争法可用于测定抗原,也可测定抗体。以测定抗原为例,待检抗原和酶标抗原竞争与固相抗体结合,最终结合于固相的酶标抗原量与待检抗原量成反比。

1. 将特异性抗体与固相载体连接,形成固相抗体,洗涤。

2. 加入待检标本和一定量的酶标抗原,与固相抗体反应,洗涤。如标本中含有待测抗原,则其与酶标抗原竞争与固相抗体结合。待检标本中的特异性抗原越多,酶标抗原与固相抗体的结合量就越少。

3. 加底物显色,由于固相抗体结合的酶标抗原量与待检抗原量成反比,故显色深浅与待检抗原量呈负相关。

(四) 捕获法测 IgM 抗体

1. 将抗人 IgM 抗体包被在固相载体上,洗涤。

2. 加入待检标本,其中的 IgM 抗体被捕获在固相上,洗涤去除未结合物。

3. 加入特异性抗原,与固相上的特异性 IgM 抗体相结合,洗涤去除未结合的特异性抗原及其他杂质。

4. 加入针对特异性抗原的酶标抗体,与固相上的特异性抗原结合,形成固相抗人 IgM- 特异性 IgM 抗体 - 抗原 - 特异性酶标抗体复合物,洗涤去除未结合的酶标抗体及杂质。

5. 加入底物,显色深浅与被捕获的特异性 IgM 抗体的量呈正相关。

(五) 商品化 ELISA 试剂盒的基本组成

1. 已包被抗原或抗体的固相载体 - 免疫吸附剂　已包被抗原或抗体的固相载体在 2~8℃干燥条件下可保存 6 个月。若需自行包被抗原或抗体,则需根据试验特点和材料性质确定包被用抗原或抗体的浓度、包被的温度和时间、包被液的 pH 等条件。

抗体和蛋白质抗原一般采用 pH 9.6 的碳酸盐缓冲液作为稀释液,也有用 pH 7.2 的磷酸盐缓冲液或 pH 7~8 的 Tris-HCl 缓冲液作为稀释液。通常在 ELISA 板孔中加入包被液后,放置于 4~8℃冰箱中过夜,或置于 37℃中保温 2 小时。此外,包被的最适浓度依据载体和包被物的性质不同可有较大变化,需通过实验与酶结合物的浓度协调选定,一般蛋白质的包被浓度为 10~20μg/mL。

2. 酶标记的抗原或抗体 - 酶结合物　酶标记的抗体或抗原是 ELISA 中最关键的试剂。良好的酶结合物既应保持酶的催化活性,还需保持抗体或抗原的免疫活性。结合物中酶与抗体或抗原之间有恰当的分子比例,同时在结合物试剂中应尽量不含或少含游离的、未结合的酶,或游离的抗体或抗原。

3. 酶的底物　ELISA 检测常用的酶为辣根过氧化物酶和碱性磷酸酶,二者分别有各自不同的显色底物。

4. 阴性对照、阳性对照、定值标准品和质控品　阴性对照和阳性对照用于确定 ELISA 定性试验的有效性和 cut-off 值。定值标准品用于绘制 ELISA 定量试验的标准曲线。质控品则用于评判 ELISA 检测的有效性和结果的准确性。

5. 结合物及标本的稀释液　用于稀释高浓度的结合物和待测标本,其中常加入高浓度的无关蛋白质,如 1% 牛血清白蛋白可竞争性抑制结合物直接吸附在固相载体上。此外,稀释液中还包含抑制蛋白质吸附于塑料表面的非离子型表面活性剂,如 0.05% 的 Tween-20。

6. 洗涤液　ELISA 常用的稀释液为含 0.05% Tween-20 的磷酸盐缓冲液。

7. 终止液　HRP 常用的反应终止液为硫酸,其浓度根据加入量及比色液的最终体积而定,一般采用 2mol/L。

二、ELISPOT 的操作步骤

(一) 第一天:ELISPOT 的包被,可选下列 3 种方案,注意无菌操作

1. 方案 A　用包被液稀释包被抗体,直接加入 PVDF 孔中,润湿与包被同时完成。

(1)每孔加入 50μL 经包被液稀释的包被抗体,4℃包被过夜。

(2)次日倾倒包被液,用 PBS 洗涤 3 次,最后 1 次在灭菌吸水纸上扣干。

(3)加入 200μL 稀释好的封闭液,37℃封闭 1 小时。

(4)倾倒封闭液,无须洗涤,直接加入检测细胞进行 ELISPOT。

2. 方案 B　用乙醇先润湿 PVDF 孔,洗涤,再加入 PBS 稀释的包被抗体,即 PVDF 孔先润湿,再包被。

(1)每孔加入 15μL 70% 乙醇预湿。

(2)每孔加入 100μL 去离子水洗涤 2 次,尽量减少乙醇残留。

(3)每孔加入 50μL PBS 稀释的包被抗体,4℃包被过夜。

(4)次日倾倒包被液,PBS 洗涤 3 次,最后 1 次在灭菌吸水纸上扣干。

(5)加入 200μL 稀释好的封闭液,37℃封闭 1 小时。

(6)倾倒封闭液,无须洗涤,直接加入检测细胞进行 ELISPOT。

3. 方案 C　用包被液润湿 PVDF 孔,不需洗涤,然后加入 PBS 稀释的包被抗体,润湿之后再包被。

(1)每孔加入 15μL 包被液预湿,再加入 50μL PBS 稀释的包被抗体,4℃包被过夜。

(2)次日倾倒包被液,PBS 洗涤 3 次,最后 1 次在灭菌吸水纸上扣干。

(3)加入 200μL 稀释好的封闭液,37℃封闭 1 小时。

(4)倾倒封闭液,无须洗涤,直接加入检测细胞进行 ELISPOT 检测。

(二) 第二天:接种细胞,加入刺激物,在无菌操作下培养

整个实验设置 1 组阳性对照,含特异性抗原刺激物或细胞活化剂。每一份细胞样品要设 1 组不加刺激物的阴性对照。每块板需要设定 1 组空白对照,即不含细胞,只加培养液和所有检测试剂。

1. 填好实验卡片,完成实验设计,其中每份细胞 / 刺激物的组合设 3~4 个复孔。

2. 取出封闭好的板,准备加入细胞。如果封闭是以前做的,可以加入 200μL 无血清培养基,室温静置 10 分钟,倾倒,然后重复 1 次。

3. 按照实验安排,接种不同浓度的细胞,100μL/ 孔,细胞在孔中的分布要尽量均匀。阳性对照的细胞浓度为 1×10^4 细胞 / 孔,实验组样本中的细胞浓度通常调整为 10^5~5×10^5 细胞 / 孔。

4. 空白对照孔中加入 100μL 无血清培养基。

5. 阳性对照孔中加入特异性抗原刺激物、细胞活化剂,刺激细胞因子分泌。

6. 加入实验者设计的刺激物,用无血清培养基配制成 10× 终浓度,以 10μL/ 孔加到实验孔中,注意加完刺激物后不要再拍击 ELISPOT 板。

7. 加完所有样品后,盖上微孔板板盖,放入二氧化碳培养箱,37℃培养 18~24 小时。

(三) 第三天:培养后操作,不需要无菌操作

1. 倾倒孔内的细胞及培养基。

2. 每孔加入 200μL 冰冷的去离子水,冰浴 10 分钟,以低渗法裂解细胞。

3. 每孔用 200μL PBST 洗涤 10 次,最后 1 次在吸水纸上扣干。

4. 每孔加入 100μL 稀释的生物素标记检测抗体,37℃孵育 1 小时。

5. 每孔用 200μL PBST 洗涤 5 次,最后 1 次在吸水纸上扣干。

6. 每孔加入 100μL 稀释的酶标亲和素，37℃孵育 1 小时。

7. 每孔用 200μL PBST 洗涤 5 次，最后 1 次在吸水纸上扣干。

8. 每孔加入 100μL AEC 显色液，室温静置 15~45 分钟，其中 20~25℃可显色 25 分钟，注意避光。

9. 待斑点生长到适合大小后，以去离子水洗涤 2 次，终止显色过程。将微孔板倒扣在吸水纸上，拍干后取下保护层，放在通风处，室温静置 10~30 分钟，让膜自然晾干。

10. 将 ELISPOT 板置于自动读板仪内，调节参数，进行斑点计数，并记录斑点的各种参数，完成统计分析。

第六节 实验操作关键点和注意事项

一、ELISA 的技术要点

优质的试剂、合格的样本、良好的仪器、适宜的实验室环境和正确的操作是保证 ELISA 检测结果准确可靠的必要条件。

（一）试剂盒原材料因素

试剂盒质量是决定 ELISA 实验结果准确性的必要保障，但不同厂家在原材料选择上不尽相同，导致最终的检测结果在灵敏度、特异性、稳定性和操作简便性上存在一定差异。

1. 抗原选择　抗原纯度决定了测定的特异性，而方法是否能完全检出存在的特异性抗原则取决于所用抗原的完整性。目前，商品试剂盒中多采用基因重组抗原，通常选择待检病原体的部分抗原，因此不同试剂盒的检测灵敏度并不相同。

2. 抗体选择　抗体特异性决定了整个检测方法的特异性，抗体亲和力则控制检测方法的灵敏度和检测下限。由于抗体制备方式不同，导致抗体在特异性和亲和力上存在不同程度的差异，最终会影响测定方法的特异性和灵敏度。

3. 固相载体　固相载体的种类和质量也会影响 ELISA 检测结果，如良好的聚苯乙烯 ELISA 板应该是吸附性能好、空白值低、孔底透明度高，以及各微孔板之间和同一微孔板不同孔之间的性能接近，尽量避免测定时孔间的差异显著。

4. 酶结合物　其质量影响 ELISA 测定的应用效果，试剂盒的有效使用期限就是根据酶结合物的稳定性来确定的，易受外环境影响，从而干扰检测结果的判定。

（二）标本因素

ELISA 测定的标本类型广泛，血液、分泌物（唾液）和排泄物（如尿液、粪便）等均可作标本以测定其中某种抗体或抗原成分，临床检测则以血液标本为主。但需注意一些可能影响检测结果的干扰因素，其中内源性干扰因素包括类风湿因子、嗜异性抗体、医源性诱导的抗鼠 Ig 抗体、针对靶抗原的自身抗体、补体、溶菌酶及交叉反应性物质等,而临床血液标本中常会不同程度含有上述干扰物质,从而引起结果偏差。外源性干扰因素大多是由于标本采集、贮存不当所致,这些影响因素是可以避免,也是必须避免的因素。例如血液标本采集时应避免溶血,因为红细胞溶解时会释放具有过氧化物酶活性的物质,在以 HRP 为标记的 ELISA 中会增加非特异性显色。此外,标本长时间放置容易出现细菌污染,而菌体中含有的内源性 HRP 也会产生假阳性反应,所以标本采集后应尽早测定,或置于低温保存。

(三) 实验室环境因素

实验室环境包括室内设施、温度、湿度、电源质量、电磁干扰、振动等多种因素,都有可能影响 ELISA 的检测结果,其中有些可能影响仪器的检测性能,有些则干扰反应过程。如实验室温度对 ELISA 结果有较大影响,尤其是弱阳性标本在室温较低时可能会出现假阴性结果。同样,湿度对检测结果也会产生影响。湿度过低时静电作用明显,仪器处理标本时极易吸附带电微粒,导致标本污染;而湿度过高可造成仪器上水汽凝结,损害仪器部件。因此,实验室应维持适当的温度和湿度。

(四) 操作因素

实验过程中因操作不当导致的误差是影响 ELISA 测定结果的常见原因。

1. 试剂准备 检测试剂不可从冰箱中拿出就直接使用,这可能导致后续的温育时间不足,使得弱阳性标本检测出现假阴性。因此,从冷藏冰箱取出的试剂必须放置在室温平衡 30 分钟左右后再使用。此外,商品试剂盒中提供的洗板液多是浓缩液,需要临用前稀释配制,而稀释时所用的蒸馏水或去离子水应保证质量。

2. 加样

(1)移液器:必须定期维护和校准,否则使用中会因机械磨损等原因会造成加样不准;加样不可太快,要避免加在孔壁上部,不可溅出和产生气泡;每次加不同标本应更换吸头,保证加样准确性,避免非特异性吸附及发生交叉污染。

(2)滴加试剂:ELISA 手工操作时基本采用滴加方式将试剂加入反应孔,要注意滴加的角度和速度,若滴加过快,容易发生重复滴加或加在两孔之间,这样会在孔内的非包被区出现非特异性吸附,引起非特异性显色。

3. 温育 温育是 ELISA 操作中的关键环节,37℃为常用的温育温度,也是大多数抗原抗体结合的最佳温度。一般在 37℃经 1~2 小时,产物的生成可达顶峰。所以,应按操作说明,严格控制温育的温度和时间,力求准确。ELISA 属固相免疫测定,抗原抗体结合只在固相表面发生,因此需要逐步平衡的过程,即反应需要一定时间的温育。其中,室温下的温育也应严格限制在规定范围内,通常控制室温在 20~25℃。

4. 洗涤 ELSIA 中的洗涤步骤可去除反应体系中的无关成分,包括未结合的酶结合物以及反应过程中非特异性吸附于固相载体的干扰物质,以保证反应的特异性。因此,洗涤是操作中的关键步骤,应引起高度重视,必须严格按照操作要求进行。

5. 显色 ELSIA 测定中酶的底物催化反应需在 37℃ 25~30 分钟进行完全后,再加入终止液终止反应。若再延长反应时间,可使本底增高。另外,加入底物前需要监测底物的有效性,若出现颜色变化应停止使用。而且,底物液受光照会自行变色,故显色反应需避光进行。

6. 比色　ELSIA 的比色测定在酶标比色仪上进行，需注意测定波长是否已调至合适或所有滤光片是否正确。若以 TMB 为底物，比色波长为 450nm；若以邻苯二胺（OPD）为底物，则选定波长为 492nm，应避免错用滤光片。比色前需先用洁净的吸水纸拭干微孔板底附着的液体，然后将微孔板正确放入酶标比色仪的比色架中再进行测定。

由于 ELSIA 测定中单个空白孔的非特异性吸收具有一定程度的不确定性，即每次测定或同次测定的空白孔位置不同，均有可能得到不同的吸光度值。因此，在比色时最好使用双波长比色，以排除由于微孔板本身、板孔内标本的非特异性吸收，以及指纹、划痕、灰尘等对特异性显色的影响。

二、ELISPOT 的技术要点

由于 ELISPOT 检测的超高灵敏度，它的斑点形成容易受到诸多因素的影响，常见影响因素如下。

（一）细胞状态

状态好、活力高、功能保持完好的细胞，用于 ELISPOT 检测时背景干净，阴性对照斑点少，实验组的斑点圆润漂亮，结果的可重复性好，数据可靠；反之亦然。新鲜分离的细胞和经过冻存复苏的细胞均可用于 ELISPOT 检测，应根据不同情况采取相应措施以保持细胞状态良好。

1. 新鲜分离的细胞　新鲜分离的细胞需采取经过优化的、标准化的细胞分离方法，尽量减少机械损伤，如用机械方法将小鼠的脾脏分解成单个细胞，以及有毒化学物质造成的损伤，如淋巴细胞分离液对细胞的损害，确保细胞始终处于最佳状态。

2. 冻存复苏的细胞　因为冻存和复苏本身对细胞损害较大，而且冻存保护剂对细胞具有生物毒性，会影响细胞状态。这类细胞用于 ELISPOT 时要求更高，除要求细胞存活率高之外，还要求细胞的生物学活性在冻存前后不发生改变。

（二）内毒素

即使内毒素浓度很低，也可以非特异性地刺激 T 淋巴细胞分泌细胞因子，对 ELISPOT 结果会产生较大影响。因此，必须严格控制检测中活细胞可接触到的内毒素，比如检测试剂应选择高质量、含内毒素少的产品。此外，还要严格控制培养基和血清质量，控制整个实验操作，做到严格无菌。特别是血清，如含有内毒素，会增加阴性对照的斑点数目，还可能含有其他未知的 ELISPOT 敏感成分，增加或抑制斑点生成。因此，最好采用无血清 ELISPOT 技术，即在 ELISPOT 刺激孵育中使用不含血清的培养基。

（三）刺激物

选择特异性刺激物的原则是：成分尽可能简单，纯度尽可能高，多肽和重组蛋白可作为刺激物。

1. T 细胞表位肽　其成分简单，特异性强。但由于涉及 MHC 分子类型匹配的问题，若不知道实验对象 MHC 类型的话，可能要多选择几个 T 细胞表位肽，验证实验效果。

2. 重叠多肽池　若没有抗原蛋白的 T 细胞表位信息，也无相应的文献可以参考，最好选择重叠多肽池。生物信息学可用来预测蛋白质序列上潜在的 T 细胞表位肽，在其附近合成一系列重叠多肽，混合成多肽池，从而增强对特异性细胞免疫反应的有效刺激。

由于上述两类多肽都是人工合成的，需要注意合成纯度，最好在 90% 以上，加强对合成过程中的质量控制，避免内毒素污染。

(四) 包被抗体

由于 ELISPOT 涉及细胞培养过程，对单克隆抗体的要求远高于 ELISA 中的捕获抗体，需要具备无毒、不含内毒素以及亲和力高等特点。

(五) 底板材质

1. 塑料板　其优点是透明，易操作，可随时观察细胞；可快速包被，省时；可回收细胞和上清；价格仅为 PVDF 膜板的一半。其缺点是吸附能力较差，斑点松散，易受粒细胞分解；裸视下斑点为灰白色，不如有颜色斑点明显；仅有一种染色系统，不能用于多色分析。

2. 膜板　膜板包括 PVDF 膜和 NC 膜，其优点是吸附能力强，斑点致密、圆润，颜色鲜艳，易于判读，可用于多色 ELISPOT 实验。其缺点是需要酒精预湿步骤，操作较复杂；由于膜易渗漏，导致洗涤较复杂；几乎不可能回收细胞和上清；膜的脆弱性导致实验操作和保存较困难。

第七节　实验结果讨论和分析

一、ELISA 的结果判定

ELISA 的检测结果分为定性和定量两种，显色反应后需采用酶免疫测定比色仪，即酶标仪或全自动酶免分析仪测定溶液的吸光度(absorbance，A)值或光密度(optical density，OD)值。

1. 定性测定　定性测定即在测定结果报告上呈现为“阴性”和“阳性”，而“阳性判断值(cut-off 值)”是定性免疫测定结果报告的依据，是区分阴性和阳性反应的明确分界线。cut-off 值也称为临界值，简写为 CO。ELISA 检测常通过 S/CO 判断阴性和阳性反应结果，其中 S 为待测标本测定的 OD 值。通常在 ELISA 的夹心法、间接法和捕获法的结果判定中 S/CO ≥ 1 为阳性反应，S/CO<1 为阴性反应。在竞争法中，S/CO<1 为阳性反应。处于 cut-off 值附近的测定结果可归为可疑，亦即 ELISA 测定的“灰区”，此时标本需通过确认实验或追踪检测来确定阳性或阴性反应。

设定 cut-off 值的方法较多，常以阴性对照均值 +2SD 或 3SD 作为 cut-off 值，也可通过综合阴性对照均值 +2SD 或 3SD 或阳性对照均值 −2SD 或 3SD 来建立 cut-off 值。通常，合适的 cut-off 值判断依据是将检测结果的假阳性和假阴性的发生率降至最低，但并不可能完全避免。

2. 定量测定　采用系列浓度稀释的抗原或抗体制备标准曲线，即剂量反应曲线。以双抗体夹心法测抗原为例：用稀释液将已知浓度的抗原储备液进行系列稀释，或者采用试剂盒中已知浓度的一系列标准品进行 ELISA 反应，并通过酶标仪检测得到一系列不同浓度待测抗原的 OD 值。以抗原标准溶液浓度为横坐标，OD 值为纵坐标，绘制标准曲线，根据待检标本的 OD 值由标准曲线获得其相应抗原浓度。

二、ELISPOT 的结果判定

ELISPOT 最终结果的数据是细胞比率，即在细胞群体中，受某种特异性抗原刺激而分泌细胞因子的阳性细胞比例。细胞总数在实验开始时已经确定，需要统计的是 SFC 数目。SFC 计数可在显微镜下或采用酶联斑点分析仪自动进行。统计膜上的斑点数目，除以最初加入孔内的细胞总数，即可计算出阳性细胞的比率。

参考文献

[1] 陈福祥, 陈广洁. 医学免疫学与免疫学检验. 北京: 科学出版社, 2016.

[2] 陈万涛. 口腔临床免疫学实验技术. 上海: 上海交通大学出版社, 2009.

第九章

免疫共沉淀

实验目的和要求

1. 掌握免疫沉淀的定义、分类和原理。
2. 熟悉免疫共沉淀的实验方法。
3. 了解免疫共沉淀可能出现的问题及解决方法。

第一节 概 述

一、免疫沉淀的定义及发展史

免疫沉淀（Immunoprecipitation，IP）是基于传统亲和纯化方法开发的一种利用目标蛋白特异性抗体和蛋白结合，识别与特定蛋白质相互作用的强大工具，可以用于评估差异蛋白质表达、检测翻译后修饰或者识别鉴定相互作用的蛋白质。利用抗体结合细胞裂解液、血清或者组织匀浆中的抗原，使产生的抗原抗体复合物被捕获在抗体所吸附的固相载体上，如磁珠、塑料板或者膜上，从而高效特异地分离、鉴定和定量特异性抗原。

二、免疫沉淀的分类

1. 免疫沉淀　通常情况下，单纯的 IP 是指采用固定在固相支持物上的特异性抗体，根据抗原抗体的特异性结合特性，将目标蛋白进行分离或纯化，检测某一种蛋白质在细胞或组织中的表达情况，是一种提纯蛋白质的方法。IP 是蛋白组学研究蛋白质的表达水平、分子量大小、稳定性、翻译后修饰以及分子之间相互作用的重要步骤。通过 IP 获得的纯化抗原可以通过多种技术进行分析，比如 ELISA、Western blotting 等。

2. 染色质免疫沉淀　蛋白质和 DNA 之间的关联在很多重要的细胞过程，如染色体稳定、DNA 复制和重组、基因转录、RNA 可变剪接、细胞周期以及表观遗传调控中发挥重要作用。了解 DNA 结合蛋白如何影响特定基因的功能，以及在体内确定某种蛋白质与特定 DNA 序列结合是至关重要的。之前研究 DNA 和蛋白质之间相互作用的方法是在体外进行的，实用性有限，而染色质免疫沉淀是一种在细胞内研究蛋白质和基因之间相互作用的一项技术。染色质免疫沉淀依赖抗体捕获特定的 DNA 结合蛋白，并对与之结合的 DNA 片段进行分析。

染色质免疫沉淀可以分为两种方法，分别是交联染色质免疫沉淀（crosslinked chromatin immunoprecipitation，X-CHIP）和天然染色质免疫沉淀（native chromatin immunoprecipitation，N-CHIP）。X-CHIP 是将 DNA 和蛋白质之间的相互作用通过化学交联剂或者紫外线照射细胞进行固定，适用于大多数生物体，有利于检测蛋白质和 DNA 的短暂或微弱的接触。N-CHIP 是在不交联的情况下来分析蛋白质和 DNA 之间的相互作用，适用于与 DNA 有强烈相互作用的蛋白质，并且允许使用更少的起始物质，敏感性更高一些。

3. RNA 免疫沉淀　在真核细胞中，RNA 结合蛋白在转录调控中发挥重要作用，如调控转录起始、终止和 RNA 剪接。RNA 免疫沉淀是研究细胞内 RNA 和蛋白质结合情况的技术，是探索转录调控网络动态过程的常用工具。RNA 免疫沉淀是染色质免疫沉淀的改良，这种方法更侧重于蛋白质与 RNA 的相互作用。染色质免疫沉淀通常使用化学固定剂如甲醛来交联蛋白质和 DNA。而在 RNA 免疫沉淀中，可以直接处理无交联或者自然状态下的样本，也可以通过紫外交联来保存 RNA 和蛋白质复合物，以检测不太稳定的相互作用并更好地显示结合位点。

RNA 免疫沉淀同样也存在几种方法，可分为两大类：依靠天然 RNA 的免疫沉淀（native RNA immunoprecipitation，N-RIP）和交联 RNA 免疫沉淀（crosslinked RNA immunoprecipitation，X-RIP）。N-RIP 可以检测蛋白质直接结合的 RNA 及其在免疫沉淀样本中的丰度，而 X-RIP 可以精确地绘制特定的 RNA 结合蛋白与 RNA 分子的直接及间接结合位点。

4. 免疫共沉淀（Co-immunoprecipitation，Co-IP）　绝大多数蛋白都与其他蛋白质相互作用形成多蛋白复合体，并执行特定的细胞任务。蛋白质复合物的生化分析及组分的鉴定是了解其功能的生物学基础。蛋白质之间的相互作用调节多种细胞过程，如信号转导、蛋白质定位和酶活化等。分析蛋白质之间相互作用的方法有许多，其中最经典和最常用的方法便是免疫共沉淀。免疫共沉淀最初是由免疫沉淀技术发展而来的，由 Kessler 于 1975 年首次提出。该技术利用抗原和抗体相互作用从细胞裂解液中沉淀或分离特异性蛋白，与目标蛋白相互作用的蛋白或蛋白复合物被同时捕获。免疫共沉淀是研究蛋白质之间相互作用的常用方法，可以用于分析内源性蛋白质之间的相互作用，并且可以用于识别新的蛋白质，其优势在于检测蛋白质在细胞环境中的相互作用。

第二节　免疫共沉淀的原理和分类

一、免疫共沉淀的原理

一般来说,蛋白质不是作为单一成分,而是作为细胞动态网络中的成员来发挥相应的生物学作用。研究表明,蛋白质之间的相互作用在细胞许多生物过程中起到至关重要的作用。免疫共沉淀是利用特异性抗体,与细胞裂解物中的抗原相互结合,形成抗原抗体复合物,结合在固相载体上,洗脱后形成沉淀。其中,特异性抗体所对应的抗原为诱饵蛋白,与其结合的蛋白则称为靶蛋白。Co-IP 包括以下几个步骤:①在适当的裂解缓冲液中裂解细胞或组织。②使用针对诱饵蛋白(蛋白 X)的特异性抗体与裂解物进行共孵育,形成免疫复合物。③加入预先固化在固相载体上的,能与抗体 F_C 段结合的蛋白 A/G(裂解物和蛋白 A/G 加入顺序可颠倒),共同孵育。在蛋白 X 所在的环境中与其有相互作用的靶蛋白或靶蛋白复合物(蛋白 Y)会一起沉淀下来,形成靶蛋白 - 诱饵蛋白 - 诱饵蛋白特异性抗体 - 蛋白 A/G- 固相载体复合物(图 9-2-1)。④经过一系列清洗以除去裂解液中的非结合蛋白后,所得到的免疫复合物将进行免疫印迹、凝胶蛋白染色或质谱分析等,以确定蛋白之间的相互作用。

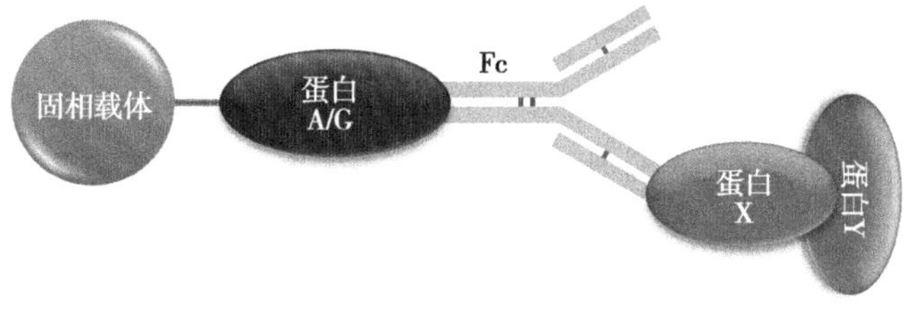

图 9-2-1　靶蛋白(蛋白 Y)- 诱饵蛋白(蛋白 X)- 诱饵蛋白特异性抗体 - 蛋白 A/G- 固相载体复合物示意图

二、免疫共沉淀的分类

(一) 根据支持物的类型进行分类

1. 利用交联的琼脂糖树脂(也称为琼脂糖微珠)作为支持物　琼脂糖树脂是形状和大小各异(直径 50~150μm)的多孔海绵样结构物,是一种便于操作的通用支持物,还可通过修饰活化或结合所需配体。

2. 利用磁珠作为支持物　近年来,磁珠(magnetic beads)已大幅取代琼脂糖树脂(agarose resin),成为免疫沉淀的首选固相支持物。磁珠具有磁性,与磁力架配合使用可在无需离心的情况下很好地分离固相和液相,因此操作更快捷。其温和的操作也减少了因离心操作所造成的样本流失,符合高通量、自动化的实验要求(表 9-2-1)。

3. 其他支持物　除了常用的琼脂糖树脂和磁珠之外，人们还应用微孔板、可控微孔玻璃珠、交联的丙烯酰胺/双丙烯酰胺树脂、纤维素树脂以及聚苯乙烯颗粒等作为免疫沉淀中的固相支持物。

表 9-2-1　琼脂糖树脂与磁珠的比较

比较项目	琼脂糖树脂	磁珠
直径	50~150μm	1~4μm
结构及抗体结合能力	多孔海绵状结构，表面积体积比大，抗体结合率高，但是琼脂糖树脂微珠的可变多孔径会使抗体落入孔内，导致结合受限，尤其是超大蛋白（一般是蛋白复合物）的结合	直径小，表面光滑无孔，但每体积的磁珠数量比琼脂糖珠多，因此磁珠拥有足够的抗体结合表面积来满足高容量的抗体结合要求
得率	抗体在洗涤过程（离心）中易流失	温和洗涤条件（磁性分离），抗体不易流失
特异性	由于多孔海绵状结构导致的表面积体积比大，抗体的量常常不足以满足琼脂糖珠的饱和荷载量，没有被琼脂糖覆盖的部分可以自由地结合任何可黏附的物质，造成非特异性结合	无多孔状结构，发生非特异性结合的可能性小
可重复性	完全移除缓冲液可能破坏树脂，离心操作可能破坏抗原抗体结合	磁珠可以完全吸附在分离管壁，不会被破坏
纯度	孵育时间较长，需要预纯化	相互作用完全发生在磁珠外表面，不需要预纯化
操作性	需要较长的孵育时间、处理步骤和多次离心，存在大量手动操作，时间长	分离不需要离心，配合使用磁性分离架进行磁性分离，可同时操作多个样本，时间短
其他	分层不明显，样品容易丢失	磁珠带颜色，分层清晰，样品不易丢失

（二）根据沉淀的方法进行分类

1. 管式法　管式法指在离心管中混合整个实验体系中的各个组分，经过一段时间的反应后，结合形成免疫复合物。在管式法的操作过程中，每一步都是通过离心或磁性吸引将固相介质和溶液（可能包含未结合的样品、洗涤液、洗脱液）进行分离。

2. 柱式法　样本溶液与固相介质通过重力或离心力的作用发生分离。在IP体系各组分共同孵育之前，要将固相介质填装到塑料或玻璃材质的柱内。在重力或离心力的作用下，样本通过柱子，使抗原与抗体发生特异性结合。同样，也可以选择将已经加样的柱子封闭，使样本与树脂有充分的时间进行混合孵育，以便抗原和抗体发生足够的结合反应。

第三节　实验适用范围和条件

免疫共沉淀主要适用于研究蛋白质与蛋白质之间的相互作用。免疫共沉淀与其他方法结合，使分析方法更为多样，可以应用于：①验证两种蛋白质是否在体内结合；②寻找新的与诱饵蛋白有相互作用的蛋白；③低丰度蛋白的富集和浓缩；④分离得到天然状态的相互作用的蛋白质复合物。免疫共沉淀可以从细胞裂解液中分离含有蛋白及其他辅助因子的多蛋白复合物，为研究蛋白之间的间接相互作用提供了可能。通过后续的质谱鉴定等方法，免疫共沉淀可以初步筛选一系列未知的蛋白质及蛋白质复合物，再通过免疫印迹等方法进行下一步验证。同时，免疫共沉淀裂解样本可以选择目标蛋白所在的物种、特定组织和细胞，并且细胞中发生相互作用的蛋白质都是经过翻译后修饰的。因此，免疫共沉淀能够发现目标蛋白在天然状态下存在互作关系的蛋白或蛋白复合物，同时还可避免人为因素的影响。另外，由于进行免疫沉淀所需的外来试剂或设备很少，该技术能在大多数实验室得以广泛应用。

但是，免疫共沉淀也有一些局限性。首先，使用复杂的混合物而不是纯化的蛋白质虽然可以检验蛋白质之间的间接相互作用，省去了漫长的纯化程序，但这很难得出两个蛋白质直接结合的结论。其次，通常情况下，对于有定量要求的实验来说，蛋白质之间相互作用的亲和力和化学计量学的结果不能通过免疫沉淀来得到。另外，蛋白质之间作用的稳定性以及影响蛋白质结构和相互作用的众多因素导致另一个潜在的问题，即如何来确定用于免疫沉淀的实验条件（如细胞系、缓冲成分等）。对于特定的交互作用，通常需要根据多次重复实验来优化方法。

第四节 实验器材和试剂

一、细胞培养相关实验器材及试剂

1. 细胞培养箱，细胞培养皿、培养瓶、培养板、离心管。
2. DMEM 培养基、胰酶、PBS、胎牛血清、细胞转染试剂。

二、细胞裂解相关实验器材及试剂

1. 冷冻台式离心机。
2. 细胞裂解液、BCA 蛋白浓度测定试剂、Western blotting 检测相关试剂。

三、免疫共沉淀相关实验器材及试剂

1. 磁力架。
2. 磁珠 蛋白 A/G、洗涤缓冲液、洗脱缓冲液。

第五节 实验操作步骤

一、在细胞中过表达目的蛋白(可选)

1. 第一天 将 4.5×10^6 HEK293 细胞接种于 10cm 细胞培养皿中,在 37℃,5%CO_2 培养箱中培养。

2. 第二天

(1)细胞密度达到 50%~60% 时,配制转染混合物。

(2)将转染物加到细胞培养基中。

二、收集细胞裂解物

通常在细胞转染后 24~48 小时,细胞密度达到 80%~100% 时进行细胞裂解液的收集。若不采用细胞中过表达目标蛋白的方法,则可大量培养细胞后收集细胞裂解物。

1. 将离心机预冷至 4℃。

2. 用预冷的 PBS 洗涤细胞 2 次,在冰上用移液器吹打或细胞刮收集细胞到离心管中。

3. 在 4℃条件下,1 500g 离心细胞 5 分钟,尽量弃去上清液。

4. 加 3~5 倍体积的预冷细胞裂解缓冲液,用移液器轻柔地吹打重悬细胞沉淀,直至体系中无明显细胞团块。

5. 将样本置于冰上孵育 30 分钟,每 10 分钟用移液器吹打 10 次。

6. 在 4℃条件下,12 000~20 000g 离心细胞 15 分钟,将上清液转移至一个新的离心管。

7. 测量蛋白浓度。

8. 用 SDS-PAGE/ 免疫印迹实验验证目的基因过表达效果或蛋白富集效果(可选)。

三、免疫沉淀实验(磁珠法)

1. 将已有蛋白 A/G 固化的磁珠在相应的缓冲液中混匀(振荡>30 秒)。

2. 转移 1.5mg 磁珠至一个新的离心管中,将离心管放在磁力架上,将磁珠从溶液中分离出来,弃掉上清液。

3. 用裂解液将抗体稀释至合适浓度,将 200μL 稀释后的抗体加入上一步中得到的磁珠沉淀中。室温下旋转孵育 10 分钟。

4. 将离心管放在磁力架上,弃掉上清液。

5. 在离心管中加入 200μL 洗涤缓冲液,轻柔吹打重悬后,将离心管放在磁力架上,弃掉上清液。

6. 离心管中加入细胞裂解物(通常为 100~1 000μL),轻柔吹打重悬。

7. 将离心管在室温下旋转孵育 10 分钟或置于 4℃旋转孵育过夜，形成免疫复合物。

8. 将离心管放在磁力架上，将上清液转移至一个新的离心管中，做后续检测。

9. 将上一步有免疫复合物沉淀的离心管中加入 200μL 洗涤缓冲液，轻柔吹打重悬后，将离心管放在磁力架上，弃掉上清液。重复洗涤 3 次。

10. 在离心管中加入 100μL 洗涤缓冲液，轻柔吹打重悬后，将溶液转移至一个新的离心管中。

11. 将带有免疫复合物沉淀的离心管放在磁力架上，弃掉上清液。运用合适的样品洗脱液洗脱免疫复合物，以便于后续研究。

第六节 实验操作关键点和注意事项

一、制备合适的细胞或组织裂解物

免疫共沉淀实验的第一步是从表达感兴趣蛋白质的细胞或组织样本中制备裂解物。通常将诱饵蛋白或已知的靶蛋白在细胞中过表达来获得更高的表达量以便于检测。为了简化实验，一种常用的策略是将诱饵蛋白和已知的靶蛋白分别融合到两个不同的亲和标签上，同时选择针对相应的亲和标签的抗体来进行抗体捕获和免疫印迹实验。因为相同的标签蛋白抗体可以用于多个实验，所以减少了必须购买的昂贵试剂的数量，同时解决了某些蛋白没有特异性抗体的问题。

为了确保蛋白质之间的相互作用保存完整，细胞需要使用适当的裂解缓冲液来裂解。一般来说，非离子型洗涤剂（如 NP-40、Triton X-100）会破坏脂 - 蛋白质的相互作用，但不会破坏蛋白质与蛋白质的相互作用；而离子型洗涤剂（如 Chaps）则对两者都有影响。因此，建议通过预实验来确定免疫共沉淀实验中使用的最佳洗涤剂。

二、抗体固定策略

1. 抗体结合蛋白质　蛋白 A、蛋白 G、蛋白 A/G 以及蛋白 L 是来源于细菌的免疫球蛋白结合蛋白，作为亲和配体与固相支持物结合时，是免疫沉淀中最常用的抗体固定策略。其中，蛋白 A 和蛋白 G 分别是金黄色葡萄球菌和 G 族链球菌的细胞表面蛋白，能够与抗体重链的 Fc 区域发生特异性结合，使特异性抗体上与抗原结合的位点朝外，从而实现分子高效定向。另外，蛋白 G 也可结合部分轻链。蛋白 A/G 是一种结合了 4 种蛋白 A 和两种蛋白 G 抗体结合位点的基因工程改造重组蛋白。蛋白 L 可结合轻链，但由于自身结构的特异性，仅可适用于那些含有 κ 轻链的抗体。大多数免疫沉淀采用蛋白 A、蛋白 G 或蛋白 A/G 进行，蛋白 A 和 G 与不同免疫球蛋白（Ig）的结合强度存在差异（表 9-6-1）。这种差异存在于不同物种之间或来自同一物种的不同抗体亚类之间。使用蛋白 A、蛋白 G 还是蛋白 A/G 取决于产生抗体的物种。

表 9-6-1　蛋白 A、蛋白 G 和蛋白 A/G 对不同种属来源和不同亚型 IgG 的亲和力比较

物种	抗体分类	蛋白 A	蛋白 G	蛋白 A/G
人类	总 IgG	强亲和力	强亲和力	强亲和力
	IgG_1	强亲和力	强亲和力	强亲和力
	IgG_2	强亲和力	强亲和力	强亲和力
	IgG_3	弱亲和力	强亲和力	强亲和力
	IgG_4	强亲和力	强亲和力	强亲和力
	IgM	弱亲和力	无亲和力	弱亲和力
	IgD	无亲和力	无亲和力	无亲和力
	IgA	弱亲和力	无亲和力	弱亲和力
	IgE	中亲和力	无亲和力	中亲和力
	Fab	弱亲和力	弱亲和力	弱亲和力
	ScFv	弱亲和力	无亲和力	弱亲和力
小鼠	总 IgG	强亲和力	强亲和力	强亲和力
	IgM	无亲和力	无亲和力	无亲和力
	IgG_1	弱亲和力	中亲和力	中亲和力
	IgG_{2a}	强亲和力	强亲和力	强亲和力
	IgG_{2b}	强亲和力	强亲和力	强亲和力
	IgG_3	强亲和力	强亲和力	强亲和力
大鼠	总 IgG	弱亲和力	中亲和力	中亲和力
	IgG_1	弱亲和力	中亲和力	中亲和力
	IgG_{2a}	无亲和力	强亲和力	强亲和力
	IgG_{2b}	无亲和力	弱亲和力	弱亲和力
	IgG_{2c}	强亲和力	强亲和力	强亲和力
牛	总 IgG	弱亲和力	强亲和力	强亲和力
	IgG_1	弱亲和力	强亲和力	强亲和力
	IgG_2	强亲和力	强亲和力	强亲和力
山羊	总 IgG	弱亲和力	强亲和力	强亲和力
	IgG_1	弱亲和力	强亲和力	强亲和力
	IgG_2	强亲和力	强亲和力	强亲和力
绵羊	总 IgG	弱亲和力	强亲和力	强亲和力
	IgG_1	弱亲和力	强亲和力	强亲和力
	IgG_2	强亲和力	强亲和力	强亲和力
马	总 IgG	弱亲和力	强亲和力	强亲和力
	IgG(ab)	弱亲和力	无亲和力	弱亲和力
	IgG(c)	弱亲和力	无亲和力	弱亲和力
	IgG(T)	无亲和力	强亲和力	强亲和力
兔	总 IgG	强亲和力	强亲和力	强亲和力
豚鼠	总 IgG	强亲和力	弱亲和力	强亲和力

续表

物种	抗体分类	蛋白 A	蛋白 G	蛋白 A/G
猪	总 IgG	强亲和力	弱亲和力	强亲和力
狗	总 IgG	强亲和力	弱亲和力	强亲和力
猫	总 IgG	强亲和力	弱亲和力	强亲和力
鸡	总 IgY	无亲和力	无亲和力	无亲和力
仓鼠	总 IgG	中亲和力	中亲和力	中亲和力
驴	总 IgG	中亲和力	强亲和力	强亲和力
猴	总 IgG	中亲和力	强亲和力	强亲和力

2. 生物素化抗体和链霉亲和素微珠　生物素和链霉亲和素具有极强的亲和力，链霉亲和素具有 4 个两两靠近的生物素结合位点，使得生物素化的蛋白质和固相载体通过链霉亲和素作为桥连分子紧紧地连接在一起。目前，很多公司的商业化一抗连接了生物素分子。除此之外，也有一些试剂或试剂盒方便实验人员对特异性抗体进行生物素标记。因此，在 IP 实验中，可以选择用链霉亲和素微珠来捕获生物素化的特异性抗体。

3. 共价连接抗体的固定化　共价抗体固定策略是指将抗体直接化学连接至微珠支持物中，去除了蛋白 A/G 介导的中间连接步骤。这种方法不仅避免了免疫共沉淀过程中对蛋白 A/G 的依赖性，同时避免了在使用非还原性洗脱液的过程中，IP 抗体与抗原一起被洗脱下来，从而避免了后续的实验分析结果受到抗体重链及轻链的干扰。另外，抗体可利用其自身的伯胺（RNH_2）借助相应的化学反应来永久结合到支持物上。因此，抗体与固相支持物可以永久结合并保持完整。

4. 使用交联剂的抗体固定化　交联是一种将抗体和蛋白 A/G 支持物通过共价键化学结合的方法。常用的交联剂大多是末端带有 N- 羟基琥珀酰亚胺酯（NHS 酯）的短肽链，如 DSS、BS3。抗体可先与蛋白 A/G 支持物结合，然后与含有交联剂的溶液混合，这时其中的 NHS 基团与抗体及蛋白 A/G 上相邻的伯胺发生反应，形成稳定的共价酰胺键。

三、过表达标签连接蛋白的影响

与标签蛋白或荧光蛋白融合可能会影响目的蛋白在细胞内的定位或功能。因此，在免疫共沉淀实验开始前，应先确定标签连接蛋白是否能在细胞内正常发挥功能，这可通过在敲低相应目标蛋白的细胞内过表达标签连接蛋白，并与野生型细胞比较功能状态来判断。

另外，可以用表达内源性蛋白质的细胞系或组织，而非转染细胞进行免疫沉淀。该方法的主要优点是避免过表达蛋白，促进更多的野生型蛋白质亚细胞定位和翻译后修饰，消除外源性连接和标签序列的影响。然而，该实验的困难之处在于，需要表达足够水平的目标蛋白质的细胞，以及高质量的捕获抗体。通过测试多种来源的细胞裂解液、多重捕获抗体以及物种和同型匹配的无关捕获抗体，以帮助确定目标蛋白质是否有特异性的相互作用。此外，如果认为蛋白质的相互作用受药物治疗或细胞培养条件的影响，应在免疫沉淀实验中进行检测。

四、其他

免疫沉淀抗体的浓度和孵育时间可能对每个蛋白靶点都是特异性的。免疫共沉淀的最佳条件需要通过具体实验来确定。

第七节　实验结果讨论和分析

一、实验结果的意义

理想情况下，若使用标签蛋白的抗体去检测诱饵蛋白，在所有被转染的样本中，将会有相同数量的诱饵蛋白的表达量，而未转染的细胞中则有很少量甚至没有表达。而只有在诱饵蛋白有显著沉淀的样品中，靶蛋白才会出现，在没有转染诱饵蛋白的样品中，靶蛋白表达量较少或缺失，这表明诱饵蛋白和靶蛋白之间存在相互作用。但另一方面，这种结果并不能证明蛋白质之间发生了直接结合，因为有许多其他的蛋白质可能介导诱饵蛋白与靶蛋白之间的相互作用。

二、免疫共沉淀的常见问题及解决方案

(一) 免疫共沉淀实验结果背景较深或者条带杂乱

1. 洗涤不当造成杂带　该问题可以通过提高洗涤的严谨性来解决。对于某些或所有的洗涤步骤，增加缓冲液中的盐(以扰乱离子相互作用)或洗涤剂(以扰乱疏水相互作用)的数量是一种常见且有效降低背景的做法。另外，增加洗涤次数可能也会有所帮助。但是值得注意的是，在降低非特异性结合的同时，过度洗涤也可能会破坏特异性结合的免疫复合物结构。

2. 固相基质的非特异性结合　由于琼脂糖树脂的多孔海绵状结构导致的非特异性结合，可通过更换固相介质类型，如磁珠，或通过对细胞裂解物的预处理来去除可能与树脂或免疫球蛋白非特异性结合的物质，从而降低背景信号。

3. 抗体结合的非特异性蛋白。

4. 如果在诱饵蛋白和靶蛋白之间检测到免疫共沉淀现象的发生，十分有必要对二者的身份进行互换，即将诱饵蛋白更换为靶蛋白，靶蛋白更换为诱饵蛋白，从反向进行免疫共沉淀，以排除非特异性结合的可能。

(二) 阴性结果的原因

1. 诱饵蛋白和靶蛋白之间的相互作用较弱，或相互作用依赖于翻译后修饰。此时可以尝试用含有激酶、抑制剂等的药物来处理细胞，或尝试更换细胞系。

2. 诱饵蛋白并不是靶蛋白的唯一结合位点，仅有部分诱饵蛋白与靶蛋白发生相互作用。这种情况

下，应尽量增加诱饵蛋白和靶蛋白的表达，或尝试不同的细胞系。

3. 样本裂解液不合适，或没有添加抑制剂，导致靶蛋白或诱饵蛋白的构象改变，不能发生相互结合或被降解。

4. 诱饵蛋白较难被洗脱，建议换成高强度的洗脱缓冲液。

（三）目的蛋白刚好与抗体重链或轻链分子量接近，造成结果干扰

最常用于免疫沉淀和 Western blotting 的 IgG 抗体是由 2 条重链（每条约 50kDa）和 2 条轻链（每条约 25kDa）组成的异四聚体，它们由二硫键连接在一起。当煮沸亲和珠以收集感兴趣的蛋白质复合物时，大部分抗体将被共同洗脱，导致最终样本中有大量抗体污染。如果洗脱缓冲液中含有还原剂，抗体将主要以 50kDa 和 25kDa 的形式存在。而在间接检测系统中，目的蛋白通过 HRP 标记的二抗来检测，二抗可以识别一抗的 IgG。因此，若间接免疫印迹法与免疫沉淀用同一种属的抗体，能够检测到非常强的来自重链和轻链蛋白质的信号，经常会掩盖靶蛋白的信号。解决措施如下：①免疫沉淀 /Western blotting 一抗使用不同种属来源的抗体；②选择特殊的二抗，如仅识别重链或轻链的二抗，或者仅识别天然抗体的二抗；③将抗体直接交联到珠子（beads）或蛋白 A/G 上，避免洗脱干扰。

参考文献

[1] MASTERS S C. Co-Immunoprecipitation from Transfected Cells. Methods Mol Biol, 2004, 261: 337-350.

[2] LIN J S, LAI E M. Protein-Protein Interactions: Co-Immunoprecipitation. Methods Mol Biol, 2017, 1615: 211-219.

[3] JORDÁN-PLA A, VISA N. Considerations on Experimental Design and Data Analysis of Chromatin Immunoprecipitation Experiments. Methods Mol Biol, 2018, 1689: 9-28.

[4] TANG Z, TAKAHASHI Y. Analysis of Protein-Protein Interaction by Co-Ip in Human Cells. Methods Mol Biol, 2018, 1794: 289-296.

[5] MACCARRONE G, BONFIGLIO JJ, SILBERSTEIN S, et al. Characterization of a Protein Interactome by Co-Immunoprecipitation and Shotgun Mass Spectrometry. Methods Mol Biol. 2017, 1546: 223-234.

[6] KABOORD B, PERR M. Isolation of Proteins and Protein Complexes by Immunoprecipitation. Methods Mol Biol, 2008, 424: 349-364.

第十章

流式细胞术

实验目的和要求

1. 掌握免疫荧光技术的原理。
2. 熟悉流式细胞分析技术的基本原理。
3. 熟悉T细胞、B细胞、NK细胞的表面标记。
4. 掌握T细胞亚群检测的操作步骤。

第一节 概 述

一、免疫荧光技术

(一) 发展史

免疫荧光细胞化学是现代生物学和医学中广泛应用的技术之一，是由Coons等在1950年建立，经过近60年的发展，免疫荧光技术与形态学技术相结合发展成免疫荧光细胞(或组织)化学。它与激光技术、电子计算机和扫描等技术结合发展为定量免疫荧光细胞化学技术。流式细胞术的应用使免疫荧光细胞化学技术发展到更高的阶段，开创了免疫荧光技术的新领域。在免疫荧光细胞化学中应用单克隆抗体日益增多，将会不断提高其特异性、敏感性和应用范围。激光扫描共聚焦显微镜的应用又开创了新的发展时代。

由于免疫荧光细胞化学的特异性及在细胞和分子水平定位的敏感性与准确性，在免疫学、微生物学、细胞和组织学、病理学、肿瘤学以及临床检验学等生物学和医学许多方面得到了广泛应用，在科学研究和临床工作中发挥重要的作用。

（二）免疫荧光技术的基本原理

免疫荧光技术是将抗原、抗体反应的特异性和敏感性与显微示踪的精确性相结合。以荧光素作为标记物，与已知的抗体（或抗原）结合，不影响其免疫学特性。然后，将荧光素标记的抗体作为标准试剂，用于检测和鉴定未知的抗原。在荧光显微镜下，可以直接观察呈现特异荧光的抗原抗体复合物及其存在部位。用荧光抗体示踪或检查相应抗原的方法称荧光抗体法。用已知的荧光抗原标记物示踪或检查相应抗体的方法称荧光抗原法。这两种方法总称为免疫荧光技术。在实际工作中，以荧光抗体法较常用，所以一般通称为荧光抗体技术。用免疫荧光技术显示和检测细胞或组织内抗原或半抗原物质等的方法称为免疫荧光细胞（或组织）化学技术。

（三）荧光及荧光素

荧光是指荧光素分子或原子从外界吸收并储存能量（如光能、化学能等）从基态进入激发态，当其从激发态再回到基态时，过剩的能量以电磁辐射的形式放射，即发光。荧光素是一种能吸收激发光的光能产生荧光，并能作为染料使用的有机化合物，亦称荧光色素。目前用于标记抗体的荧光素主要有异硫氰酸荧光素、四乙基罗丹明及四甲基异硫氰酸罗丹明等。

1. 异硫氰酸荧光素（fluorescein isothiocyanate，FITC） 呈黄色、橙黄或褐黄色粉末或结晶，性质稳定，在室温下能保存 2 年以上，在低温中可保存多年。易溶于水和酒精。最大吸收光谱为 490~495nm，最大发射光谱为 520~530nm，呈现黄绿色荧光，分子量为 398.4。

在碱性条件下，FITC 的异硫氰酸基在水溶液中与免疫球蛋白的自由氨基经碳酰胺化而形成硫碳氨基键，成为荧光标记免疫球蛋白，即荧光抗体。一个 Ig 分子最多能标记 15~20 个 FITC 分子。

2. 四乙基罗丹明（tetraethylrodamine B200，RB200） 呈褐红色粉末，不溶于水，易溶于酒精和丙酮，性质稳定，可长期保存。最大吸收光谱为 570nm，最大发射光谱为 595~600nm，呈明亮橙红色荧光。分子量为 580。RB200 在五氯化磷（PCl_5）作用下转变成磺酰氯（SO_2Cl_2），在碱性条件下易与蛋白质的赖氨酸 ε- 氨基反应结合而标记在蛋白分子上。

3. 四甲基异硫氰酸罗丹明（tetramethylrhodamine isothiocyanate，TMRITC） 一种紫红色粉末，较稳定。其最大吸收光谱为 550nm，最大发射光谱 620nm，呈橙红色荧光，与 FITC 的黄绿色荧光对比清晰，与蛋白质结合方式同 TITC。它可用于双标记示踪研究。

（四）免疫荧光细胞化学分直接法、间接法和补体法

1. 直接法

（1）检查抗原法：用已知特异性抗体与荧光素结合，制成荧光特异性抗体，直接与细胞或组织中的相应抗原结合，在荧光显微镜下即可见抗原存在部位呈现特异性荧光。此法很特异和简便，但一种荧光抗体只能检查一种抗原，敏感性较差。

（2）检查抗体法：将抗原标记上荧光素，即为荧光抗原，用此荧光抗原与细胞或组织内的相应抗体反应，可将抗体定位检测出来。

2. 间接法

（1）夹心法：先用特异性抗原与细胞或组织内的抗体反应，再用此抗原的特异性荧光抗体与结合在细

胞内抗体上的抗原相结合，抗原夹在细胞抗体与荧光抗体之间，故称夹心法。

(2) 检查抗体法：在已知抗原细胞或组织标本的切片加上待检血清，如果其中含有切片中某种抗原的抗体，抗体便会沉淀结合在抗原上，再用间接荧光抗体（抗种属特异性 IgG 荧光抗体）与结合在抗原上的抗体反应（如检测人血清中的抗体必须用抗人 IgG 荧光抗体等），在荧光显微镜下可见抗原抗体反应部位呈现明亮的特异性荧光。此法是检测血清中自身抗体和多种病原体抗体的重要手段。

(3) 检查抗原法双薄片：是直接法的重要改进，先用特异性（对细胞或组织内抗原）抗体（或称第一抗体）与细胞标本反应，随后用缓冲盐水洗除未与抗原结合的抗体，再用间接荧光抗体（也称第二抗体，种属特异性）与结合在抗原上的抗体（是第二抗体的抗原）结合，形成抗原 - 抗体 - 荧光抗体复合物。由于结合在抗原抗体复合物上的荧光抗体显著多于直接法，从而提高了敏感性。如细胞抗原上每个分子结合 3~5 个分子抗体，当此抗体作为抗原时又可结合 3~5 分子的荧光抗体，所以和直接法相比荧光亮度可增强 3~4 倍。此法除灵敏度高外，只需要制备一种种属的间接荧光抗体，可以适用于多种第一抗体的标记显示。这是现在广泛应用的技术。

3. 补体法

(1) 直接检查组织内免疫复合物法：用抗补体 C3 等荧光抗体直接作用组织切片，与其中结合在抗原抗体复合物上的补体反应，而形成抗原抗体补体复合物 - 抗补体荧光抗体复合物，在荧光显微镜下呈现阳性荧光的部位就是免疫复合物的存在处，此法常用于肾穿刺组织活检诊断等。

(2) 间接检查组织内抗原法：常将新鲜补体与第一抗体混合，并同时加在抗原标本切片上，经 37℃孵育后，如发生抗原补体抗体反应，补体就结合在此复合物上，再用抗补体荧光抗体与结合的补体反应，形成抗原抗体 - 抗补体荧光抗体的复合物，此法的优点是只需一种荧光抗体，适用于各种不同种属来源的第一抗体的标记显示。

4. 双重免疫荧光标记法　在同一细胞组织标本上需要同时检测两种抗原时，要进行双重荧光染色，一般均采用直接法。将两种荧光抗体（如抗 A 和抗 B）以适当比例混合，加在标本上孵育后，按直接法洗去未结合的荧光抗体。例如，抗 A 抗体用异硫氰酸荧光素标记，发黄绿色荧光；抗 B 抗体用 TMRITC 或 RB200 标记，发红色荧光，可以明确显示两种抗原的定位。

5. 实验对照设置　为了保证免疫荧光细胞化学染色的准确性，排除某些非特异性染色，必须在初次实验时进行以下对照实验。

(1) 直接法：需设下述对照实验。

1) 标本自发荧光对照：标本只加 PBS 或不加 PBS，用缓冲甘油封片，在荧光显微镜下观察应呈阴性荧光（无与特异性荧光相似的荧光）。

2) 抑制实验：可分为二步抑制法和一步抑制法。

①二步抑制法：标本先加未标记的特异性抗体，再加标记荧光抗体，结果应呈阴性或明显减弱的荧光。

②一步抑制法：先将荧光抗体与未标记抗体适量混合，再加在标本上染色，结果应为阴性。此法效果较二步法好，并且简便。

3）阳性对照：用已知阳性标本做直接法免疫荧光染色，结果应呈阳性荧光。

如对照 1）和 2）无荧光或弱荧光，对照 3）和待检测标本呈强荧光即特异性阳性荧光。

（2）间接法

1）自发荧光对照：同上。

2）荧光抗体对照：标本只加间接荧光抗体染色，结果为阴性。

3）抑制实验：同上。

4）阳性对照：同上。

如对照 1）、2）、3）均呈阴性，阳性对照和待检标本阳性则为特异性荧光。

（3）补体法

1）自发荧光对照。

2）荧光抗体对照。

3）抑制实验。

4）补体对照：取新鲜豚鼠血清 1∶10 稀释先作为标本，再用抗补体荧光抗体染色，结果为阴性。

5）抑制实验：标本加灭活的第一抗体，再用 1∶10 稀释度的新鲜豚鼠血清孵育后，加未标记的抗补体血清与抗补体荧光抗体等量混合稀释液，结果应为阴性。

6）阳性对照：如对照 1）~5）结果为阴性，对照 6）和待检标本为阳性时，则为特异性荧光。

二、流式细胞术

流式细胞术（flow cytometry，FCM）是 20 世纪 80 年代汇集单克隆抗体、荧光化学、激光、计算机等技术发展起来的一种先进技术，已广泛应用于免疫学、生物化学、生物学、肿瘤学以及血液学等方面的研究和临床常规工作。其中检测人白细胞表面标志可迅速对白血病、淋巴瘤进行正确诊断，对淋巴细胞群和亚群进行精确分类，还能分离、筛选和纯化某一群或亚群细胞。活细胞免疫荧光染色技术用于 FCM 检测的标本准备，染色后也能在荧光显微镜下进行观察。在某些实验条件下，活细胞免疫荧光染色后的特异性和敏感性要优于滴片固定的常规间接免疫荧光结果。

第二节 实验方法的分类和原理

流式细胞术是在细胞、分子水平通过单克隆抗体利用流式细胞仪对处于快速直线流动状态的单个细胞或其他生物粒子进行多参数、快速定量分析和分选的技术。其工作原理是将待测细胞经特异性荧光染料染色后放入样品管中，在气体的压力下进入充满鞘液的流动室。在鞘液的约束下细胞排成单列由流动室的喷嘴喷出，形成细胞柱，后者与入射的激光束垂直相交，液柱中的细胞被激光激发产生荧光（图 10-2-1，见书末彩插）。仪器中的一系列光学系统（透镜、光阑、滤片和检测器等）收集荧光、光散射、光吸收或细胞电阻抗等信号，由计算机系统进行收集、储存、显示并分析被测定的各种信号，对各种指标进行统计分析（图 10-2-2，图 10-2-3，见书末彩插）。

流式细胞术的优点：①操作简便，只要将染色的单个细胞悬液推入仪器中，就会得出数据。②具有较高灵敏度及测定速度，而且每次可测出许多数据，能迅速分析和计数大量细胞，并能准确统计群体中荧光标记细胞的比例。③应用广泛，既可用于细胞活力、增殖周期和细胞分型分析，也可区别死亡细胞、分裂细胞和静止细胞群；既可测定 DNA 和 RNA、测凋亡峰，又可测蛋白含量，特别是胞浆蛋白。

流式细胞术常用的荧光染料有多种，其分子结构不同，激发光谱和发射光谱也各异。选择荧光染料时必须依据流式细胞仪所配备的激光光源发射光波长（如氩离子气体激光管的发射光波为 488nm，氦氖离子气体激光管的发射光波长为 633nm）。488nm 激光光源常用的荧光染料有 FITC、PE（藻红蛋白）、PI（碘化丙啶）、CY5（花青素）、PerCP（叶绿素蛋白）、APC（别藻蓝蛋白）等。它们的激发光波长和发射光峰值分别见表 10-2-1。

表 10-2-1　各荧光素的激发光和发射光峰值

荧光素	激发光波长 /nm	发射光峰值 /nm
FITC	488	518（绿）
PE	488	578（橙红）
PI	488	617（橙红）
CY5	488	690（深红）
PerCP	488	675（深红）
APC	633	670（深红）

第三节　实验适用范围和条件

一、适用范围

1. 细胞生物学　①定量分析细胞周期并分选不同细胞周期时相的细胞；②分析生物大分子如 DNA、RNA、抗原、基因表达产物等物质与细胞增殖周期的关系，进行染色体核型分析，并可纯化 X 或 Y 染色体；③细胞类型分析。

2. 肿瘤学　DNA 倍体含量测定是鉴别良、恶性肿瘤的特异指标。近年来，已应用 DNA 倍体测定技术对肺癌、膀胱癌、前列腺癌等多种实体瘤细胞进行检测。临床上用于单克隆抗体技术清除血液中的肿瘤细胞疗效评价。

3. 免疫学　①研究细胞周期或 DNA 倍体与细胞表面受体及抗原表达的关系；②进行免疫活性细胞的分型与纯化；③分析淋巴细胞亚群与疾病的关系；④进行免疫缺陷病如艾滋病等的诊断；⑤器官移植后

的免疫学监测；⑥细胞因子的定性和定量检测等。

4. 血液学　①血液细胞的分类、分型，造血细胞分化的研究，血细胞中各种酶的定量分析，如过氧化物酶、非特异性酯酶等；②用 NBT 及 DNA 双染色法可研究白血病细胞分化成熟与细胞增殖周期变化的关系，检测母体血液中 Rh(+)或抗 D 抗原阳性细胞，以了解胎儿是否可能因 Rh 血型不合而发生严重溶血；③检测血液中循环免疫复合物可以诊断自身免疫性疾病，如红斑狼疮等。

5. 药物学　①检测药物在细胞中的分布；②研究药物的作用机制；③筛选新药，如研究化疗药物对肿瘤的凋亡机制可通过检测 DNA 凋亡峰、Bcl-2 抗凋亡蛋白等分析。

二、适用条件

1. 颗粒大小　悬浮在溶液中的相互离散的颗粒，大小范围为 0.2~300μm。

2. 颗粒类型　①细胞类型：高等真核生物细胞、酵母、细菌、多细胞的聚集体，如胰岛等；②非生命颗粒：细胞核、染色体、细胞因子、其他细胞器及乳化微球等。

第四节　实验器材和试剂

一、器材

流式细胞仪、试管、流式专用检测管、移液器、离心机等。

二、试剂

各种特异性单克隆抗体和荧光标记二抗、同型对照抗体、PBS 缓冲液、封闭液等。

第五节　实验操作步骤

一、样品要求

流式细胞仪是测定一个或重复的每个颗粒经光路的信号。因此，细胞必须是单个细胞悬浮状态，不能聚集，也不允许有细胞碎片存在。所用染料必须特异(如特异性单抗)，而且不允许渗透至鞘液中。

标本需要单细胞分离处理，但若为实体组织或贴壁生长的上皮样细胞，需采用酶消化法(胰蛋白酶、胶原酶等)、化学法(EDTA)消化分散，漂洗最好用无钙、镁的 PBS，并同时采用机械分散法，将经消化处理的膨松组织，用吸管吹打分散均可，用 PBS 洗 2~3 次后重悬，最好用尼龙网或不锈钢网筛（200 目）过滤。细胞浓度最好达到（1~2）× 10^6/mL。

二、样品制备

如果研究对象是体外培养的悬浮细胞，则直接收集细胞于离心管中，离心沉淀细胞。然后，用 PBS 重悬沉淀，取适量细胞于离心管中，标记相应的荧光素偶联抗体。最后，洗去未结合的抗体，用流式 PBS 重悬细胞于流式管中，则可上样分析样品细胞。如果该培养细胞是贴壁细胞，需用胰酶消化细胞适当时间后，用移液器轻柔反复吹打，收集待测样品细胞，离心后标记荧光素偶联抗体即可。

1. 外周血样本　如果研究对象是外周血，根据目标细胞的不同可以有两种处理方法。如果研究对象是外周血单个核细胞（peripheral blood mononuclear cell，PBMC），最常用的提取方法是 Ficoll-Hypaque 密度梯度离心法。

Ficoll-Hypaque 密度梯度离心法分离 PBMC 步骤如下。

（1）抽取适量的血液于离心管中，该离心管必须事先加上抗凝剂，防止血液凝固。

（2）用 PBS 稀释血液，稀释倍数可以根据血液的浓稠度加以调整，一般以 2~4 倍为宜。

（3）根据稀释后血液的总量选用 15mL 离心管或者 50mL 离心管，先加入离心管 1/4 左右体积的 Ficoll 分离液。然后，慢慢将稀释后的血液小心叠加到 Ficoll 分离液的上层，体积是 Ficoll 液体积的 2.5~3 倍为宜。注意：叠加血液时一定要轻柔，避免加入的血液与 Ficoll 液混合。这一步很关键，如果血液层与 Ficoll 液层混合，就无法成功分离 PBMC。

（4）将离心管置于水平离心机中，中速离心 30 分钟。

（5）取出离心管，此时离心管内的液体分为三层，如图 10-5-1（见书末彩插）所示，上层为血浆，中层为含有 PBMC 的 Ficoll 液，最下层为红细胞。注意此时要轻拿轻放，切勿将分层的液体重新混合。PBMC 主要位于 Ficoll 液上层，即血浆层与 Ficoll 液层的交界处，肉眼见到的混浊絮状物就是 PBMC。用吸管小心吸取 Ficoll 液，尽量吸尽其中的混浊絮状物，吸入少量血浆不会影响结果，但需避免吸入最下层的红细胞。

（6）将得到的含有 PBMC 的 Ficoll 分离液置于新的离心管中用 PBS 稀释，至少稀释 1 倍。此 PBS 稀释步骤必不可少，如果不经 PBS 稀释直接离心，则离心时无法有效沉淀 PBMC。因为 PBMC 密度小于 Ficoll，不稀释直接离心时 PBMC 仍将位于 Ficoll 分离液上层。

（7）低速离心 10 分钟，使 PBMC 沉淀，而血小板悬浮于上层液体中，弃去含有血小板的上层液体。如果血小板去除不满意，可以重复低速离心 1 次。

（8）用 PBS 重悬 PBMC 沉淀，中速离心 5 分钟，沉淀即 PBMC。

如果研究对象是包括多核粒细胞的外周血白细胞，就不能用 Ficoll-Hypaque 密度梯度离心法，因为该法会同时去除多核粒细胞和红细胞。这时可以采取直接用红细胞裂解液裂解红细胞的方法，然后多次低速离心去除红细胞碎片即可。

收集人外周血的方法比较简单，直接静脉采血，收集于抗凝管中即可。收集小鼠的外周血最常用的方法是眼眶取血法：常规麻醉小鼠，用弯镊钳住小鼠的一侧眼球，轻轻将眼球连同眼球后的血管一起拉出，用力摘除眼球，倒置小鼠，将眼眶部位对准收集管，血液会自动从小鼠眼眶部位流出，流速慢时可以适当挤压小鼠心脏部位。

如果研究对象是胸腔积液、腹水、脑脊液等体液内的细胞，只需直接将体液标本离心，弃上清，用 PBS 重悬沉淀，就可以标记荧光素偶联抗体然后进行流式上样分析。

2. 免疫器官样品制备　免疫器官包括中枢免疫器官和外周免疫器官，中枢免疫器官是免疫细胞发育的场所，主要包括骨髓和胸腺。外周免疫器官是免疫细胞发挥功能的场所，主要包括脾脏和淋巴结。免疫器官主要由免疫细胞组成，免疫细胞之间基本是相互独立的，很少形成稳定的连接，而且免疫器官内结缔组织含量也比较少，所以将免疫器官制备成单细胞悬液相比于其他实体脏器要容易得多。

研究小鼠的骨髓细胞一般提取长骨如股骨和胫骨内的骨髓。骨髓单细胞悬液制备方法如下。

(1) 颈椎脱臼处死小鼠，用剪刀、镊子直接分离小鼠的股骨和胫骨。

(2) 用 1mL 注射器在股骨或胫骨的两端钻孔，然后用该注射器吸取培养基，反复冲洗股骨和胫骨的骨髓腔，将骨髓腔内的细胞冲洗出来。

(3) 用吸头或者移液管反复吹打冲洗液中的骨髓细胞，使骨髓细胞尽可能相互分离，成为单细胞悬液。

(4) 离心沉淀骨髓单细胞悬液，用红细胞裂解液裂解红细胞。

(5) 离心弃上清，去除红细胞碎片。

(6) 用 PBS 重悬沉淀，就可以进行后续荧光素偶联抗体标记，然后进行流式上样分析。

胸腺、脾脏和淋巴结内主要是相对独立的免疫细胞，制备这些脏器的单细胞悬液，只需直接将脏器经筛网研磨即可。胸腺、脾脏和淋巴结单细胞悬液的制备方法如下。

(1) 颈椎脱臼处死小鼠，分离需要制备单细胞悬液的脏器。

(2) 取一个干净的平皿，在其中放入筛网，将脏器置于筛网上，加入适量 PBS 或者培养基。用研磨棒轻轻研磨脏器，尽量将所有脏器组织研磨成单细胞状态，直到只剩下脏器的结缔组织为止。注意研磨时动作应轻柔，用力过大可导致细胞破裂、死亡。

(3) 弃去筛网和筛网上的结缔组织，收集平皿内的细胞悬液，离心沉淀。

(4) 红细胞裂解液裂解红细胞，离心去除红细胞碎片。

(5) 用 PBS 重悬沉淀，就可以标记荧光素偶联抗体，然后进行流式上样分析。

3. 实体组织样品制备　实体组织如肺脏、肝脏和肿瘤组织内含有较多的结缔组织，实体脏器细胞之间一般结合紧密，所以直接研磨脏器法无法得到理想的单细胞悬液。因此，研磨前需将脏器剪碎后加入Ⅳ型胶原酶消化，消化后的组织再用研磨棒直接研磨，以后的步骤与免疫器官样品制备相同。

Ⅳ型胶原酶消化组织的最佳时间各不相同：肝脏组织较脆，结缔组织含量相对较少，一般消化 0.5~1 小时；肺脏组织较韧，完全消化大约需 3 小时；肿瘤组织根据组织类型的不同而异，一般需 1~2 小时。实体组织研磨后的单细胞悬液以实体细胞为主，如果研究目标不是实体细胞，而是组织内浸润的免疫细胞，可以用 Percoll 密度梯度离心法富集免疫细胞，然后进行流式分析。

在制备单细胞悬液的过程中，尤其是在制备粘连性较大的实体组织的单细胞悬液的过程中，如人的肿瘤组织等，经常会在缓冲液中加入EDTA等阳离子螯合剂以防止单细胞再聚集。EDTA等在防止单细胞再聚集方面有较好的作用，但可能会影响实验结果，如EDTA会螯合缓冲液中的钙离子，大幅减弱荧光素偶联单抗的荧光信号，若同时加入$CaCl_2$可有助于抵消EDTA对抗体荧光信号的影响。因此，研究者应该严格比较加入EDTA组与不加EDTA组的实验结果，排除EDTA对实验结果的影响。

三、细胞固定

上述制备的活细胞即可用于流式细胞仪分析。如果染色和流式分析要延后进行，或为了提高染色效果，则需要将细胞预固定。

（一）固定方法

1. 甲醛法　在细胞悬液中加入等量的4%甲醛（用Hank'S液配），4℃下固定12~18小时。

2. 乙醇法　将细胞悬于PBS中，缓慢加入预冷的95%乙醇，使乙醇终浓度为70%，过夜。乙醇固定是最常用的方法。

3. 丙酮法　于细胞悬液中缓慢加入冷丙酮，使终浓度达到85%。

（二）细胞固定实例

1. 用预冷的含0.5mmol/L EDTA的无钙、镁磷酸盐缓冲液，将细胞制成1×10^6细胞的悬液。
2. 在4℃下逐滴加入3倍体积的95%乙醇，连续搅拌使乙醇终浓度达70%。
3. 该细胞可在4℃下保存数日。
4. 分析前先用1 000r/min离心10分钟，弃去乙醇，再将细胞悬于PBS中或要求的试剂中。
5. 固定后的细胞脆性很大，很容易破碎，对固定标本染色、洗涤等处理一定要轻柔。

四、流式细胞术常规检测时的样品制备

（一）直接免疫荧光标记法

取一定量的细胞（约1×10^6个细胞/mL），直接加入连接有荧光素的抗体进行免疫标记反应（如做双标或多标染色，可同时加入几种标记不同荧光素的抗体），室温避光孵育30~60分钟后，用PBS（pH 7.2~7.4）漂洗1~2次，加入约400μL缓冲液重悬，上机检测。本方法操作简便，结果准确，易于分析，适用于同一细胞群多参数同时测定。直标抗体试剂成本较高，但减少了间接标记法中较强的非特异荧光的干扰，因此更适用于临床标本的检测。

（二）间接免疫荧光标记法

取一定量的细胞悬液（约1×10^6细胞/mL），先加入特异性一抗，室温避光孵育30~60分钟后洗去未结合抗体，再加入荧光素标记二抗，生成抗原-抗体-抗抗体复合物，用FCM检测其上标记的荧光素被激发后发出的荧光。本方法费用较低，二抗应用广泛，多用于科研标本的检测。但由于二抗一般为多克隆抗体，特异性较差，非特异性荧光背景较强，易影响实验结果。注意标本制备时应设置阴性或阳性对照。另外，由于间接标记法步骤较多，会导致细胞丢失增加，不适用于测定细胞数较少的标本。

下面以体外培养的PBMC细胞为例，讲述免疫细胞样本制备的基本操作步骤。

1. 细胞培养在 96 孔板中，直接收集细胞于 1.5mL EP 管中，350g、4℃离心 5 分钟，弃上清。

2. 用 1mL 荧光激活细胞分选（fluorescence-activated cell sorting buffer，FACS）缓冲液重悬沉淀，350g、4℃离心 5 分钟，弃上清。

3. 封闭　标记样品细胞的荧光素偶联抗体多为单克隆抗体，少数也可能是多克隆抗体。其基本结构都由两部分组成，即包含有特异性结合抗原位点的 Fab 段和相对保守的 Fc 段。抗体的特异性表现在 Fab 段，标记时利用 Fab 段的抗原结合位点与细胞上的抗原分子特异性结合，从而标记并且相对量化细胞表达该抗原分子的情况。但是，有些细胞表面表达 FcR（Fc receptor，Fc 受体），如巨噬细胞、树突状细胞（DC）、B 淋巴细胞等。FcR 可以与荧光素偶联抗体的 Fc 段进行非特异性结合，对结果产生一定的影响。

(1) 方法 1：取适量的血清全 IgG 抗体与样品细胞充分混匀，4℃静置 15 分钟。研究人的细胞时，若荧光素偶联抗体来源于小鼠，封闭采用小鼠血清全 IgG 抗体。原则是，如果流式抗体可能与样品细胞的 FcR 发生非特异性结合，那么在标记荧光素偶联抗体之前，先用流式抗体同源的全 IgG 抗体进行封闭，使样品细胞表面的 FcR 饱和。

(2) 方法 2：将适量的抗 CD16 和抗 CD32 单克隆抗体与样品细胞充分混匀，4℃静置 15 分钟。CD16 是一种 FcR，能够与 IgG 的 Fc 段结合，亲和力较强。CD32 也是一种 FcR，能够与 IgG 的 Fc 段结合，亲和力中等。荧光素偶联抗体基本上是 IgG 抗体。所以，在标记荧光素偶联抗体前可以用抗 CD16 和抗 CD32 单克隆抗体封闭样品细胞，使样品细胞表面的 FcR 都被抗 CD16 或抗 CD32 单克隆抗体结合，从而阻止后续荧光素偶联抗体与 FcR 非特异性结合。

4. 标记相应的荧光素偶联抗体（以 CD3-APC-Cy7、CD4-FITC 为例）　一般染色体系推荐 100μL。CD3、CD4 表达量相对较高，1μL 足够了。假如有 9 个样本，分别取 10μL CD3-APC-Cy7、CD4-FITC 加入含有 990μL 的 1.5mL EP 管中，混匀后，分别取 100μL 加入 9 个样品孔中，混匀，室温、避光染色 20 分钟。

5. 加 1mL FACS 缓冲液洗去未结合的抗体，350g、4℃离心 5 分钟，弃上清，用 200μL FACS 缓冲液或 2% 多聚甲醛重悬沉淀，尽快上机分析。

6. 如检测细胞内抗原，如 Treg 细胞的 Foxp3 分子，则细胞固定后，用破膜缓冲液稀释 Foxp3 抗体，按照 100μL 体系重悬 PBMC 细胞，4℃孵育 30 分钟，加 1mL FACS 缓冲液洗去未结合的抗体，350g、4℃离心 5 分钟，弃上清，用 200μL FACS 缓冲液重悬沉淀，尽快上机分析。

7. 如检测免疫细胞分泌的细胞因子，在体外刺激过程中，T 淋巴细胞产生的细胞因子已释放出来，细胞内的细胞因子信号较弱，难以进行检测。近年来，可在细胞收集染色前，使用佛波酯（PMA）与离子霉素等药物刺激，同时用 Brefeldin A（BFA）或者 Monensin 孵育 4~6 小时（不同细胞因子所使用的最佳阻断剂不同，作用时间也可延长），阻断胞内高尔基体介导的转运，使得细胞因子聚集和蓄积，以增强细胞因子信号可被流式细胞仪检测。

五、流式细胞仪上机检测

（一）开机程序

1. 检查稳压器电源，打开电源。

2. 打开储液箱，倒掉废液，并在废液桶中加入 400mL 漂白水原液。打开压力阀，取出鞘液桶，将鞘液桶加至 4/5 满（一般可用三蒸水，做分选必须用 PBS 或 FACSFlow），合上压力阀。确保盖紧桶盖，检查所有管路是否妥善安置。

3. 将流式细胞仪开关打开，此时仪器功能控制钮的显示应是“STANDBY”，预热 10 分钟。排出过滤器内的气泡。

4. 打开电脑。

5. 执行仪器“PRIME”功能 1 次，以排除流动池中的气泡。

6. 分析样品时，先用 FACSFlow 或 PBS 进行“HIGH RUN”约 2 分钟。

注意：分选后，每次开机后需冲洗管道。方法是在分选装置上装 2 个 50mL 离心管，不接通浓缩系统，摁右下角白色按钮开始冲洗。待自动停止后接通浓缩装置，同法冲洗 1 次。

（二）预设获取模式文件（acquisition template files）

1. 从界面图形标志中选择“CELLQuest”，打开一个新视窗，可利用此视窗编辑一个获取模式文件。

2. 选取屏幕左列绘图工具中的“Dot plot”，绘出一个或多个点图。从“Dot Plot”对话框中选取“Acquisition”作为图形资料来源，并确定适当的 X 轴和 Y 轴参数。或选取屏幕左侧绘图工具中的“Histogram”。同法可绘出直方图。

3. 将此视窗命名后储存于相应文件夹中，下次进行相同实验时可直接调用。

（三）用 CELLQuest 进行仪器的设定和调整

1. 从界面画面中选取“CELLQuest”，进入后在“File”指令栏中打开合适的获取模式文件。

2. 从屏幕上方“Acquire”指令栏中，选取“Connect to Cytometer”连接电脑和仪器。将出现的“Acquisiton Control”对话框移至合适位置。

3. 从“Cytometer”指令栏中，开启“Detectors/Amps”“Threshold”“Compensation”“Status”对话框，并将它们移至屏幕右方，以便获取数据时随时调整获取条件。

4. 在“Detectors/Amps”对话框中，先为每个参数选择适当的倍增模式（amplifier mode），线性模式或对数模式。一般进行细胞表面抗原分析如分析外周血的淋巴细胞亚群时，FSC 和 SSC 多以线性模式测量，且“DDM Param”选择 FL2，而 FL1、FL2 与 FL3 则以对数模式测量。分析细胞 DNA 含量时，FSC、SSC、FL1、FL2、FL3 皆以线性模式进行测量，且“DDM Param”选择 FL2。分析血小板表型时，FSC、SSC、FL1、FL2、FL3 等均以对数模式进行测量。

5. 放上待检测的样品，将流式细胞仪设定于“RUN”，流速可在“HIGH”或“LOW”上。

6. 在“Acquisiton Control”对话框中，选取“Acquire”，开始获取细胞。在以下的仪器调整过程中随时选取“Pause”“Restart”以观察调整效果。没有完全调整好之前，谨记不要去掉“SETUP”前的“√”。

7. 在“Detectors/Amps”对话框中，用“PMT voltages”（粗调）与“Amp Gains”（细调）调整 FSC 和 SSC 探测器中的信号倍增度，使样品信号出现在 FSC-SSC 点图内，且细胞合理分布。

8. 在“Threshold”对话框中选择适当的参数设定 Threshold，并调整其高低，以减少噪音信号（细胞碎片）。一般做细胞表型时用 FSC-H，做 DNA 时用 FL2-H。Threshold 并不影响检测器对信号的获取，但可改善画面质量。

9. 从屏幕左列绘图工具中选取“Region”(区域),并在靶细胞周围设定区域线,即通常所说的门(gate)。圈定合适的细胞群可使仪器调整更为容易。

10. 在“Detectors/Amps”对话框中,调整荧光检测器(FL1、FL2、FL3、FL4 等)的倍增程度。根据所用的荧光阴性对照样品调整细胞群,使之分布在正确的区域内。

11. 在“Compensation”对话框中,根据所用的调整补偿用标准荧光样品调整双色(或多色)荧光染色所需的荧光补偿。比如应该为 FL1+FL2- 的细胞群却分布在 FL1+FL2+ 区域内,则需调大 FL2- ? %FL1 中的“?”,并从 FL1-FL2 点图中观察新的调整是否恰当。

12. 在“Status”对话框中可见:Laser Power 正常值 Run/Ready 为 14.7mW,Standby 为 5mW; Laser current 正常值为 6Amps 左右。

13. 调整好的仪器设定可在“Instrument Settings”对话框中储存,下次进行相同实验时可调出使用,届时只需微调即可。

(四) 通过预设的获取模式文件进行样品分析

1. 从界面标志中选择“CELLQUEST”,新视窗出现后从“File”指令栏中选择“Open”,打开预设的获取模式文件。

2. 从屏幕上方“Acquire”指令栏中,选取“Connect to Cytometer”连接电脑和仪器。将出现的“Acquisiton Control”对话框移至合适位置。

3. 从“Cytometer”指令栏中选取“Instrument Settings”,在其对话框中选择“Open”以调出以前存储的相同实验的仪器设定,按“Set”确定。

4. 在“Acquire”指令栏中,选择“Acquisition&Storage”决定储存的细胞数、参数、信号道数。其中 Resolution 在做细胞表面标志时选择 256,做 DNA 时选择 1024。Parameter Saved 则根据不同的检测对象选择不同的参数。

5. 在“Acquire”指令栏中,选择“Parameter Description”,以决定文件存储位置(folder)、文件名称(file)、样品代号以及各种参数的标记(panel),即安排 tube1、2、3……的检测参数。一般本仪器获取的数据按照要求保存于相应文件夹中。

6. 在“Cytometer”指令栏中,选择“Counters”,将此对话框移至合适位置,以便于随时观察 events 计数。

7. 将样品试管放至检测区,在“Acquire Control”对话框中选取“Acquire”以启动样品分析测定。

8. 微调仪器设定,待细胞群分布合适后选择“Acquire Control”对话框中的“Pause”“Abort”,去除“Setup”前的“√”,开始正式获取信号,存储数据。

9. 当一定数目的细胞被测定后,获取会自动停止,并会自动存储数据。重复步骤 7,继续分析下一个样品,直到所有的样品数据分析完毕。

注意:当所有样品分析完毕,换三蒸水,并将流式细胞仪置于“STANDBY”状态,以保护激光管。

（五）关机程序

1. 从 “File” 中选择 “Quit”，退出软件。

2. 用 4mL 1∶10 稀释的漂白水作样品，将样品置于旁位（vacuum is on），外管吸去约 2mL，在将样品架置于中位（vacuum is off），再进行 “HIGH RUN” 5 分钟（内管吸去 2mL）。

3. 改用三蒸水 4mL 作样品，同上处理。

4. 按 “Prime” 3 次。

5. 此时仪器自动转为 “STANDBY” 状态，换 2mL 三蒸水。必须在仪器处于 “STANDBY” 状态 10 分钟后再依次关掉计算机、主机、稳压电源，以延长激光管寿命，并确保应用软件正常运行。

第六节　实验操作关键点和注意事项

流式细胞仪并非完全自动化的仪器，准确的实验结果还需要准确的人工技术配合，所以标本制备需要规范，仪器本身亦需要质量控制。

一、流式细胞术免疫学检测的影响因素和质量控制

流式细胞术在免疫学中有着广泛的应用，其免疫荧光染色的标本制备非常重要，常常由于标本制备过程中出现人为非特异性荧光干扰（尤其在间接免疫荧光染色中）或细胞浓度低等影响检测结果。

解决这些影响因素的方法如下。

1. 确保标本上机检测前的浓度为 1×10^6/mL，细胞浓度过低或过高直接影响检测结果。

2. 使用封闭剂封闭非特异性结合位点，尤其在间接免疫荧光标记时必不可少。常用的蛋白封闭剂为 0.5% 牛血清白蛋白和 1% 正常山羊血清。

3. 荧光抗体染色后充分洗涤，注意混匀和离心速度，减少重叠细胞和细胞碎片。

4. 设置对照样品，采用与抗体来源同型匹配的无关对照和荧光抗体的本底对照。

5. 判定结果时，应注意减去本底荧光。为使免疫荧光定量分析更精确，应用计算机程序软件，用拟合曲线方法将实验组的曲线峰值减去对照组的曲线峰值，就可以得到更准确的免疫荧光定量结果。

6. 注意染色后避光，保证细胞免疫荧光稳定。

二、DNA 倍体分析的质量控制

1. 手术切除的新鲜标本或活检针吸标本取材时，要避免出血坏死组织。

2. 标本采集后要及时固定或低温保存，以免组织发生自溶，DNA 降解，而造成测试结果的误差。

3. 固定剂要采用对组织细胞穿透性强的浓度，70% 乙醇固定效果较好。

4. 单细胞悬液制备过程中，注意将待测细胞成分分离出来，减少其他成分的干扰，并注意不要损伤该群细胞。

5. 细胞样品的采集要保证足够的细胞浓度，即 1×10^6/mL，杂质、碎片、团块和重叠细胞应<2%。对肿瘤细胞 DNA 异倍体的分析样品，至少有 20% 的肿瘤细胞存在。

三、操作

1. 流式细胞仪在整个工作过程中处于最佳状态，能保证定量检测的准确性和检测精度。使用标准样品调整仪器的变异系数在最小范围，分辨率在最好状态，能避免在测量过程中仪器条件的变化引起的检测误差。

2. 评价仪器精度的重要指标是仪器的变异系数（CV），对于校准样品，其 CV 值越小越好。CV 值越小，说明仪器校正的精度越高。校准样品包括非生物样品（荧光微球）和生物细胞样品（人淋巴细胞、鸡红细胞等）。

第七节　实验结果讨论和分析

1. 当样品中碎片杂质或团块过多，所测细胞数在 20% 以下，直方图的基线抬高时，应放弃分析处理。

2. 做细胞周期分析时，样品细胞数在排除碎片、杂质和团块后有 10 000 个。当异倍体细胞数占总细胞数 10% 以下时，需要结合其他诊断指标，不可盲目下结论。异倍体细胞占总细胞数至少 20% 以上，才可以确定异倍体的存在。

3. DNA 分析时，正常二倍体细胞直方图 CV 值>8% 时放弃分析，但肿瘤细胞的 CV 值>8%，与肿瘤细胞的异质性有关。

4. DNA 倍体标准的质量控制，采用相同个体同源正常组织、同样固定方法、相同的样品处理方法、相同的染色方法、同步染色、同样的仪器检测条件、正常的二倍体组织作为内标准。

第八节　应 用 实 例

目前，流式细胞技术已经越来越完善，基于其独特的细胞分选原理和强大的荧光标记技术，在临床实验室的应用已经全面覆盖了包括血液肿瘤、微小残留病、各种实体瘤的诊断和预后监测，已成为细胞学及医学检验领域中不可替代的一项重要工具。其在癌症诊疗中主要用于：①发现癌前病变，协助肿瘤早期诊断；②辅助预后判断和治疗效果预测。

一、口腔颌面部肿瘤诊断

FCM通过检测细胞中DNA的含量变化从而用于实体肿瘤的检测，所以病理形态学诊断一直把FCM技术视为肿瘤诊断的一个重要参考。

1. 研究肿瘤细胞的生物学特性　对肿瘤细胞DNA倍体分类，DNA倍体与预后关系密切的肿瘤有膀胱癌、前列腺癌、卵巢癌、子宫内膜癌及皮肤黑色素瘤。

2. 研究肿瘤细胞动力学标志的特征　研究肿瘤细胞的细胞周期、增殖活性、细胞凋亡水平和细胞分化情况。

3. 研究肿瘤细胞基因表达特征　分析肿瘤细胞各种基因，如：①癌基因中的*ras*基因族、*myc*基因族等；②抑癌基因*p53*、*RB*、*p16*等；③与肿瘤转移相关的基因*CD44S*、*CD44V5*等；④细胞凋亡相关基因*Caspases-3*、*CD95*等的表达水平；⑤肿瘤相关抗原细胞角蛋白（CK）、癌胚抗原（CEA）、上皮膜抗原（EMA）等。

4. 研究肿瘤患者的免疫学标志特征　分析肿瘤患者淋巴细胞及其亚群、巨噬细胞、树突状细胞、细胞因子等。

几乎所有恶性肿瘤都有染色体数目和/或结构异常。口腔颌面部肿瘤亦不例外。这些异常可用FCM测定DNA含量和有无异倍体出现而进行判断。异倍体是可靠的肿瘤标志，实体瘤的异倍体出现率可达80%。

有学者对131例口腔颌面部肿瘤的细胞周期和DNA倍体进行了FCM分析，从而对肿瘤的良恶性情况以及生物学行为进行诊断，指导肿瘤的治疗及预后评估。

方法：各种肿瘤于术前或术后行病理检查进行诊断，组织切片经HE染色或免疫组织化学染色，在光镜下观察。同时，切取部分组织用FCM测定细胞DNA含量及细胞周期。首先，将肿瘤组织放入200目的金属搓网中，浸于盛有2mL PBS的培养皿中轻搓，将搓下的细胞及碎片混合液用300目尼龙网过滤2次后，将细胞滤液于4℃离心机以1 000r/min离心5分钟，获得单细胞悬液。然后，加入0.1%RNA酶100μL，37℃处理1小时，离心后再将沉淀悬浮于10μg/mL PI中进行DNA染色，上机检测。每份样品细胞不少于10 000个，以正常人二倍体淋巴细胞DNA含量G0/G1细胞的峰道值为二倍体细胞的标准（DI=1.00），其计算公式为：DI=样品肿瘤细胞G0/G1峰道值/正常人淋巴细胞G0/G1峰道值。正常DI=1.0±0.15，DI≥1.16为异倍体，CV<6%（表10-8-1）。

表10-8-1　FCM检测各组DNA倍体及S期细胞增殖率（SPF）结果

肿瘤组	例数	DI	DNA倍体	SPF/%
血管瘤	18	1.00±0.01	0	12.61±0.11
乳头状瘤	17	1.00±0.07	0	21.52±0.21
混合瘤	23	1.05±0.09	4	28.35±0.13
颈部转移癌	10	1.29±0.21	8	34.56±0.24
恶性淋巴瘤	25	1.31±0.32	21	35.47±0.34
舌癌	20	1.34±0.26	20	37.64±0.22
牙龈癌	18	1.38±0.23	17	37.87±0.13

混合瘤中4例表现为DNA异倍体，其组织学表现为中度以上不典型增生。恶性肿瘤组各组DI值均显著高于良性肿瘤各组，而恶性肿瘤组各组间DI值无显著性差异。恶性肿瘤组各组DNA异倍体检出率显著高于良性肿瘤各组，恶性肿瘤组各组间DNA异倍体无显著性差异。恶性肿瘤各组间S期细胞增殖率无显著性差别，但均显著高于混合瘤组、乳头状瘤组及血管瘤组。

FCM能对DNA含量和细胞周期进行较准确的测定，可作为肿瘤病理诊断的一个有益补充。DNA异倍体、S期增殖率可作为恶性肿瘤诊断指标，尤其是DNA异倍体可视为癌变标志。

二、口腔颌面部肿瘤患者免疫功能的监测

免疫功能异常与口腔颌面部乃至全身其他部位恶性肿瘤的发生、转移及预后密切相关。肿瘤患者免疫功能紊乱多表现为细胞免疫功能低下，其原因可能是肿瘤在发生、发展过程中产生或分泌免疫抑制因子，抑制了机体抗肿瘤免疫功能。及时了解肿瘤患者的免疫功能状态，对合理制订放疗、化疗方案，了解生物治疗的疗效及掌握生物治疗时机都具有重要意义。T细胞是机体抗肿瘤的主要细胞，临床上检测T细胞及其亚群可以反映T细胞的免疫状态。应用不同CD系列的单克隆抗体，FCM可快速而准确地测定T细胞及其亚群。NK细胞是组成机体非特异性免疫的重要细胞，为非抗原依赖性效应细胞，在机体抗肿瘤及其他免疫活动中发挥重要作用。NK细胞是一种异质性多功能免疫细胞，具有广谱抗肿瘤活性，能抗同系、同种或异种肿瘤细胞，被认为是机体抗肿瘤的第一道防线。利用相应的荧光抗体，流式细胞仪可快速检测外周血中的NK细胞。近年来，流式细胞仪还可以检测淋巴细胞内细胞因子的表达和淋巴细胞表面受体的表达，如CD25（细胞膜白介素-2受体α链）、淋巴细胞内白介素-2、干扰素等，拓展了流式细胞仪在免疫功能检测方面的应用范围。

1. 淋巴细胞亚群检测　采集口腔癌患者根治性手术前后外周血，常规抗凝。每份标本同时取6管，分别加入3μL荧光抗体CD45/CD14、IgG1/IgG2a、CD3/CD19、CD3/CD4、CD3/CD8、CD3/$CD16^{+}$CD56和50μL外周血，混匀后避光孵育15分钟，加入1mL 1×溶血素混匀后室温放置暗处10分钟，1 000r/min离心5分钟，去除上清，重悬于0.4mL PBS中，上机检测，收集10 000个淋巴细胞，按顺序测定各管荧光信号，并分析结果。

2. 细胞内因子检测　取口腔癌患者抗凝外周血2mL，在流式专用试管中加入100μL血液和100μL RPMI 1640，再依次加入50ng/mL PMA、500ng/mL离子毒素和2μmol/L GolgiStop。37℃、5% CO_2培养箱中培养4小时。加入1×溶血素2mL，1 000r/min离心5分钟。染色缓冲液重悬，加入适量CD3-APC和CD8-FITC，室温避光孵育30分钟。1 000r/min离心5分钟，加入破膜/固定剂（perm/fix）200μl，4℃离心20分钟，去上清，加入50μL perm/wash重悬，各加入IL-4-PE和IFN-γ-PE 3μL，室温避光孵育30分钟。400μL染色缓冲液重悬。上机收集10 000个细胞，用软件分析。

三、肿瘤患者外周血检测结果与实体瘤标本检测结果的关系

有不少学者检测了肿瘤患者的外周血免疫细胞状态及瘤体细胞DNA含量，从而判断肿瘤患者免疫状态是否与肿瘤发生有密切关系，以及肿瘤患者瘤体细胞DNA的含量与机体细胞免疫状态之间的关系。大量实验表明，肿瘤患者外周血免疫细胞状态紊乱或低下且实体瘤标本DI值及SPF值明显异常者，肿瘤

恶性程度较高且预后较差。如果免疫功能较好且 DI 值及 SPF 值正常或变化不显著,肿瘤恶性程度较低,预后也就越好。当瘤体细胞 DNA 异倍体显著增多、SPF 值增高时,则外周血免疫状态较为低下。反之亦然,也就是说肿瘤患者外周血细胞免疫状态与标本 DI 值及 SPF 值呈正相关。用 FCM 同时检测患者实体瘤标本及外周血免疫细胞,可综合判断肿瘤的转归及预后,并进行临床治疗的指导。

四、对肿瘤治疗的指导作用

FCM 的 DNA 检测可预测口腔肿瘤的疗效,如治疗后异倍体直方图消失则说明有效,以前的异倍体细胞重现或有新的异倍体细胞出现则表示失败。治疗后 S 期和 G2 期细胞占细胞周期的百分比能发现 DNA 合成是否减少,可说明肿瘤生长有无抑制。有人用放疗加外科手术治疗头颈癌,治疗前为二倍体的 18 例,其 5 年生存率为 28%(5/18),而异倍体的 26 例 5 年生存率为 62%(16/26),说明治疗前后 DNA 异倍体肿瘤患者比二倍体肿瘤患者对放疗敏感。

五、在口腔颌面部肿瘤预后中的应用

关于恶性肿瘤的预后与 DNA 倍体之间的关系研究结果提示,DNA 倍体是多种肿瘤预后的主要而又独立的因素,有助于估计患者的临床过程,对于判断生存率有一定的意义,但仍存在争论。FCM 对头颈部鳞癌的研究表明二倍体肿瘤的患者预后较好。Hemmer 等对 93 例口腔癌的原发瘤和复发癌进行手术治疗,并进行 FCM 分析,从而对口腔癌局部复发进行预测,结果为 8 例患者原发和复发癌均表现为二倍体 DNA,无淋巴结转移,5 年生存率为 87%; 80 例异倍体患者的复发癌也都为异倍体,淋巴结转移率为 55%,5 年生存率为 31%; 5 例二倍体原发癌复发后转为异倍体细胞系,其中 3 例死亡,2 例区域性转移。由此看来,FCM 对口腔颌面部肿瘤检测可进行一定的预后判断。

另外,肿瘤干细胞已被证实在急性粒细胞白血病、肺癌、乳腺癌、胃肠道肿瘤、神经胶质瘤等都与肿瘤的发生、生长、转移和复发有密切关系。目前 FCM 被广泛应用于肿瘤干细胞的分选及检测,并进一步通过肿瘤干细胞标志物预测肿瘤复发、转移。

参考文献

[1] MACEY M G. Flow cytometry: principles and clinical applications. Med Lab Sci, 1988, 45 (2): 165-173.

[2] 李永生. 流式细胞仪在口腔颌面部肿瘤良、恶性诊断中的应用. 口腔颌面外科杂志, 2003, 15 (1): 75-77.

[3] 叶冬霞, 徐骎, 陈万涛, 等. 口腔癌患者手术前后外周血免疫指标的检测及其临床意义. 上海口腔医学, 2004, 13 (2): 83-86.

[4] 叶冬霞, 陈万涛, 周晓健, 等. 口腔鳞癌患者 Th1/Th2 细胞亚群漂移的检测. 中国口腔颌面外科杂志, 2006, 4 (2): 106-108.

[5] 刘慧, 阿达来提. 口腔颌面部肿瘤诊疗中流式细胞术的作用. 中华老年口腔医学杂志, 2006, 4 (1): 53-55.

[6] HEMMER J, SCHON E. Cytogenetic progression and prognosisin oral carcinoma: DNA flow cytometric study on 317 cases. Int. J Oncol, 1993, 3 (4): 635-640.

[7] HEMMER J, KREIDLER J, VAN HWFP, et al. Flow cytometr ic cellular a DNA content and lymph node metastasis in squamous cell carcinoma of the oral cavity. Int J Oncol, 1995, 6 (6): 1237-1242.

第十一章

口腔鳞癌肿瘤引流区淋巴结淋巴细胞(DNL)的制备及其活性的检测方法

实验目的和要求

1. 了解口腔鳞癌淋巴引流区的分布特点。
2. 了解DNL的免疫表型和生物学特点。
3. 掌握从淋巴结中分离、提取淋巴细胞的方法。
4. 熟悉DNL体外培养、扩增的技术方法。

第一节 概　　述

肿瘤免疫治疗已从改变宿主免疫反应性治疗转向免疫细胞和肿瘤细胞的基因操纵治疗,已从狭义的单纯应用细胞与体液免疫,发展到免疫细胞与细胞因子、淋巴因子的治疗。淋巴因子是T细胞受抗原刺激后释放的具有多种生物活性的可溶性物质。1979年第二届国际淋巴因子会议上将介导白细胞间相互作用的一些细胞因子统一命名为白介素(interleukin,IL),至今已纯化的白介素有20多种。Rosenberg等首次应用IL-2治疗晚期恶性肿瘤获得成功,说明通过调节机体内在免疫机制治疗恶性肿瘤是可行的。研究发现,IL-2在机体抗癌免疫调节过程中起着十分重要的作用,它有促进辅助性T细胞和细胞毒性T细胞增殖和活化的作用。

口腔颌面部不同器官、组织淋巴引流有一定的区域,这些部位的恶性肿瘤根据其发生部位的不同,多按照特定的顺序分别向下颌下和/或颏下、颈部等区域的淋巴结进行转移,这些区域的淋巴结被称为对应区域肿瘤的肿瘤引流区淋巴结。临床上行口腔颌面部恶性肿瘤手术切除原发灶的同时，根据恶性肿瘤病理类型和临床分期，一般常规行颈淋巴清扫术。颈淋巴清扫标本中含有大量未被肿瘤侵犯的淋巴结，可从这些淋巴结中获得足够数量的DNL，且操作简便、得率高。这些淋巴细胞在体外经IL-2处理后，扩增效果十分好。DNL的来源和抗瘤机制类似于肿瘤浸润淋巴细胞（tumor infiltrating lymphocyte，TIL）。DNL杀伤同种异体或自体同类型的肿瘤强于传统的淋巴因子激活的杀伤细胞（lymphokine-activated killer cell，LAK细胞），细胞回输给口腔颌面部恶性肿瘤患者可使肿瘤明显缩小，个别患者的肿瘤甚至会消失。鉴于DNL细胞的特点，其又常被作为基因治疗的载体细胞。

研究证实，大约有80%的人类肿瘤，如黑色素瘤、肾细胞癌、结肠癌、乳腺癌、卵巢癌等恶性肿瘤组织，可分离得到TIL，TIL可以在IL-2作用下进行体外扩增。约1/3黑色素瘤组织分离的TIL对自体肿瘤细胞有溶解杀伤作用。研究表明，恶性肿瘤DNL具有与TIL同样的肿瘤杀伤活性。DNL的体外杀伤口腔癌细胞活性可用MTT比色法检测。

第二节　实验方法的分类和原理

一、方法分类

取得有活性的淋巴细胞应根据不同目的，采用不同方法，考虑的因素主要有：①细胞纯度；②细胞获得量；③细胞活力；④使用方法的简易程度。

目前实验室和临床采用的方法主要有：流式细胞仪分选法、磁珠分选法和Ficoll-Hypaque密度梯度离心法。流式细胞仪分选法是应用淋巴细胞表面标记分子，通过流式细胞仪进行分选和收集。该方法的优点是获得细胞免疫表型明确，纯度高；缺点是细胞经过荧光标记和流式检测后细胞活力受到一定影响，并且细胞容易污染，分选代价较高。磁珠分选法详见第十三章。Ficoll-Hypaque密度梯度离心法是实验室常用的一种分离淋巴细胞的方法，本节重点予以介绍。

二、原理

Ficoll-Hypaque密度梯度离心法分离外周血或淋巴细胞悬液的原理，是利用不同细胞比重不同的特点，可以在密度梯度分层中得以分离。Ficoll-Hypaque是比重为1.077±0.001的聚蔗糖（Ficoll）-泛影葡胺（Urografin）（F/H）的分层液，是蔗糖的多聚体，呈中性，平均分子量为400kDa，当密度为1.2g/mL仍未超出正常生理性渗透压时，也不会穿过生物膜。红细胞、粒细胞比重大，离心后沉于管底。淋巴细胞和单核细胞的比重小于或等于分层液比重，离心后漂浮于分层液的液面上，从而得以分离和收集。

淋巴细胞在体外有IL-2存在的条件下，可以很好地增殖，细胞数量可以扩增达到初始量的几百万倍。细胞体外培养、扩增后，细胞的活性保持不变。通过该方法可以得到要求数量和质量的淋巴细胞。

第三节　实验适用范围和条件

所有恶性肿瘤淋巴引流区域的淋巴结，都可以应用该技术进行细胞分离、培养和扩增。淋巴结需要新鲜收取，并始终保持无菌状态。

第四节　实验器材和试剂

一、材料

口腔鳞癌颈淋巴清扫术后标本中的淋巴结。

二、器材

显微镜、离心机、超净台、水浴箱、CO_2 培养箱、培养皿、离心管、吸管、培养瓶、钢筛（100 目）、显微镜、计数板、96 孔板、离心机、酶标仪。

三、试剂

含血清培养液（RPMI 1640）、Hank's 液（含 1 000U/mL 青、链霉素，2.5μg/mL 两性霉素）、0.5% 胶原酶Ⅱ、0.002%DNA 酶、0.05% 透明质酸酶Ⅳ、Ficoll-Hypaque、噻唑蓝（MTT）、二甲基亚砜（DMSO）。

第五节　实验操作步骤

一、DNL 的分离

1. 取手术后新鲜的颈淋巴组织清扫术后标本中的淋巴结数枚，浸泡在生理盐水中，保持无菌。

2. 将淋巴结浸入含双抗的生理盐水或 Hank's 液中 30 分钟，用眼科剪剪碎淋巴结至 $1mm^3$ 大小。

3. 按体积加入 0.5% 胶原酶Ⅱ、0.02%DNA 酶、0.05% 透明质酸酶Ⅳ，置于 37℃水浴摇床内消化 2~3 小时，经 100 目筛网过滤除去细胞团块及纤维结缔组织。

4. 用无 $Ca^{2+}Mg^{2+}$ Hank's 液洗 2 次，制成淋巴细胞的单细胞悬液。

5. 先将 100%Ficoll（比重 1.077）3mL 置于离心管底层，在其上加入 75%Ficoll（比重 1.055）3mL，最后将淋巴结细胞悬液置于上层，室温下 1 200r/min 双梯度离心 20 分钟。

6. 收集在双梯度界面的细胞并计数。

7. 用 Hank's 液洗 2 次。

二、DNL 的培养和扩增

1. 配混合培养液　RPMI 1640 完全培养液 + rIL-2 2 000IU/mL。

2. 用培养液将细胞稀释成 6×10^6/mL 浓度，置于 37℃、5% CO_2 培养箱中培养。

3. 平均每 3~5 天换液一次，每次换液时加入 rIL-2 2 000IU/mL，每次传代后，保持细胞初始浓度在 6×10^6/mL。

扩增较大量时用 60mL 容积的平底瓶培养，记录每次传代所收获的细胞数。

三、DNL 数量计算和免疫表型检测

采用淋巴细胞亚群流式细胞仪检测技术可测定细胞的表面标记分子。同时，检测 1mL 细胞悬液的细胞数，计算扩增后的总细胞数量。

四、DNL 体外杀伤口腔鳞癌细胞效果

1. 制备单细胞悬液　将肿瘤细胞浓度调至 10^4/mL，加入 96 孔板，每孔加入 100μL。

2. 以不同的效靶比加入淋巴细胞，每孔加 100μL，同时按相应的前述浓度设单纯淋巴细胞孔、单纯肿瘤细胞孔和空白对照孔。

3. 37℃、5% CO_2 条件下培养 48 小时。

4. 每孔加 MTT 溶液（终浓度 1mg/mL）20μL，培养 2~4 小时。

5. 在倒置显微镜下观察 96 孔板，用数码相机拍摄照片。

6. 用 96 孔板 1 500r/min 离心，15 分钟后去上清液，每孔加 DMSO 200μL 充分混匀。

7. 用酶标仪检测（波长为 540nm）吸光度（A）。

第六节　实验操作关键点和注意事项

1. 操作全程应尽可能在短时间内完成，以免因时间过长造成细胞过多死亡或活力降低。

2. 尽量使用水平离心机进行离心。离心机转速增加和减少要均匀、平稳，保持离心管有清晰的界面。

3. 小鼠、兔等动物的淋巴细胞比重与人不同，需配制相应密度的 Ficoll-Hypaque 或不同比例的聚蔗

糖和泛影葡胺。

4. DNL 培养时注意避免肿瘤细胞污染。

第七节　结果讨论和分析

1. DNL 数量计算和免疫表型可应用软件分析得出。

2. DNL 的杀伤活性根据检测的吸光度(A),参照以下公式计算肿瘤细胞的抑制率。

$$细胞毒活性=\left[1-\frac{A(E+T)-A(E)}{A(T)}\right]\times 100\%$$

A(E+T)=(E+T)孔的 A 值,A(E)=E 孔的吸光度值

A(T)= 靶细胞孔的吸光度值

E= 效应细胞(DNL)　T= 肿瘤细胞

参考文献

[1] 朱立平, 陈学清. 免疫学常用实验方法. 北京: 人民军医出版社, 2000.
[2] 科利根 J E, 比勒 B E, 马古利斯 D H. 精编免疫学实验指南. 曹雪涛, 译. 北京: 科学出版社, 2009.
[3] 余传霖, 叶天星, 陆德源, 等. 现代医学免疫学. 上海: 上海医科大学出版社, 1998.
[4] 郭伟. 口腔临床免疫学. 上海: 复旦大学出版社, 2003.
[5] 陈福祥, 陈广洁. 医学免疫学与免疫学检验. 北京: 科学出版社, 2016.
[6] 陈万涛. 口腔临床免疫学实验技术. 上海: 上海交通大学出版社, 2009.

第十二章

自然杀伤细胞(NK 细胞)分选及活性检测

实验目的和要求

1. 掌握 NK 细胞表面标记分子和生物学特点。
2. 熟悉 NK 细胞分选及活性检测的操作步骤。
3. 了解 NK 细胞计数、活性检测和功能评价的方法。

第一节 概 述

NK 细胞是机体重要的固有免疫细胞,主要分布在外周血,占外周血淋巴细胞总数的 5%~10%。一方面,NK 细胞可通过穿孔素、颗粒酶直接杀伤靶细胞;另一方面,可通过其表达的凋亡相关因子配体(factor related apoptosis ligand,FASL)、肿瘤坏死因子相关凋亡诱导配体(tumor necrosis factor related apoptosis inducing ligand,TRAIL)等诱导靶细胞凋亡。该过程不需抗原刺激和抗体参与,也无主要组织相容性复合体(MHC)限制性。NK 细胞除了具有强大的杀伤功能外,还具有较强的免疫调节作用,可与机体其他各类免疫细胞相互作用,调节机体的免疫状态和免疫功能。人类 NK 细胞表达 CD56 等分化抗原,并根据 CD56 的表达情况进一步分为 $CD56^{dim}$ 和 $CD56^{bright}$ 两个亚群。$CD56^{dim}$ 和 $CD56^{bright}$ 占 NK 细胞的数量取决于 NK 细胞的功能,主要发挥细胞毒性作用,具有较强大的杀伤活性。$CD56^{bright}$ 可产生细胞因子,起免疫调节作用。

第二节　实验方法的分类和原理

一、NK 细胞分选

获得高收率、高纯度、高活性的 NK 细胞是进行 NK 细胞活性检测或其他体外实验的重要前提。NK 细胞分选的方法主要有密度梯度离心法、流式细胞分选法及免疫磁珠分选法，后两者较常用。

1. 密度梯度离心法　外周血细胞由不同密度的红细胞、粒细胞、单核细胞、淋巴细胞、血小板等组成。将稀释的抗凝血叠加于适宜密度的淋巴细胞分离液上，离心后不同种类的细胞因密度不同而分布于离心管的不同位置。红细胞和粒细胞密度大于分离液，沉积于管底。血小板和血浆位于上层。与分离液密度相近的单核细胞分布在上层和分离液间。经此法分离的 NK 细胞中 60%~80% 是大颗粒淋巴细胞，可作为纯化 NK 细胞的第一步，再利用其他方法高度纯化 NK 细胞，以达到缩短分离时间、减少试剂用量的目的。

2. 流式细胞分选法　人 NK 细胞表型为 $CD56^{+}CD16^{+}CD3^{-}$，包括 $CD56^{dim}$ 和 $CD56^{bright}$ 两个亚群。采用荧光标记的 CD3、CD16 或 CD56 抗体标记细胞，通过流式细胞分选仪即可得到较高纯度的 NK 细胞。也可同时用荧光标记的 CD56 抗体标记细胞，分选出 $CD56^{dim}$ 及 $CD56^{bright}$ 的 NK 细胞亚群。

3. 免疫磁珠分选法　该法的原理是基于细胞表面抗原与磁珠相连的特异性抗体相结合，在外加磁场中被吸附而滞留，而未与磁珠相连的细胞不能在磁场停留，从而实现细胞分离。其包括阳性分选法和阴性分选法。阳性分选法是利用偶联抗 CD56 抗体的磁珠，从而分选出 $CD56^{+}$ NK 细胞。该法操作较简便，但由于抗体结合了 NK 细胞，会对 NK 细胞造成刺激，可能会影响后续实验的准确性。阴性分选法则通过磁珠结合实验不需要的细胞。采用该法获得的 NK 细胞表面不含抗体，也不会受到磁珠的干扰，因此对 NK 细胞功能的影响较小。

二、NK 细胞活性检测

NK 细胞活性检测可反映 NK 细胞的功能状态，检测人 NK 细胞活性多用 K562 细胞株作为靶细胞，人外周血单个核细胞（peripheral blood mononuclear cell，PBMC）作为效应细胞。体外检测 NK 细胞活性的方法包括流式细胞术、放射性核素释放法、MTT 比色法、形态学法、酶释放法、荧光法、化学发光法等，前两者较常使用。

（一）流式细胞术

碘化丙啶（propidium iodide，PI）只能渗透到死细胞内，当靶细胞被 NK 细胞杀伤后，PI 进入损伤或死亡的靶细胞，利用流式细胞仪分析死亡靶细胞的比例，即 NK 细胞杀伤活性。采用 Annexin-V-FITC/PI 双染法可将细胞分为 4 个组群，能较好地区分活细胞、早期凋亡细胞、中晚期凋亡细胞和死亡细胞。可在单细胞水平上监测细胞信号的变化，较其他方法更准确客观。

此外，还可利用不发荧光的羧基荧光素乙酰乙酸（carboxyfluorescein diacetate succinimidyl ester，CFSE）标记靶细胞，CFSE 在细胞内被酯酶水解为发荧光的羧基荧光素，用流式细胞仪检测活的靶细胞荧光即可判断 NK 细胞活性。

（二）放射性核素释放法

用放射性核素 ^{51}Cr、^{3}H-TdR 或 ^{125}I-TdR 标记靶细胞，当靶细胞被 NK 细胞杀伤破坏后，释放出放射性核素，通过测定上清和细胞的放射性强度，即可计算 NK 细胞活性。根据放射性核素标记靶细胞部位，又可分为细胞质释放法与细胞核释放法。

1. 细胞质释放法　常用 ^{51}Cr 释放法。$Na_2{}^{51}CrO_4$ 能进入细胞内与细胞蛋白质牢固结合。^{51}Cr 标记的细胞受到损伤或死亡时可释放出 ^{51}Cr。通过测定上清中的 ^{51}Cr 量即可计算出 NK 细胞活性。本法操作简便且能定量，缺点是自然释放率高、所需靶细胞数量多、^{51}Cr 半衰期短等。近年来也用 ^{111}In（铟）检测 NK 细胞活性，优点是标记率高，用量少，可释放 90% 的自身能量（比 ^{51}Cr 高 10 倍）且自然释放率低（仅为 ^{51}Cr 的一半）。

2. 细胞核释放法　^{3}H-TdR 或 ^{125}I-TdR 作为 DNA 合成的前体物，可被摄入靶细胞核内。当效应细胞和靶细胞共温后，用胰酶和 DNA 酶处理可使遭到破坏的细胞核内容物释放。该法自然释放率比 ^{51}Cr 低、半衰期较长、敏感性高，故被较多实验室采用。

（三）比色法

噻唑蓝（methylthiazolyldiphenyl-tetrazolium bromide，MTT）又称溴化噻唑蓝四氮唑，是一种黄色染料，常用来检测细胞的活力、增殖及毒性。活细胞线粒体中的琥珀酸脱氢酶可将外源性 MTT 还原成蓝紫色的甲臜类化合物，并沉积在细胞内。活细胞越多，颜色越深，据此推断活细胞或死细胞的数量。将效应细胞与靶细胞按一定比例共培养，用 MTT 处理，再通过酶标仪比色即可计算 NK 细胞活性。此法较简捷，但产生的甲臜类化合物不溶于水，需被溶解后才能检测，会对实验结果的准确性产生一定影响。

细胞活力检测试剂盒（CCK-8）是在 MTT 基础上发展的一种细胞活力检测技术，能更简便而准确地检测细胞活力。其基本原理是该试剂中 WST-8 为一种水溶性四唑盐，可被细胞中的脱氢酶还原为具有高度水溶性的黄色甲瓒产物。生成的甲瓒物的数量与活细胞的数量成正比。CCK-8 法是用于测定细胞增殖或毒性实验中活细胞数目的一种高灵敏度、无放射性的比色检测法，可替代传统的 MTT 比色法。

（四）形态学法

NK 细胞杀伤靶细胞后，死亡靶细胞的细胞膜通透性发生改变，台盼蓝等染料可通过细胞膜进入细胞内，从而使细胞着色；而活细胞不能折射，据此可区分活细胞和死细胞。将效应细胞与靶细胞按一定比例混合培养，用台盼蓝或伊红 Y 等染料处理，然后分别计数着染的死细胞和不着染的活细胞，由此推算 NK 细胞的杀伤活性。该法较简便易掌握，但判断死细胞与活细胞易带有检测者的主观因素，也无法计数轻微损伤的细胞。

（五）乳酸脱氢酶（lactate dehydrogenase，LDH）释放法

LDH 是活细胞细胞质内含酶之一，正常情况下不能透过细胞膜。当靶细胞被 NK 细胞杀伤后，细胞膜通透性发生改变，LDH 释放到细胞外，催化乳酸生成丙酮酸，并通过一系列的氧化还原反应生成蓝紫色的甲臜类化合物。因此，LDH 的含量即可反映 NK 细胞活性。该法经济简便、可定量，缺点是 LDH 分子

较大，仅当靶细胞膜完全被破坏时才可释放，因此不能较早反映细胞效应。

（六）荧光法

该法的检测原理是用荧光素标记靶细胞，经与效应细胞共培养，用荧光计检测剩余存活靶细胞的荧光。该法的缺点是活细胞释放的荧光常被效应细胞和培养液等淬灭、靶细胞自然释放率高、荧光本底强。为克服上述缺点，可用时间分辨荧光免疫分析，将靶细胞用镧系元素铕（Eu）的螯合物标记。按同法与效应细胞共培养后，再用时间分辨荧光计检测荧光，可除去非特异性荧光本底。该法实验检测速度较快，特异性较强。

（七）化学发光法

NK 细胞杀伤靶细胞时出现呼吸爆发，生成极不稳定的 O_2^- 和 OH^- 等，放出光子，在发光剂存在的条件下，可被电倍增管接受和计数，发光量与 NK 细胞杀伤能力相关。

第三节　实验适用范围及条件

NK 细胞功能检测在一定程度上反映机体的免疫功能状态，其活性改变与病情进展及预后存在一定的相关性。NK 细胞分选和活性检测可用于病毒感染、肿瘤、器官移植和免疫缺陷病等疾病的辅助诊断和预后预测。此外，提取分选的 NK 细胞经修饰后回输到患者体内，是潜在的癌症治疗方法。

第四节　实验器材和试剂

一、NK 细胞分选

目前 NK 细胞分选常用的是流式分选法和磁珠分选法，本节以这两种方法为介绍重点。

（一）流式分选法

1. 流式细胞仪。
2. 人外周血单细胞悬液。
3. 荧光偶联抗体。

（二）磁珠分选法

1. 磁化细胞分离器。
2. 含 10% 血清 RPMI 1640 液。
3. 含 1% 小牛血清白蛋白的磷酸盐缓冲液（1%BSA/PBS）。
4. 抗 CD3 单克隆抗体。

5. 抗 CD16 单克隆抗体。

6. 抗 CD56 单克隆抗体。

7. 生物素标记的羊抗鼠血清。

8. FITC 标记的链霉亲和素。

9. 生物素标记的磁球颗粒。

二、NK 细胞活性检测

目前常用的 NK 细胞活性检测法包括 ^{51}Cr 释放法、流式细胞术，本节以这两种方法为介绍重点。

(一) ^{51}Cr 释放法

1. 铬酸钠（$Na_2{}^{51}CrO_4$）。

2. 十二烷基硫酸钠（sodium dodecyl sulfate，SDS）　用无菌生理盐水配制成 2% 浓度。

3. 靶细胞　检测人的 NK 细胞活性常用的靶细胞为体外传代细胞株 K562，实验时一般采用 24~48 小时培养的靶细胞。

4. 效应细胞　人外周血分离的 NK 细胞。

5. 含 15% 新生牛血清（NCS）的 RPMI 1640 液及淋巴细胞分层液等。

(二) 流式细胞术

1. 流式细胞仪。

2. 靶细胞　检测人的 NK 细胞活性常用的靶细胞为体外传代细胞株 K562；实验时一般采用 24~48 小时培养的靶细胞。

3. 效应细胞　人外周血分离的 NK 细胞。

4. PBS。

5. 结合缓冲液。

6. PI。

7. Annexin-V-FITC 试剂等。

第五节　实验操作步骤

一、NK 细胞分选

(一) 流式细胞分选法

1. 制备 PBMC 悬液

(1) 取 2mL 外周血，用肝素抗凝，用生理盐水稀释成 4mL，混匀。

(2)将稀释后的血液沿试管壁缓慢加入淋巴细胞分离液,勿用力过大,以免造成血液与分离液混合,保持清晰的分层状态。

(3)2 000r/min 离心 30 分钟,室温 18~20℃。离心后可见试管内的血液分为清晰的 4 层,上层为血浆层,中层为分离液层(单个核细胞处于血浆层和分离液层之间),底层为红细胞层,红细胞层上为粒细胞层。

(4)用吸管将上层与中层间的淋巴细胞层吸出收集到另一试管中,用生理盐水洗 2 遍,每次均以 1 500r/min 离心 10 分钟,弃上清后即得到高纯度的 PBMC 悬液。

2. 封闭　用封闭缓冲液洗涤细胞 1 次,每管加入 100μL 封闭缓冲液,并在冰上孵育 30 分钟。

3. 荧光素偶联抗体标记　添加适当偶联的荧光一抗,避光下冰上孵育 15~20 分钟,用 1mL 细胞染色缓冲液洗涤 2 次洗去未结合的抗体,600g 离心力离心 5 分钟,弃上清,将细胞沉淀重悬于 0.5mL 细胞染色缓冲液中,保存于冰盒,并尽快上机进行分选。

(二) 磁珠分选法

1. 分离 PBMC 如上述。

2. 将 PBMC 的浓度用含 10% 血清的 RPMI 1640 液调整为 4×10^6/mL,再加入无菌细胞培养皿中,37℃、7.5% CO_2 环境中培养 2 小时后,除去黏附的单核细胞和 B 细胞。

3. 非黏附细胞与含 10% 血清的 RPMI 1640 液预孵育 1 小时后过尼龙棉柱,剩余的 B 细胞和单核细胞黏附在尼龙棉柱上,用培养液洗柱,收集洗下的 T 细胞和 NK 细胞。

4. 用磁场分离 T 细胞和 NK 细胞。

(1)阴性分选法:在反应中加入偶联抗 CD3 抗体的磁珠,T 细胞与其特异结合后被吸附而滞留于磁性分离柱内,洗下未被标记细胞即为 NK 细胞。

(2)阳性分选法:在反应中加入偶联抗 CD16 及抗 CD56 的磁珠,NK 细胞与其特异结合形成磁性免疫复合物留于柱内,将未标记的细胞洗去后,将标记的 NK 细胞用洗液轻轻加压洗脱。

在水浴中对 T 细胞和 NK 细胞进行标记,细胞先与抗表面抗原的单抗孵育 10 分钟(1×10^7 个细胞用 100μL 抗 CD3 单抗或 25μL 抗 CD16 单抗或抗 CD56 单抗),细胞经洗涤后与生物素标记的 100μL 羊抗鼠抗血清孵育 10 分钟,洗涤后加入 25μL FITC 标记的链霉亲和素,反应 8 分钟,再次洗涤后加入生物素标记的磁珠颗粒(加抗 CD3 单抗者加 100μL 磁珠颗粒,加 25μL 抗 CD16 单抗或抗 CD56 单抗者加 50μL 磁珠颗粒)反应 8 分钟。

5. 上述每步反应后,用 10 倍体积的含 1% 牛血清白蛋白的 PBS 洗涤,3 000r/min 离心 8 分钟,以终止反应。使用磁化细胞分离器进行免疫磁性分离。分离柱在使用前用高压灭菌。

6. 将标记有磁性复合物的细胞悬液重悬于 2~5mL 含 1% 牛血清白蛋白的 PBS 中,调整细胞浓度为 5×10^7~1×10^8/mL。将分离柱先与含 1% 牛血清白蛋白的 PBS 预孵育 30 分钟,4℃预冷后放入永久性磁铁的磁场中,加入 80~100mL 标记细胞悬液。将分离柱拿出磁场,用 50mL 洗液在无菌条件下以注射器轻轻加压洗脱标记的细胞,离心沉淀细胞,用荧光显微镜分析,用台盼蓝估计存活率,以 RPMI 1640 液保存。

二、NK 细胞活性检测

（一）^{51}Cr 释放法

1. 靶细胞的制备　用 RPMI 1640 完全培养液调整细胞浓度为 2×10^6/0.5mL，加入 100~200μL ^{51}Cr，置于 37℃水浴 90 分钟，每间隔 15 分钟振摇 1 次。然后，用含 5%NCS 的 RPMI 1640 培养液洗涤 3 次，除去游离的 ^{51}Cr。计数活细胞，用 RPMI 1640 完全培养液调整细胞浓度至 1×10^5/mL，置于 4℃冰箱内保存。同时，应检测细胞的 ^{51}Cr 标记率，一般要求标记率>0.1cpm/ 细胞。

2. 效应细胞的制备　用常规方法分离 PBMC，用 RPMI 1640 完全培养液配制成 1×10^7/mL 的细胞悬液备用。

3. 在无菌操作条件下取效应细胞和靶细胞各 0.1mL（效 / 靶细胞比值 =100∶1），加入 96 孔板内，每份标本做 3 个复孔。同时，设自然释放对照孔（0.1mL 靶细胞 +0.1mL RPMI 1640 完全培养液）和最大释放孔（0.1mL 靶细胞 +0.1mL 2%SDS），置于 37℃、5% CO_2 温箱内孵育 4 小时，取出后用移液器吸出各孔上清 0.1mL，加入试管内（勿将细胞吸出），用 γ 计数仪测量 cpm 值。

4. 结果计算　根据以下公式计算 ^{51}Cr 自然释放率和 NK 细胞活性。

$$\frac{\text{实验组平均 cpm}-\text{平均自发释放 cpm}}{\text{平均最大释放 cpm}-\text{平均自发释放 cpm}}\times100\%$$

（二）流式细胞术

以 Annexin V/PI 双染法为例：将 K562 细胞作为靶细胞，用 Annexin V/PI 双标，通过流式细胞仪定量检测 K562 细胞的早期和晚期凋亡百分比，即可快速得到 NK 细胞的活性。

1. 调整待检测细胞浓度为 10^6/mL，取 200μL，1 000r/min 离心 5 分钟（4℃）。

2. 用 1mL 预冷的 PBS 润洗 2 次，1 000r/min 离心 5 分钟（4℃）。

3. 将细胞重悬于 100μL 结合缓冲液，加入 2μL Annexin-V-FITC（20μg/mL），轻轻混匀，避光冰上放置 15 分钟。

4. 转至流式检测管，加入 400μL PBS，每个样品临上机前加入 1μL PI（50μg/mL），2 分钟后迅速检测。

5. 同时以不加 Annexin V-FITC 及 PI 的一管作为阴性对照。

6. 结果计算　分析死亡靶细胞的比例即 NK 细胞的杀伤活性。

第六节 实验操作关键点和注意事项

一、NK 细胞分选

（一）流式分选法

1. 流式实验的对照组设置很重要，常见的有阴性对照、荧光减一（fuorescence-minus-one，FMO）对照、补偿单阳管对照。

2. 流式分选 NK 细胞时，为避免部分免疫细胞表面表达的 FcR（如巨噬细胞、DC、B 细胞等）与荧光素偶联抗体的 Fc 段进行非特异性结合，可在标记荧光素偶联抗体前封闭样品，以消除非特异性结合对结果可能产生的影响。

（二）免疫磁珠分选法

1. 免疫磁珠分选法分为阴性分选法和阳性分选法。阳性分选法使用偶联抗 CD16 或 CD56 单抗磁珠，结合的细胞即 NK 细胞。阴性分选法使用磁珠结合不需要的细胞，洗脱未标记的细胞即 NK 细胞。

2. 磁珠分离细胞的重要指标是纯度和获得率，这取决于磁珠所偶联单抗的特异性及磁珠的大小。磁珠不宜过大，否则会影响细胞的活性。

3. 免疫磁珠分选法较流式细胞分选法更适用于大批量的细胞分选，且稳定性高、重复性强，操作也更简单。流式细胞分选法可进行多个细胞标记物的分选（如 $CD16^{+}CD56^{+}CD3^{-}$），阳性分选和阴性分选可同时进行。

二、NK 细胞活性检测

（一）^{51}Cr 释放法

1. 效 - 靶细胞比值一般选择 50：1~100：1，如果比值再增加，自然杀伤率不再呈对数增加。

2. 由于放射性核素具有毒性，标记的靶细胞不宜放置过久，与效应细胞作用时间也不宜过长。因为随时间的延长死细胞增多，自然释放率也随之增高。

3. 用 ^{51}Cr 释放法测定 NK 细胞活性时，注意一般要求 ^{51}Cr 自然释放率 $<10\%$。

（二）流式细胞术

1. 流式细胞术所测的都是相对值，需通过设置对照组样品才能明确绝对值。

2. 同一种细胞需同时做双标记时，需做双标记的同型对照，且 2 种抗体所标记的荧光颜色不同。

第七节　结果讨论和分析

效 - 靶细胞共培养后，通过流式细胞术定量检测 K562 细胞的凋亡百分比，即可反映 NK 细胞的杀伤活性。其计算公式为：NK 细胞杀伤活性 = 样本孔 K562 细胞的凋亡比例 – 单纯 K562 细胞的自然凋亡比例。

单纯的 NK 细胞计数或活性检测不能完全说明 NK 细胞的功能状态。NK 细胞计数少并不代表 NK 细胞活性低。有的情况下，NK 细胞数量少，但活性可能较高；而其数量多，但活性较弱，免疫功能也依然低下。因此，检测 NK 细胞活性时应同时对 NK 细胞进行计数，如应用流式细胞仪同时检测 PBMC 中 NK 细胞的百分比，并计算其绝对数量，才能表示 NK 细胞活性单位。这种考虑了实际发挥作用的 NK 细胞数量的判定结果比单纯的检测 NK 细胞杀伤活性更有意义。

NK 细胞活性（自然杀伤率）一般为 47.6%~76.8%，但不同个体 NK 细胞活性可能相差很大。因此，有必要通过检测某一特定地域内人群的 PBMC 来确定 NK 细胞活性的正常值范围。同时，还应考虑个体年龄和性别，一般男性 NK 细胞活性明显高于女性。

临床上试验组的 NK 细胞活性显著高于对照组，可判定该项结果阳性。NK 细胞活性升高，常见于病毒感染早期、21- 三体综合征、器官移植及免疫增强药服用者等。其活性降低常见于恶性肿瘤、重症联合免疫缺陷病、艾滋病和免疫抑制药服用者等。

参考文献

[1] 陈万涛. 口腔临床免疫学实验技术. 上海: 上海交通大学出版社, 2009.

[2] MYERS J A, MOLLER J S. Exploring the NK cell platform for cancer immunotherapy. Nat Rev Clin Oncol, 2021, 18 (2): 85-100.

[3] WITEK M A, FREED I M, SOPER S A. Cell separations and sorting. Anal Chem, 2020, 92 (1): 105-131.

[4] COSSARIZZA A, CHANG H D, RADBRUCH A, et al. Guidelines for the use of flow cytometry and cell sorting in immunological studies (second edition). Eur J Immunol, 2019, 49 (10): 1457-1973.

[5] WIJAYA R S, READ S A, SCHIBECI S, et al. KLRG1+ natural killer cells exert a novel antifibrotic function in chronic hepatitis B. J Hepatol, 2019, 71 (2): 252-264.

[6] ELSNER L, DERSSEL R. ^{51}Cr-release to monitor NK cell cytotoxicity. Methods Enzymol, 2020, 631: 497-512.

[7] WONG WY, WONG H, CHEUNG S P, et al. Measuring natural killer cell cytotoxicity by flow cytometry. Pathology, 2019, 51 (3): 286-291.

[8] KANDARIAN F, SUNGA G M, ARAMGO-SAENA D, et al. A flow cytometry-based cytotoxicity assay for the assessment of human NK cell activity. J Vis Exp, 2017,(126): 56191.

第十三章

免疫磁珠 B 细胞分选及其免疫表型鉴定

实验目的和要求

1. 掌握免疫磁珠分选技术的基本原理。
2. 掌握 B 细胞免疫磁珠分选及其细胞免疫表型鉴定方法。
3. 熟悉免疫磁珠技术的应用范围。
4. 了解免疫磁珠技术的基本操作流程。

第一节　概　　述

免疫磁珠分选技术是目前常用的一种基于抗原抗体反应的细胞分选方法，能够高效简捷地分离、富集和纯化表达特定膜抗原的免疫细胞和其他细胞。

免疫磁珠分选所使用的免疫磁性微球简称免疫磁珠，是以直径几微米的磁性微珠作为载体，将抗体或抗原结合在此载体上，即成为带有免疫配基的磁性微珠。磁性微珠是一种人工合成的含金属小颗粒，由 3 部分组成：核心是金属小颗粒；核心外层均匀包裹一层高分子材料；最外层是功能基团，如氨基、羧基、羟基等，以便与生物大分子偶联。这种磁珠大小均匀，呈球形，具有超顺磁性及保护性的壳。免疫磁珠大小和形状的均一性使靶物质能迅速有效地结合到磁珠上。磁珠的球形结构可消除不规则形状粒子有关的非特异性结合。超顺磁性可以使磁珠置于磁场时显示其磁性，从磁场移出时磁性消除、磁珠分散。其保护性外壳可防止金属微粒漏出。

目前市场上常用的免疫磁珠分选系统按照所使用磁珠的大小，主要分为两大类：一类是以磁性细胞分选系统（magnetic activated cell sorting，MACS）为代表的小磁珠分选系统，其所使用的磁珠大小在 50nm

左右。在分选过程中，将待分离的细胞用超顺磁性微球特异性标记，随后使这些细胞通过一个放在强磁场中的分选柱，被标记的细胞会滞留在分选柱内，未被标记的细胞则流出。随后，将分选柱移出磁场，洗脱那些滞留在分选柱内的细胞，从而将表达和不表达某种特定抗原的细胞群分开。小磁珠通常对细胞作用温和，不影响分选后的细胞活力，且分选到的细胞可以直接上流式细胞仪进行检测。其缺点是通常需要很强的磁场来实现细胞分离，且分离速度较慢，细胞得率偏低，而所使用的一次性分离柱导致分离成本也较高。另一类常用的系统是以免疫磁珠分离技术（immunomagentic separation，IMS）为代表的大磁珠分离系统，其所使用的磁珠的大小一般在 1 200~4 500nm 之间。它是由 γFe_2O_3 和 Fe_3O_4 磁性材料合成的大小均一的超顺磁性微球，在每个微球表面包被一层多聚材料，随后偶联特异性抗体分子，即成为 Dynabeads 小球。在分选过程中，Dynabeads 特异性结合的细胞将会由于磁力的牵引，被吸附到接近磁场的试管侧，而未特异性结合 Dynabeads 的细胞则留在悬浮液中，可用吸管吸出。因此，其分离方法比较简单，不需要使用分离柱和离心操作。由于其所使用的磁珠较大，所以分离过程可以在试管中进行，而对磁场的要求不高，分离速度快，得率高而成本较低。但其缺点是对细胞具有一定的机械压力，会对细胞活性有一定的影响。而且，和柱式分离系统相比，其接触面积小，因此分离到的细胞纯度较低。由于磁珠颗粒较大，如果直接上流式细胞仪检测容易堵塞机器，所以必须先行酶解。BD IMag 是介于大磁珠和小磁珠之间的直径在 100~459nm 大小的中等磁珠，包被了高质量单抗。此磁珠在一定程度上结合了大磁珠和小磁珠分离系统的优点，可以在普通试管中完成细胞分离纯化，其对细胞的作用也十分温和，不影响后续的细胞培养和流式细胞仪的检测。

免疫磁珠分离技术在临床和基础研究中都有广阔的应用前景，因为它利用了单克隆抗体的高度特异性而避免了免疫毒素和补体裂解带来的非特异性杀伤作用。免疫磁珠分选技术适用范围很广，从小规模到大规模，从常见细胞到稀有细胞和复杂的细胞亚群，从人类和小鼠细胞到其他种系的细胞均可使用该技术，如分离免疫细胞、转染细胞、干细胞和肿瘤干细胞等。

该技术的优点是：①稳定、高质量的分选，使用免疫磁珠分选技术可获得高纯度（80%~99%）、高回收率的分选细胞群；②对细胞无损伤，磁性微珠和分选柱均无细胞毒性，不会对细胞造成损伤，保证分离纯化细胞的活力和功能；③操作简便、快速，免疫磁珠分选技术操作简单，消毒方便，磁珠孵育时间很短，仅需 15 分钟，手动分选可在 30 分钟内完成，自动分选可在 10~25 分钟完成；④从实验室到临床，免疫磁珠分选技术可以实现从一次性完成 10^5~10^{11} 个细胞分选，如果使用频率高可选用自动分选系统；⑤适用性强，MACS 技术不仅可以分选各种细胞，还可以分选转染后的细胞、亚细胞物质、蛋白质、DNA、RNA 及 mRNA 分子；⑥方便后续实验，分选后标记和未标记的细胞适用于后续各种细胞生物学实验和分子生物学实验，包括体外和体内培养，或是作为流式细胞分选前的细胞预富集。

和免疫磁珠分选技术相比，细胞分离纯化的另外一种常用的方法是流式细胞仪分选。该技术所收集细胞纯度较高，但分选过程较为复杂。因其对分选设备及无菌条件要求高，目前有些地方尚不能广泛开展，且此法是在分选血细胞的过程中建立起来的分选方法，其使用的高压小直径液流可能是待分选细胞所不能承受的，对细胞表面标志也有一定的破坏。因而，可能会影响分选细胞活性，降低分选后细胞得率。

B 细胞来源于骨髓的多能干细胞，是由骨髓中的造血干细胞分化发育而来。禽类 B 细胞是在法氏囊内发育生成，故又称囊依赖淋巴细胞。与T细胞相比，B细胞的体积略大。这种淋巴细胞受抗原刺激后，会增殖分化出大量的浆细胞。浆细胞可合成和分泌抗体，并在血液中循环。成熟的B细胞经外周血迁出，进入脾脏、淋巴结，主要分布于脾小结、脾索、淋巴小结、淋巴索及消化道黏膜下的淋巴滤泡中，受抗原刺激后，分化增殖为浆细胞，合成抗体，发挥体液免疫的功能。B细胞在骨髓和淋巴结中的数量较T细胞多，在血液和淋巴结中的数量比T细胞少，在胸导管中则更少，仅少数参加再循环。B细胞的细胞膜上有许多不同的标志，主要是表面抗原及表面受体。对免疫表型的鉴定可以确定不同B细胞的比例以及是否和疾病相关。

第二节 实验方法的分类和原理

免疫磁珠标记方法有直接法和间接法两种。直接法是先用抗体包被磁珠，使之与磁珠结合（物理吸附或化学结合），再加入待分离细胞，其中表达特定抗原的细胞将与免疫磁珠结合形成复合物，在磁力作用下，与其他细胞分离。直接法是最快速、最特异的磁性标记方法。目前有多种分选人、小鼠、大鼠以及非人类灵长类细胞的MACS直标微珠可供选用。间接法需要联合使用单克隆或者多克隆抗体和MACS间标微珠。未结合抗体、生物素化抗体或者荧光素标记抗体均可作为一抗标记细胞，使用抗免疫球蛋白微珠、抗生物素或链霉亲和素微珠、抗荧光素微珠作为二抗磁性标记细胞。当表达特异性抗原的细胞与一抗结合后，再加入包被好二抗的磁珠，形成磁珠-二抗（亲和素、抗荧光素的抗体）-一抗（生物素化抗体、荧光素）-细胞复合物，在磁力作用下，与其他细胞分离。

与间接法相比，直接法造成的非特异性结合较少，背景低而分离的纯度较高。但间接法可同时应用多种特异性的一抗，因此具有很高的灵活性。此外，间接法采用亲和素-生物素化抗体，能够利用其高亲和力和生物放大作用来增强磁珠与细胞的结合活力，从而提高细胞分离的得率。采用间接法的另外一个优点是可以将荧光素标记在亲和素表面，这样所分离到的细胞可以马上进行流式细胞仪检测，鉴定分选效果，大大节省了免疫荧光染色的时间。几乎针对任何种系、任何细胞的任何一种单抗或多抗，均可用于间接标记。

间接标记主要在如下情况时选用：①当没有直标磁珠时；②需要用几种抗体的混合物同时分选或去除多种类型的细胞；③间接标记有放大作用，因此可在磁性分选抗原表达弱的目的细胞时使用；④使用自备抗体或者配体的磁珠分选。

按照磁珠分选所需要分选的细胞种类，免疫磁珠分选又分为阳性分选法、阴性分选法和复合分选法。拟从混杂细胞群体中获得表达与抗体相应膜抗原的细胞群，称为阳性细胞分选法。反之，拟除去表达与抗体相应膜抗原的细胞，而收集其余的细胞群体，称为阴性细胞分选法。

阳性分选法中磁珠标记的细胞就是要分选获得的细胞，可作为阳性标记组分直接分选出来，进行后续的培养或操作。该方法可以富集阳性细胞10^4倍，所获得的细胞纯度较高，操作简便。阴性分选法则利用磁珠结合不需要的细胞，未被磁性标记的细胞为所需的目的细胞。该方法可以去除高达 4 个对数级的细胞。目前主要用于：①去除不需要的细胞；②目的细胞缺乏某种特异性抗原表达；③抗体和目的细胞结合后会引起细胞激惹反应（如 T 细胞、B 细胞、NK 细胞功能分析）；④作为复合分选的组成部分。

复合分选法则是同时联合使用阳性分选法和阴性分选法，主要用于分选复杂抗原表达模式的细胞亚群或是为了得到高纯度而非常稀有的细胞。复合分选法可以先用磁性标记非目的细胞行阴性分选后，再对阴性细胞群行特异性磁性标记和阳性分选。若待分选的细胞群中的非目的细胞也表达用来阳性选择目的细胞的抗原，就需要先去除这群非目的细胞，然后进行阳性选择分选目的细胞，也就是先用阴性分选法，再用阳性分选法。此外，也可以采用多种细胞表面标志来分选细胞。例如，先用磁珠标记目的细胞，进行第一参数阳性分选，然后用解离试剂将磁珠酶解下来，接着使用针对另一细胞表面标志的抗体微珠标记分选细胞，二次标记的细胞还可以再次进行阳性分选或者阴性分选。

免疫表型的鉴定可以采用流式细胞术。流式细胞术是当代最先进的细胞定量分析技术，可对多个检测目标进行多参数特性分析，具有特异性强、灵敏度高、速度快等特点。细胞免疫表型分析是流式细胞术的一种重要应用，免疫表型分析实验常包括单细胞悬液制备、细胞表面抗体染色、细胞内抗体染色和细胞核内抗体染色等步骤。

第三节　实验适用范围和条件

1. 免疫磁珠分选技术可以实现从细胞到分子分选　免疫磁珠分选技术不仅可以分选各种细胞，还可以分选转染后的细胞、亚细胞物质、蛋白质、DNA、RNA 及 mRNA 分子。

2. 免疫磁珠细胞分选技术可以从复杂的细胞群体中分离出高纯度的目的细胞，其磁珠颗粒大小不会影响细胞的活力和细胞的各种生物学特性。

3. 和流式细胞仪分选技术相比，免疫磁珠细胞分选技术具有操作简便、速度快和得率高的优点，但其分选纯度明显不及流式细胞分选技术。因此，在目标细胞较为稀有时，可作为流式细胞分选前的细胞预富集技术。

4. 免疫磁珠细胞分选技术所获得的细胞可进行后续的各种分子生物学和细胞生物学检测，并和其他的生物技术具有良好的相容性。

5. 采用免疫磁珠细胞分选技术分离纯化目的细胞前，目的细胞的单细胞悬液制备应注意保持细胞的活力。

6. 目的细胞必须表达某种特定的抗原，可采用免疫磁珠分选的阳性分选法，不表达某种特定的抗原可采用免疫磁珠分选的阴性分选法。

第四节　实验器材和试剂

一、细胞磁性标记

（一）实验器材

1. 超净工作台。
2. 离心管、吸管、移液器、细胞计数板或计数器。
3. 4℃冰箱。
4. 倒置显微镜。
5. 离心机。

（二）实验试剂

1. 淋巴细胞分离液。
2. PBE 缓冲液（pH 7.2，无菌 PBS+0.5%BSA+0.08%EDTA）。
3. 生物素标记抗体。
4. 亲和素包被磁珠。

二、磁性分离

（一）实验器材

1. 超净工作台。
2. MACS 分选柱（依据分选目的和分选细胞特性选择不同的分离柱）。
3. MACS 分选器。
4. 离心管、吸管、移液器、注射器。
5. 离心机。

（二）实验试剂

1. PBE 缓冲液（pH 7.2，无菌 PBS+0.5%BSA+0.08%EDTA）。
2. DMEM+10% 胎牛血清、RPMI 1640+10% 胎牛血清。

三、免疫表型检测

（一）实验器材

1. 移液器。
2. 离心机。

3. 冰盒。

4. 流式管。

5. 流式细胞仪。

（二）实验试剂

1. FACS 缓冲液。

2. 荧光素标记抗体。

第五节　实验操作步骤

本节将主要介绍免疫磁珠分选 B 细胞及鉴定 B 细胞免疫表型的实验操作。人全血 B 细胞采用免疫磁珠分选的阴性分选法进行分离。

一、人全血 B 细胞磁珠分选法

（一）人外周血单个核细胞的制备（密度梯度离心）

1. 抽取静脉血，用肝素抗凝，1 500r/min 离心 5 分钟。

2. 去血浆，与等体积 PBS 充分混匀。

3. 用滴管轻轻加于淋巴细胞分离液 Ficoll-Hypaque 上（勿扰乱液面），2 500r/min 离心 20 分钟（快升慢降），离心后管内分为 3 层：上层为 PBS 和血浆，下层主要为红细胞和粒细胞，中间层为淋巴细胞分离液。单个核细胞层为白色絮状，位于上层和中间层的液面交界处。小心吸出单个核细胞层至另一个离心管中。

4. 加 PBS 洗涤，2 000r/min 离心 10 分钟。

5. 弃上清，加 RPMI 1640 完全培养液重悬细胞，此为外周血单个核细胞，计数，待用。

（二）免疫磁珠分选的阴性分选法

1. 打开超净工作台，用紫外灯照射灭菌 30 分钟，通风 10 分钟后待用。

2. 缓冲液配制　PBS 中加 0.5% 人 AB 血清和 2mmol/L EDTA，用前去气泡。缓冲液放 4℃冰箱预冷。全程保持低温。

3. 安装　将支撑架和分离器用酒精消毒后，放入生物安全柜。将分离器平行贴到支撑架的垂直面上，移动分离器调整高度。取出 LS 柱，安装到分离器的磁力槽中。

4. 将上述分离好的外周血单个核细胞以 1 000r/min 离心 8 分钟，收集细胞，完全去掉上清。

5. 按照每 10^7 个细胞加 40μL 缓冲液的量重悬细胞。

6. 每 10^7 个细胞加 10μL 生物素化的泛 B 细胞抗体组合（pan-B cell biotin-antibody cocktail）。

7. 混匀，4℃冰箱孵育 5 分钟。

8. 每 10^7 细胞加 30μL 缓冲液。

9. 每 10^7 细胞加 20μL 泛 B 细胞微珠（pan-B cell microbead）。

10. 混匀，4℃冰箱孵育 10 分钟。

11. 加 400μL 缓冲液，混匀（至少 500μL 上柱）。

12. 用 3mL 缓冲液润洗柱子。

13. 把细胞悬液加入柱子中，收集流出的 B 细胞。

14. 用 3mL 缓冲液洗涤柱子，收集流出的 B 细胞。与步骤 13 的 B 细胞合并。

15. 从分离器上取下柱子，安放到合适的收集管中。

16. 加入 5mL 缓冲液到柱子中，立即将活塞插入柱子，用力将液体压出，即为非 B 细胞。

17. 取样，用台盼蓝染色后在细胞计数仪上计数，并观察 B 细胞的活力。

18. 用 CD19-PE 和 CD45-Vioblue 染色，观察分离的 B 细胞的纯度。

二、B 细胞免疫表型鉴定

1. 取 10^6 个分离的 B 细胞，3 600r/min 离心 3 分钟。

2. 弃上清，加入 100μL FACS 缓冲液，1μL 不同荧光标记的抗人 IgD、CD27、CD86、HLA-DR、CD38 和 CD138 抗体，室温避光孵育 15 分钟。

3. 加 700μL FACS 缓冲液洗涤，3 600r/min 离心 3 分钟。

4. 弃上清，加入 200μL 2% 多聚甲醛固定，4℃保存，待上机。

5. 通过 IgD 和 CD27 组合分析未成熟 B（IgD^+CD27^-）和记忆 B（IgD^-CD27^+）的比例。通过 CD86、HLA-DR 分析激活 B 细胞的比例。通过 CD38 和 CD138 分析浆细胞（$CD38^{hi}CD138^+$）的比例。

第六节　实验操作关键点和注意事项

一、免疫磁珠分选 B 细胞的关键点和注意事项

1. 细胞悬液与抗体和磁珠孵育前一定要充分混匀，不要出现细胞团块。

2. 要控制好离心速度和离心时间，避免损伤细胞或丢失细胞。

3. 为避免非特异性结合，在孵育特异性抗体前可以考虑先行 Fc 受体封闭。

4. 抗体的浓度要严格按照说明书进行，或者先采用流式细胞术检测来优化抗体浓度。

5. 抗体孵育时间和温度要严格按照说明书进行，延长时间和提高温度会导致非特异性结合，进而影响分选细胞的纯度。

6. 待分选的细胞悬液上分离柱之前，一定要充分混匀，打散细胞团块。对特别容易形成团块的细胞，可以适当提高 PBE 缓冲液中 EDTA 的浓度，否则会堵塞分离柱。

7. 使用分离柱分选时，要注意细胞悬液及 PBE 缓冲液切勿带有气泡。气泡会阻塞分离柱，使分选细胞无法由柱中顺利流出。可以用真空抽滤 PBE 缓冲液，以减少气泡。

8. 将待分离的细胞悬液加入分离柱时，应将滴管贴近分离柱的底壁，避免细胞悬液沿管壁流入导致残留未被分选的细胞，在洗柱过程中被一并洗下，从而导致细胞分离纯度下降。

9. 洗柱时要等到前次液体充分流尽后，再加入下一次液体，但不要让分离柱变干。

10. 实验者应依据所要分离的细胞总数、待分选取得的细胞含量、细胞的大小、所需要获取的细胞纯度等不同实验目的，选择不同类型的免疫磁珠分选系统。

二、B 细胞免疫表型鉴定关键点和注意事项

1. 各种液体新近配制、悬浮细胞样本要尽量新鲜，尽快完成样本制备和检测。

2. 单细胞悬液的细胞数不应少于 10^6 个。

3. 加荧光素标记抗体后的操作过程应注意避光，注意低温和保持细胞活力。

参考文献

[1] 陈万涛. 口腔临床免疫学实验技术. 上海: 上海交通大学出版社, 2009.

[2] 曹雪涛. 免疫学技术及其应用. 北京: 科学出版社, 2016.

[3] 肖剑梅, 何韦韦, 王昊亮, 等. Percoll 离心结合免疫磁珠分选的方法从外周血分离单核细胞. 免疫学杂志, 2021, 37 (5): 454-460.

[4] 范蓉. 免疫磁珠技术——一种新的免疫学技术. 国外医学: 免疫学分册, 1998, 21 (1): 51-53.

[5] 张宏伟, 郑玉梅. 免疫磁珠性质及其应用. 国外医学: 免疫学分册, 2000, 23 (1): 5-8.

[6] 牛微, 杨曌, 尚小云, 等. 免疫磁珠法分离人外周血 $CD4^+CD25^+$ 调节性 T 细胞. 免疫学杂志, 2007, 23 (4): 449-451.

[7] 郭靖, 罗奇志, 等. 免疫磁珠分离淋巴细胞在流式交叉配型试验中的应用及研究. 中华细胞与干细胞杂志, 2017, 7 (3): 146-151.

第十四章

T 细胞受体检测技术

实验目的和要求

1. 掌握 T 细胞受体（TCR）*Vβ* 基因重排和编码原理。
2. 了解应用磁珠和流式细胞仪进行 T 细胞亚群分选和鉴定的技术。
3. 掌握多重聚合酶链反应（PCR）的基本方法和操作步骤。
4. 了解 TCR PCR 扩增产物的分析和判定标准。
5. 了解 TCR 新一代测序的基本方法和原理。

第一节　概　　述

T 细胞经历了受体基因重排，分化发育为 $CD4^+$ 及 $CD8^+$ T 细胞亚群。外周血中 95% 的 T 细胞为 αβTCR，其余为 γδTCR。αβTCR 是由 α 和 β 两条多肽链组成的异二聚体，其功能是使 T 细胞具有识别 MHC- 抗原的能力。目前报道有 26 个 TCR Vβ 家族，一些 Vβ 家族还可进一步分为亚家族。T 细胞发育过程中 β 链的 V-D-J 重排，以及 α 链的 V-J 重排，共同形成了 TCR 基因的多样性，由此产生 10^{15}~10^{18} 数量巨大的 αβTCR 库。由于 TCR 的抗原特异性主要取决于 β 链的 CDR3 区，所以对 TCR Vβ 家族的序列分析是常用的方法。

使用全自动免疫组建库系统的新一代测序和传统的多重 PCR 技术均可分析 β 链的 CDR3 序列谱型（length spectratyping），评价 CDR3 序列谱型将为 TCR 库的多样性与机体临床疾病和精准治疗提供参考和新的思路。

第二节　实验方法的分类和原理

一、分类

TCR Vβ 序列分析方法主要有多重 PCR 法和新一代 TCR 测序技术。其他方法如 Southern blotting、半定量 PCR、锚式 PCR 及异源双链分析等。

二、多重聚合酶链反应的原理

每一 Vβ 上 CDR3 区氨基酸长度为 5~15，通过分析 PCR 产物可检测出编码这种氨基酸差异的核酸序列。26 个 Vβ 家族中，*Vβ10* 及 *Vβ19* 是假基因，因而不在结果分析之列。该种 PCR 是由 Vβ 特异的正向引物及 ^{32}P 标记或荧光标记的 Cβ-R 反向引物来完成。在多重 PCR 中，每一个反应都要根据产物的大小联合应用 2 个或 2 个以上的 Vβ 正向引物。对 TCR Vβ 序列中 CDR3 长度分析的主要步骤包括：分离 T 细胞，提取总 RNA，DNA 合成及多重 PCR。

三、新一代 T 细胞受体测序原理

T 细胞受体极具多样性，据报道每个成年人大约有 10^{15}~10^{18} 种不同的 TCR 类型。T 细胞多样性的关键在于每条链由多个片段组成，每个片段由多个基因编码，其中不同胚系基因的取用、β 链的 V-D-J 重排，及 α 链的 V-J 重排等机制产生了大量不同的 TCR 结构。在肿瘤免疫、炎症或者感染的情况下，不同的 TCR 特异性识别不同的抗原，T 细胞克隆扩增并通过表达特异的功能分子显示其在适应性免疫应答的作用，我们可以针对 TCR 的 VDJ 序列的异质性，特别是 β 链的多样性，使用全自动建库系统进行扩增建库后，再使用二代测序的方法得到近百万的 T 细胞克隆数据，通过比较 CDR3 的不同序列，分析免疫环境中的 T 细胞克隆多样性，寻找机体在肿瘤免疫、炎症或者感染情况下的免疫机制。

第三节　实验适用范围和条件

外周血 T 细胞及从组织分离的 T 细胞均可进行 TCR Vβ 序列 CDR3 的编码长度和序列分析。由于不同的 T 细胞亚群 Vβ 序列 CDR3 明显不同，实验最好选用纯化后的 $CD4^+$ 和 $CD8^+$T 细胞亚群。

第四节　实验器材和试剂

一、器材

纯化标记探针、热循环仪、凝胶干燥仪、水浴箱(37℃及65℃)、DNA自动测序仪、DNA建库仪。

二、试剂

1. T4多聚核苷激酶(T4 polynucleotide kinase,T4PNK)、[γ-32p]ATP(10 mCi/mL)、1×STE缓冲液[100mmol/L烟酰胺腺嘌呤二核苷酸(NAD),20mmol/L Tris(pH 7.5)、10mmol/L EDTA]、DNA聚合酶及缓冲液、10mmol/L dNTP、cDNA。

2. 多重PCR所用的引物见表14-4-1。

引物A~L组中分别含有1~3种引物:A(Vβ1、Vβ18、Vβ23)、B(Vβ2、Vβ4、Vβ8)、C(Vβ3、Vβ13.1)、D(Vβ5.2,Vβ5.1)、E(Vβ6、Vβ20)、F(Vβ7、Vβ22)、G(Vβ9、Vβ16)、H(Vβ11、Vβ12)、I(Vβ15、Vβ13.2)、J(Vβ14、Vβ17)、K(Vβ24)及L(Vβ21)。将每条引物配成储存液(100pmol/μL),分装成100μL/EP管,−20℃保存备用。A~J组中,每条引物的终浓度为2.5pmol/μL,K组、L组及Cβ-R中引物的终浓度为5pmol/μL。

准备A组、B组引物的工作溶液:每种引物取其3.75μL储存液加入46.25μL去离子水中(浓度为7.5pmol/μL)。对于其他Vβ各组引物及Cβ引物,则每种引物取其2.5μL储存液加入47.5μL去离子水中(浓度为5pmol/μL)。A~J组中,将相关引物工作液作等体积混合。K组、L组及Cβ-R则直接取用5pmol/μL溶液。各组引物混合液分装成100μL于−20℃保存备用。

3. 荧光标记的Cβ-R引物(5pmol/μL),标记物分别为6-羧基荧光素(6-FAM)(蓝色)、6-羧基四氯荧光素(6-TET)(绿色)、羧基六氯荧光素(6-HEX)(黄色),避光保存。

表14-4-1　反转录PCR所用引物

名称	序列	位置
Vβ1	5′-CAACAGTTCCCTGACTTGCAC-3′	84
Vβ2	5′-TCAACCATGCAAGCCTGACCCT-3′	86
Vβ3	5′-TCTAGAGAGAAGAAGGAOCCC-3′	86
Vβ4	5′-CATATGAGAGGTGGATTTGTCATT-3′	122
Vβ5S1	5′-TTCAGTOAGACACAGAGAAAC-3′	135
Vβ5S2	5′-CCTAACTATAGCTCrGAOCrG-3′	75
Vβ6	5′-AGGCCTGAGGGATCCCGTCTC-3′	81
Vβ7	5′-CTCGAATGCCCCAACAGCTCTC-3′	86

续表

名称	序列	位置
Vβ8	5′-TACTITAACAACAACGTTCCG-3′	144
Vβ9	5′-AAATCTCCAGACAAACCFCAC-3′	84
Vβ11	5′-ACAGTCTCCAGAATAAGGACG-3′	90
Vβ12	5′-GACAAAGGAGAAGGTCCCCAAT-3′	117
Vβ13S1	5′-GACCAAGGAGAAGGTCCCCAAT-3′	117
Vβ13S2	5′-GTTGGTGAGGGTACAACTGCC-3′	135
Vβ14	5′-TCTCGAAAAGAGAAGAGGAAT-3′	84
Vβ15	5′-GTCTCTCOACAGGCACAGGCT-3′	87
Vβ16	5′-GAGTCTAACAGGATGAGTCC-3′	132
Vβ17	5′-CACAGATAGTAAATGACTTTCA-3′	137
Vβ18	5′-GAGTCAGGAATGCCAAAGGAA-3′	117
Vβ20	5′-TCTGAGGTGCCCCAGAATCTC-3′	111
Vβ21	5′-GATATGAGAATGAGGAAGCAG-3′	143
Vβ22	5′-CAGAGAAGGTCTGAAATATTCGA-3′	122
Vβ23	5′-TCATTTCGTTTTATGAAAAGATGC-3′	146
Vβ14	5′-AAAGATTITAACAATGAAGCAGAC-3′	129

注：位置指引物 5′ 端距 CDR3 5′ 的核苷酸个数。

第五节　实验操作步骤

一、样本收集、储存及 T 细胞分离

采集静脉全血，用肝素、柠檬酸盐或 EDTA 抗凝。根据受试对象的年龄及 $CD4^+$、$CD8^+$ T 细胞所需数量要求有 5~8mL 全血。通常年龄较小的儿童及婴儿所需血量较少，因为这些人中的淋巴细胞比例较高。室温下标本应在 24 小时内检测，分离全血的外周血单个核细胞（PBMC）。如果是冻存的样本，PBMC 数量 $\geqslant 0.5 \times 10^6$，且活性细胞比例 ≥95%，也可用于 TCR Vβ 序列分析。

对于 PCR 检测来说，细胞数量为 1×10^6 较好，小于 0.5×10^6 可能会出现错误结果。可用已包被特定单克隆抗体（mAb）的磁珠从 PBMC 中分离 T 细胞亚群，以获得高度纯化的亚群细胞（流式细胞仪检测分离细胞纯度 >98%），约 1×10^6 个 $CD4^+$ 或 $CD8^+$ 细胞，以提取总 RNA。

二、提取细胞总 RNA

磁珠分离细胞后计数，1×10^6 个的细胞中加入 TRIZOL 试剂 200μL，涡旋振荡 20 秒，使细胞完全裂

解。细胞裂解产物可储存于 -80℃或立即提取总 RNA。细胞裂解液中加入氯仿(二者比例 5∶1),振荡 20 秒,室温静置 10 分钟后 12 000r/min 离心 15 分钟,混合物分成三相。将上层的水相层吸入新的 EP 管中。中间层丢掉或用于分离有其他用途的 DNA 和蛋白质。将浓度为 75μg/mL 的糖原加入盛有水相层的 EP 管中并轻轻混匀以提高 RNA 沉淀量,在细胞数量<1×10^6 时糖原非常有用。加入预冷的异丙醇,置于 -20℃过夜沉淀 RNA。第二天将上述溶液以 12 000r/min 离心 15 分钟,使 RNA 沉淀物形成颗粒,弃去上清液。用 500μL 75% 乙醇洗涤 RNA 2 次。加入 10μL RNA 溶解液溶解 RNA 颗粒,检测 RNA 溶液 A260/A280 值,其值应 ≥ 1.7。在 260nm 时,1OD 单位 =37μg RNA。溶解的 RNA 可置于 -80℃保存,切忌将 RNA 反复冻融。

三、反转录合成 cDNA

用 RNA 依赖的 DNA 聚合酶(反转录酶)从一个 RNA 模板合成 cDNA。cDNA 可用寡脱氧胸腺苷酸[oligo(dT)]或 TCR 特异的 Cβ-14 引物合成。

(一) 用 M-MuLV 反转录酶的反转录反应操作步骤

1. 将 10μL 的待测 RNA 加入 EP 管。

2. 将 RNA 置于 65℃水浴 10 分钟后,迅速置于冰上以免形成二级结构。

3. 为每一个 RNA 样本准备 50μL 的混合物并置于冰上。混合物的配制如下。

5 × 缓冲液	12.0μL
10mmol/L 脱氧核苷三磷酸(dNTP)	6.0μL
0.1mol/L 二硫苏糖醇(DTT)	12.0μL
引物 Cβ-14(5pmol/μL)	2.0μL
核糖核酸酶抑制剂(RNAsin)(20U/μL)	3.0μL
M-MuLV 反转录酶(200U/μL)	1.0μL
DEPC 水	14.0μL

4. 将上述混合物加入冰浴的 RNA 样本管中至总体积为 60μL。

5. 将 EP 管置于热循环仪上,42℃下作用 1 小时,然后升温至 95℃维持 5 分钟,最后降温于 4℃维持。

6. PCR 扩增前,合成的 cDNA 可在 -20℃下保存数月。不要反复冻融。

(二) 用 Omniscript 反转录酶的反转录反应操作步骤

用 Omniscript 反转录酶进行的反转录适用于含量少于 0.5μg 的 RNA 样本。按照上述用 M-MuLV 反转录酶进行反转录的方法操作,但是引物 Cβ-14 为 4μL,并将其他试剂按试剂说明书进行混合,最终得到的反应体积为 40μL。cDNA 的合成温度与用 M-MuLV 反转录酶进行的反转录反应相同。

四、用于分析 CDR3 的多重聚合酶链反应

多重 PCR 可用荧光引物或放射性引物进行。在用放射性引物的方法中,PCR 产物溶于聚丙烯酰胺

凝胶中，再用磷光检测仪分析谱型。在用荧光引物进行的PCR中，产物经DNA自动测序仪测序，并计算代表CDR3区段峰值的大小和面积。这两种方法可得出相近似的结果，但荧光引物的方法操作更为简便。本节对荧光引物法进行简述。

（一）反应混合物准备

准备主混合物（14个管的量）。在一个2mL的EP管中加入总量为14个反应体系的各反应物，混匀。

DNA聚合酶缓冲液	17.5μL
2.5mmol/L dNTP	14.0μL
2.5mmol/L $MgCl_2$	14.0μL
cDNA	14.0μL
DNA聚合酶	1.0μL
去离子水	93.7μL
总体积	154.2μL

（二）准备各组Vβ引物及Cβ-R引物

1. A~C组引物的准备同放射性多重PCR。

2. 在标有A~L的PCR反应管中分别加入各对应组的引物1μL。

3. 取3个EP管分别标记蓝、绿、黄并置于冰上。将51.4μL反应混合物分别加入其中。

4. 将7μL分别用蓝色、绿色、黄色荧光染料标记的Cβ-R引物加入上述各对应管中，混匀。

5. 从上述3个标记管分别取11.5μL反应混合物加入A~L管中，其中蓝色管加入A、D、G、J管中，绿色管加入B、E、H、K管中，黄色管加入C、F、I、L管中，混匀。

（三）PCR扩增

1. 取12个EP管依次标上A~L，各管中加入对应引物组溶液1μL。

2. 再向各管加入11.5μL反应混合物溶液。

3. 将EP管置于热循环仪上。

4. 95℃下加热12分钟以激活DNA聚合酶。

5. 94℃变性30秒，55℃退火30秒，72℃延伸1分钟，共35个循环。

6. 最后72℃延伸10分钟。

7. 将PCR产物置于4℃保存。

8. 稀释并混合PCR产物。首先准备4个EP管并标记为1、2、3、4，每管中均加入7μL去离子水。从A、B、C管中各取1μL PCR产物加入1号管中，从D、E、F管中各取1μL PCR产物加入2号管中，从G、H、I管中各取1μL加入3号管中，从J、K、L管中各取1μL加入4号管中。此步骤可获得1∶10稀释的PCR产物。

9. 准备另外一组也标记为1、2、3、4的EP管，并且每管中含有0.5μL的DNA标准品和12μL去离子甲酰胺。加1μL稀释后的PCR产物至各对应管中。在95℃下加热5分钟使产物变性后，立即将其置入冰水浴中水浴至少5分钟。

(四) 用基因分析仪分析 PCR 产物

将上述样本运用基因分析仪进行分析。

五、用于分析 TCR 的新一代测序的主要步骤

1. 细胞总 RNA 提取　参照如上步骤提取总 RNA 产物。

2. RNA 要求及质量评估

(1)质量要求：浓度 ≥ 15ng/μL，A260/280=1.8~2.2，RIN ≥ 5。

(2)质量评估：使用分光光度计测定所提取 RNA 的浓度、A260/280 等参数。使用 2% 琼脂糖凝胶电泳系统评估 RNA 的完整性、DNA 的污染情况。使用生物分析仪进一步分析 RNA 的片段完整性和分布情况。

3. 免疫组文库构建与上机测序　使用全自动建库系统进行免疫组建库，该系统包括人 7 条链 TCR-α/β/γ/δ，BCR-H/κ/λ 卡盒和 iR-ProcessorTM，并将 2 轮 PCR 反应体系、纯化试剂按顺序预装载到卡盒底部试剂孔中。按照卡盒的操作说明书进行建库。将质检合格的混合测序文库装载到测序仪。测序根据测序平台和测序试剂盒说明书进行上机操作(图 14-5-1)。

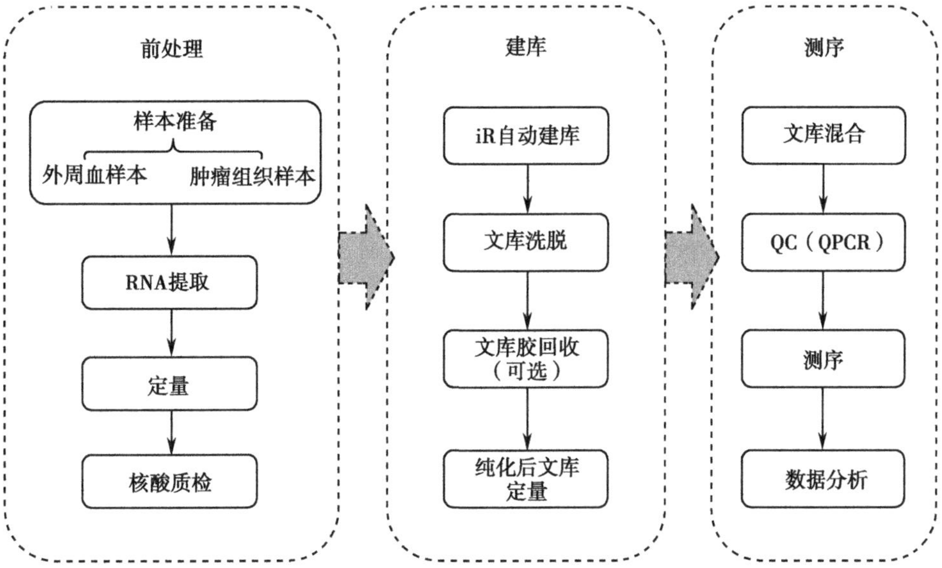

图 14-5-1　技术操作流程图

第六节　实验操作关键点和注意事项

1. 操作中应防止总 RNA 变性。反转录对机械操作敏感，故应避免搅拌。反转录酶对温度敏感，因此应使用时才从冰箱中取出，并且操作在冰上进行，离冰时间不宜超过 5 分钟。

2. dNTP 不应暴露于强光或室温下，否则会导致 dNTP 水解反应。此外，应避免反复冻融 dNTP。

3. 荧光 Cβ 引物或 PCR 产物不可长时间暴露于光之下，否则将导致其分解淬灭。

4. 纯化的 $CD4^+$ 和 $CD8^+$ T 细胞数量最少应为 1×10^6，据报道，细胞数目不足会导致结果不准确。

5. 如果需做大批量的检测，提倡使用下列方法：一次性混合大量的反应混合物（含有 PCR 缓冲液、$MgCl_2$、dNTP、水及 Vβ 引物）保存于 -20℃，需要时取用。在混合物中使用推荐去离子水量的一半并用剩余的一半去离子水配制 cDNA 混合物，以防在准备 cDNA 混合物时处理的量过少。在进行荧光 PCR 时，应正确地将荧光 Cβ 引物加入混合物中。cDNA、Cβ 引物及 Taq 聚合酶必须在 PCR 开始前加入。

6. 检验结果出来前不要丢掉 PCR 产物。如果荧光 PCR 中信号强度较弱，那么 PCR 产物可按 1∶4 而不是 1∶10 的比例稀释。

7. 如遇到高背景水平干扰，可考虑使用径流 PCR。

8. 注意避免环境 RNA 污染，可将 TCR 测序与 RNA 抽提区域隔离。

9. RNA 浓度不宜过低，至少保证 15ng/μL 及以上。

10. 样本不建议固定。

第七节　实验结果讨论和分析

1. PCR 产物一代测序后，可经软件转化为峰，每个峰代表一个或一组 T 细胞克隆（有相同长度的 CDR3）。

2. TCR Vβ 序列分析还未对临床实验室实行标准化。10 个未受破坏的多克隆序列（任一个 Vβ 家族）均呈现正态分布的一系列峰和条带，并且在中间有高强度的 CDR3 区。

$CD4^+$ 和 $CD8^+$ T 细胞序列的正常特征可从脐带血细胞中得到，并可作为对样品进行评估的标准。偏离这种正态分布则称为干扰、偏移或限制，这是由于过度表达、过低表达或缺少 CDR3 的某种片段所致。

3. 计数代表 CDR3 长度的峰的数目是检测每个 Vβ 家族的简单方法。峰明显并且容易区分。每一特定长度代表一个 CDR3 片段，这在不同个体间仅有微小差异，因此 Vβ 家族的所有峰主要位于 186~210bp 之间。为了计数荧光 PCR 的峰，应将信号强度调到最高的水平。Vβ 家族中的 Vβ1、Vβ2、Vβ3、Vβ5.2、Vβ5.1、Vβ6、Vβ7、Vβ9、Vβ12、Vβ13.2、Vβ17、Vβ24 和 Vβ21 调整较好，但在剩余的 Vβ 家族中如 Vβ18、Vβ23、Vβ4、Vβ8、Vβ13.1、Vβ20、Vβ22、Vβ16、Vβ11、Vβ15 及 Vβ14 其信号强度则应被调到 1 000 或稍低。在正常情况下，每个 Vβ 家族显示出 6~12 个正态分布的峰值，而 Vβ23 例外，它只显示 4~6 个峰。通过研究年龄匹配的正常对照组可以建立一个正常范围。和正常对照组相比，峰的减少代表序列受限，但不能仅依赖峰的计数，因为即使失去了正态分布，仍可能有正常的峰计数，或者尽管某特殊片段占优势但仍可能在正常范围内。

4. 一个更客观的 TCR Vβ 分析方法是比较样本与正常对照峰值的偏差程度。通过计算从正常脐带血中获得的样品的平均分布而得到 TCR Vβ 序列的特征。利用 TCR Vβ 家族中的 CDR3 区段所占的面积计算其分布。如每个 Vβ 的特征可用频率直方图表示，这就可转化为相关概率频数分布，总面积为 1。根据测试和对照组分布特征的不同而估计其偏差度。用这种方法可得测试样本每一个 TCR Vβ 家族及总序列的偏差情况。

5. T 细胞中所有 Vβ 家族的表达并不均一，在不同个体及不同 T 细胞活性状态下，Vβ 家族的表达亦不同。在外周血中，Vβ15、Vβ16 及 Vβ23 表达较少，但 Vβ1、Vβ2、Vβ3、Vβ4、Vβ5、Vβ6、Vβ7、Vβ8 的表达频率较高。由于 Vβ 引物扩增靶基因的能力不同，因此处理数据时应采取预防措施。如果有一条带或峰强烈表达，这极可能为克隆扩增。某一特定 Vβ 家族中单个优势峰与其他 CDR3 区段相比，信号强度超过 50% 时可推测为优势克隆。

6. 值得注意的是，在健康个体中可能存在某些干扰，一种或多种 Vβ 家族的缺失及表达经常变化意味着外周 T 细胞正发生免疫应答。

7. 新一代 TCR 测序数据处理与分析　使用生物信息分析软件进行基础数据分析。下机数据中测序质量未达标的测序片段经过初步过滤后，首先通过 Barcode 信息进行原始数据拆分，再经过过滤、拼接，通过 Smith-Waterman 算法进行 V-D-J 基因比对，比对的数据参考序列来自 IMGT/GENE-DB 数据库。识别 CDR3 区域及氨基酸序列，并对序列取用频率、长度等参数进行聚类、克隆性比较、多样本比较等分析，通过绘制 3D 柱图、2D 热图、CDR3 序列取用情况、多样性参数 D50、香农熵、核酸分布等参数和图表对样本免疫组特征进行定量描述。

8. 新一代 TCR 测序数据统计方法　应用软件进行分析和处理，以 $P<0.05$ 表示差异具有显著性。正态分布的计量指标以均数 ± 标准差表示，采用两独立样本 *t* 检验进行组间比较。非正态分布的计量指标以中位数（四分位间距）表示，组间比较采用秩和检验，计数指标组间比对采用卡方检验。采用 Logistic 回归分析特定克隆表达水平与临床结局指标之间的关系，并通过 Leave-One-Out 交叉验证计算曲线下面积和最佳截断值。基于 Kaplan-Meier 方法绘制生存曲线，拟合 Cox 生存分析模型评价免疫组多样性和特定克隆表达水平的较高组与较低组是否存在显著差异（图 14-7-1）。

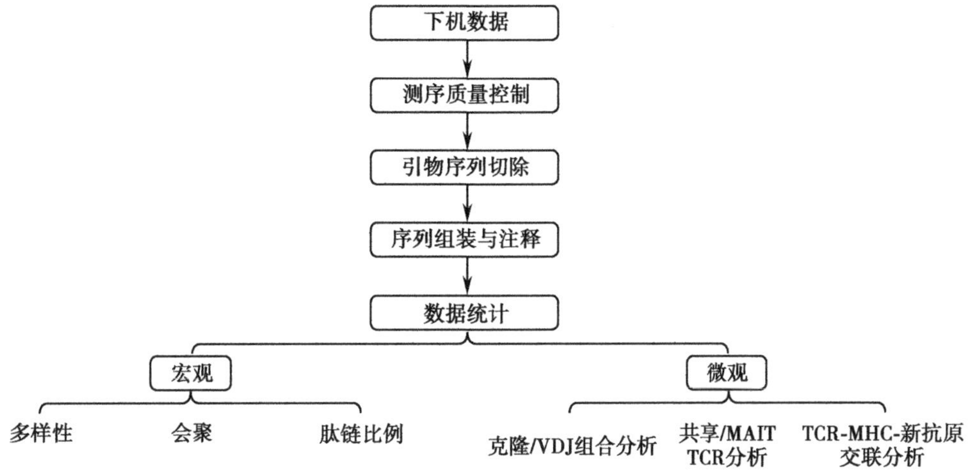

图 14-7-1　数据分析技术流程图

参考文献

[1] 陈万涛. 口腔临床免疫学实验技术. 上海: 上海交通大学出版社, 2009.
[2] 刘恭值. 现代医学免疫学. 徐州: 江苏科学技术出版社, 2000.
[3] 陈福祥, 陈广洁. 医学免疫学与免疫学检验. 北京: 科学出版社, 2016.
[4] WERNER L, DOR C, SALAMON N, et al. T and B Cell Receptor Immune Repertoire Analysis using Next-generation Sequencing. J Vis Exp, 2021, (167).
[5] PAI J A, SATPATHY A T. High-throughput and single-cell T cell receptor sequencing technologies. Nat Methods, 2021, 18(8):881-892.

第十五章

肿瘤疫苗研究技术

实验目的和要求

1. 掌握肿瘤疫苗的定义及种类。
2. 熟悉肿瘤疫苗治疗和预防肿瘤的免疫学原理。
3. 掌握基因修饰的肿瘤细胞疫苗的制备方法和技术。
4. 了解口腔颌面肿瘤疫苗的最新研究进展。

第一节 概　　述

肿瘤发生发展的主要原因之一是机体的免疫系统失去了对恶性细胞增殖的控制。因此,如何促使机体产生有效的抗肿瘤免疫一直是免疫和肿瘤研究领域的重点,肿瘤疫苗是抗肿瘤免疫研究的主要内容之一。

免疫治疗已经成为除手术治疗、放射治疗和化学治疗三种常规肿瘤治疗手段外的第四种治疗肿瘤的重要措施。肿瘤疫苗(tumor vaccine)是指给机体输入具有抗原性的疫苗,刺激机体免疫系统产生抗肿瘤免疫效应,达到预防和治疗肿瘤的目的。肿瘤疫苗根据功能的不同分为预防性疫苗和治疗性疫苗。预防性疫苗可对肿瘤的发生、手术后的复发及癌前病变起预防作用,从而降低肿瘤的发生率。治疗性疫苗可对已发生的肿瘤进行治疗,从而控制肿瘤生长或者清除肿瘤。肿瘤疫苗的作用机制主要是其携带或表达的肿瘤抗原,尤其是特异性的肿瘤抗原,可以刺激机体产生肿瘤特异性的细胞毒性T细胞(cytotoxic lymphocyte,CTL),并由CTL特异性杀伤肿瘤细胞。

通过研究某些与肿瘤发生相关的基因的生物学功能和特性,利用生物学的方法制备特定疫苗后接种于相关人群从而达到控制肿瘤发生的目的,这是今后预防性肿瘤疫苗的一个重要发展方向。预防性肿瘤疫苗目前应用最广的是人乳头状瘤病毒(human papilloma virus,HPV)疫苗。一项包括 6 000 万人参与的长达 8 年的疫苗接种后随访的系统回顾和荟萃分析结果表明,HPV 疫苗接种计划对女童和妇女的 HPV 感染,以及对各年龄段男性、女性的肛门生殖器疣的发生具有重大影响,接受 HPV 疫苗的人群宫颈癌发病率大大降低,肛门生殖器疣的发生率也得到了降低。另一项我国台湾地区全民预防肝细胞癌计划的最新研究结果显示,乙型肝炎疫苗接种使 30 岁及 30 岁以下人群肝癌的发病率降低了 35.9%,30~49 岁人群的肝癌发病率降低了 14.9%,50~69 岁人群肝癌的发病率降低了 15.4%,监测结果显示整个人群的发病率均显著下降。

治疗性肿瘤疫苗主要包括以肿瘤细胞为基础的疫苗、肽或蛋白质疫苗、重组病毒疫苗、基因疫苗、树突状细胞(dendritic cell,DC)瘤苗等几类。

肿瘤细胞疫苗分为自体肿瘤细胞疫苗(autologous tumor vaccine,ATV)和异体肿瘤细胞疫苗(allogeneic autologous tumor vaccine,Allo-ATV)。异体肿瘤细胞疫苗易被机体清除。自体肿瘤细胞疫苗比异体肿瘤细胞疫苗更加安全、有效。但是,自体肿瘤细胞往往免疫原性弱,为了增强其免疫原性,在制备自体肿瘤细胞疫苗时往往需要添加免疫佐剂,也可通过分子生物学技术将具有特定功能的外源基因转染肿瘤细胞,从而增强机体的抗肿瘤免疫应答。

蛋白质疫苗是指使用天然蛋白质或重组蛋白质为主要成分的疫苗,可以联合应用佐剂或细胞因子。合成肽疫苗(synthetic peptide vaccine)是通过化学合成的方法制备出类似天然抗原决定簇的具有保护性作用的多肽疫苗。应用肽或蛋白质疫苗的目的是在体内将相应的肽装配到抗原提呈细胞(APC)的 MHC 分子上,继而活化初始 T 细胞,诱导细胞毒性 T 细胞的抗肿瘤效应。

重组病毒载体的加工和改造是指将病毒作为基因工程疫苗载体,通过病毒感染后在体内表达病毒抗原蛋白来产生免疫原性。重组病毒有多种,其中重组腺病毒载体是目前常用的病毒载体,可诱导较强的细胞免疫应答。

基因疫苗又称为 DNA 疫苗,是指将表达特定蛋白的基因片段克隆至真核表达载体上,进入机体后外源基因在体内表达并激活机体的免疫反应,从而诱导免疫应答。基因疫苗既可诱导产生体液免疫应答,也可诱导产生具有长记忆时间和强细胞杀伤力的细胞免疫应答。同时,基因疫苗相对稳定,保存及运输较为便捷。

DC 是人体内最重要的抗原提呈细胞。肿瘤抗原诱导机体产生特异性抗肿瘤免疫应答,多需通过 DC 介导。因此,DC 是肿瘤抗原与机体免疫系统之间的桥梁。目前应用 DC 荷载瘤苗治疗肿瘤已在黑色素瘤、前列腺癌、乳腺癌、肺癌等多种肿瘤中进行了研究,并获得了一定的治疗效果。

第二节　实验方法的分类和原理

肿瘤细胞疫苗是利用完整的自体或者异体肿瘤细胞制备而成,肿瘤细胞经过多种方法灭活处理后失去了致瘤性但保留了免疫原性。当这些肿瘤细胞进入机体时便成为一个携带大量已知和未知肿瘤抗原免疫原性的复合物,能通过诱导 APC 成熟和活化,以及增强 CTL 的免疫应答等,刺激机体产生针对肿瘤抗原的特异性免疫反应。通常仅使用肿瘤细胞制备的肿瘤细胞疫苗免疫原性较弱，不能引起机体有效的抗肿瘤免疫。因此，为了提升肿瘤细胞疫苗的抗肿瘤效应，有效启动抗肿瘤免疫反应，可以利用基因修饰的方法使肿瘤细胞表达共刺激分子以及细胞因子等。

通过稳定转染的方法将外源基因导入肿瘤细胞，外源基因可整合入肿瘤细胞基因组，从而获得外源基因的高水平表达。已有研究结果显示，通过向原代肿瘤细胞中转染细胞因子 IL-2、IL-7 等可以增加肿瘤细胞对免疫效应细胞的敏感性，特别是在一些实体肿瘤的自体免疫反应应答过程中。在多种细胞转染方法中，病毒介导的转染技术具有转染效率高、细胞毒性小等优点，是目前比较理想的转染方法，其对于多种细胞特别是普通转染方法效率较低的原代细胞等都有较高的感染效率。病毒载体有很多种，常见的有慢病毒（lentivirus）载体和腺病毒载体。

慢病毒载体是以人类免疫缺陷 1 型病毒（HIV-1）为基础发展起来的基因载体，通过慢病毒载体可使外源性基因整合入宿主基因组并达到长期、稳定表达，是一种反转录病毒。慢病毒载体系统包括外源基因载体和包装载体。外源基因载体携带需要表达的目的基因片段，包装载体提供病毒颗粒所需的蛋白。外源基因载体和包装载体共同转染工具细胞如 HEK293T 细胞后即可得到含有病毒颗粒的病毒液上清液，该上清液中含有的病毒颗粒为仅有一次感染能力、无复制能力的 HIV 假病毒颗粒。将病毒液感染目的细胞后，病毒颗粒经过反转录整合到基因组，从而实现外源基因在目的细胞中的表达。

第三节　实验器材和试剂

一、实验器材

1. 超净工作台。
2. 37℃恒温摇床。
3. 显微镜。
4. -80℃冰箱。
5. 液氮罐。
6. 低温离心机。
7. 恒温 CO_2 细胞培养箱。
8. 移液器。
9. 放射线治疗仪。

二、实验试剂和耗材

1. 提取质粒试剂盒。

2. 台盼蓝染液。

3. 无水乙醇。

4. 异丙醇。

5. EDTA。

6. DH5α 感受态细胞。

7. HEK293T 细胞。

8. 胶原酶Ⅳ。

9. LB 液体培养基、固体培养基。

10. PBS、细胞培养基、胰蛋白酶、胎牛血清、细胞培养用双抗。

11. 细菌培养皿、细胞培养瓶。

12. 1.7mL、15mL、50mL 无酶离心管。

13. 细胞冻存管。

14. 程序降温盒。

15. 45μm 滤器。

第四节　实验操作步骤

要获得经基因修饰的肿瘤细胞疫苗（图 15-4-1，见书末彩插），除了需要肿瘤细胞，还需准备可以在真核细胞中表达的外源基因质粒。这些质粒通过转染的方式进入肿瘤细胞中并表达相应的蛋白，可以提高肿瘤细胞的免疫原性。

一、提取无内毒素质粒

（一）转化（以 DH5α 感受态细菌为例）

1. 将 DH5α 从 -80℃冰箱中拿出，迅速置于冰上融化。

2. 将待转化外源基因质粒加入 100μL DH5α 中，轻弹管壁混匀（避免用力吸打），冰上静置 30 分钟。

3. 42℃水浴热激 45 秒后，迅速置于冰上静置 2 分钟，切勿摇动离心管。

4. 向离心管中加入 900μL 预热的 LB 液体培养基（不含抗生素），混匀后置于摇床中复苏 1 小时，设置温度 37℃，转速 200r/min。

5. 室温下以 2 500r/min 转速对复苏的菌液离心 3 分钟，弃掉 900μL 上清液，用剩余培养基将菌体重悬后，均匀涂布在含相应抗生素的 LB 固体培养基培养皿上。

6. 将培养皿正置于 37℃培养箱 10 分钟，待菌液被完全吸收后，倒置平板，过夜培养。

7. 次日可见培养皿上生长出多个菌落，挑取单克隆菌落。

（二）菌液扩增

将上述转化后挑取的单克隆菌落最终扩增在 5~10mL 相应抗性的 LB 液体培养基中，设置摇床温度 37℃，转速 260r/min 培养过夜进行扩增，获得大量的菌液后提取目的基因质粒。

（三）提取质粒（以质粒小提试剂盒为例）

1. 取 1~5mL 过夜培养的菌液，以转速 >8 000r/min（约 6 800g）离心 3 分钟，弃尽上清液，收集菌体。

2. 向留有菌体沉淀的离心管中加入 250μL P1 缓冲液，用移液器吹打或涡旋振荡混匀。

3. 向步骤 2 中的菌悬液中加入 250μL P2 缓冲液，温和地上下颠倒混匀 4~6 次直至混合液变得澄清，注意该步骤不要超过 5 分钟。

4. 向步骤 3 中的菌悬液中加入 350μL N3 缓冲液，立即温和地上下颠倒 4~6 次让溶液彻底中和 P2 缓冲液，此时可见到白色絮状沉淀。

5. 在 13 000r/min（约 17 900g）转速下离心 10 分钟。

6. 小心吸取 800μL 上清液至吸附柱（吸附柱置于 2mL 离心管）中，避免吸取到漂浮白色沉淀，13 000r/min 转速下离心 30~60 秒。

7. 弃滤液，加入 750μL PE 缓冲液，13 000r/min 离心 30~60 秒。

8. 弃滤液，将吸附柱放回 2mL 离心管，13 000r/min 空离 1 分钟以去尽洗液 PE。

9. 将吸附柱放入新的 1.5mL 离心管中，在吸附膜的中间加入 50μL EB 缓冲液或者 DEPC 水，室温静置 1 分钟，13 000r/min 离心 1 分钟洗脱质粒。

二、分离肿瘤细胞（以分离口腔鳞状细胞癌细胞为例）

以下操作需要在超净工作台内进行。

1. 将手术切除的新鲜肿瘤样本以含有 1% 双抗（青霉素 10 000U/mL，10mg/mL 链霉素）的无菌 PBS 缓冲液冲洗两次，用灭菌的剪刀将肿瘤组织剪碎至 $1mm^3$ 左右的组织小块。

2. 将组织小块与培养基转移入离心管，室温下 1 000r/min 离心 5 分钟。弃去上清液，加入胶原酶Ⅳ，转移入细胞培养皿，置于 37℃细胞培养箱中消化约 1 小时。待组织消化完成后用等量含 10% 胎牛血清（FBS）的培养基终止消化，转移入 6 孔板，置于 37℃、5% 细胞培养箱中培养过夜。

3. 反复贴壁和差速培养：次日弃上清液，将贴壁的细胞以 0.25% 胰酶消化，接种至 6 孔板，置于 37℃、5% CO_2 细胞培养箱中培养，每隔 30 分钟取出孔板将原孔中未贴壁的组织和细胞上清液转移至新的孔，原孔加入等量完全培养基，置于 37℃、5% CO_2 细胞培养箱中培养。

4. 24 小时后再重复一次贴壁和差速培养。

5. 每天观察细胞的生长情况，当肿瘤细胞聚集度达到 80% 时以胰蛋白酶消化细胞并进行扩增，当达到所需的细胞数目时可准备转染。

三、转染外源基因入肿瘤细胞

以下操作需要在超净工作台内进行。

为了提高原代肿瘤细胞的转染效率，本文介绍以慢病毒为载体的转染系统（慢病毒包装体系为psPAX2和pMD2.G）：通过脂质体法转染HEK293T细胞获得病毒液后感染靶细胞，使外源基因稳定整合入靶细胞的基因组中并表达。

1. 第一天 接种状态良好的HEK293T细胞于6孔板中，每孔接种密度约20%底面积，加入含10%FBS的DMEM培养基，置于37℃、5% CO_2 细胞培养箱中培养过夜。

2. 第二天 提前2小时将HEK293T细胞更换已在室温复温的含10%FBS的DMEM培养基。

制备转染复合物：

Mix1：200μL Opti-MEM培养基+2μg目的质粒+1.5μg psPAX2+0.5μg pMD2.G

Mix2：200μL Opti-MEM培养基+8μL转染试剂（PET 2mg/mL）

按以上配方分别配制好Mix1和Mix2之后，将Mix1加入Mix2并混匀，室温静置孵育15~20分钟。将孵育后的转染复合物逐滴加入HEK293T细胞，轻微晃动使转染复合物与培养基混匀，置于37℃、5% CO_2 细胞培养箱中培养过夜。

3. 第三天 培养24小时后，将含有转染复合物的细胞上清液去除，更换为新鲜的含10%FBS的DMEM培养基，继续放入37℃、5% CO_2 细胞培养箱中培养（此步骤需关闭超净工作台风机）。

接种上述已分离好的肿瘤细胞于6孔板中，每孔接种密度30%，加入含10%FBS的DMEM培养基放入37℃、5% CO_2 细胞培养箱中培养。

4. 第四天 HEK293T细胞转染48小时后，收集细胞培养上清液（此时上清液中已含有病毒颗粒，即慢病毒液），慢病毒液经0.45μm滤器过滤后逐滴滴入肿瘤细胞中。为了提高慢病毒感染效率，可在滴入慢病毒液之前于肿瘤细胞中按1∶1 000的比例加入阳离子聚合物聚凝胺（Polybrene）（此步骤需关闭超净工作台风机）。

轻微晃动使慢病毒液与培养基充分混匀，置于37℃、5% CO_2 细胞培养箱中培养过夜。

5. 第五天 肿瘤细胞感染24小时后，去除含有病毒液的培养上清液，更换为新鲜的完全培养基，由于慢病毒载体携带的基因通常在感染后24~48小时才开始表达，因此继续置于37℃、5% CO_2 细胞培养箱中培养扩增。

四、肿瘤细胞的灭活

肿瘤细胞可通过多种方法灭活，如射线照射法（γ射线、紫外线等）、化学试剂法（如无水乙醇、丝裂霉素C）等，不同的方法均需进行实验确定最佳放射剂量或试剂浓度及灭活时间。

五、基因修饰的肿瘤细胞保存及使用

以下操作需要在超净工作台内进行。

（一）细胞冻存

1. 配制冻存液 按照DMSO 100μL+FBS 900μL的比例提前配好冻存液，并在冻存管上标记相应细胞的名称和冻存时间。

2. 细胞培养瓶中细胞生长汇合度达 70%~80% 时，弃去细胞培养上清液，无菌 PBS 清洗一次，弃去清洗后的 PBS，加入 0.25% 胰酶，放入细胞培养箱内消化。

3. 显微镜下观察培养瓶内细胞形态变圆，轻摇培养瓶时贴壁细胞从底壁脱落呈流沙状，表示细胞已消化完全，加入与 0.25% 胰酶等体积的完全培养基终止消化，用移液器将培养瓶中的细胞悬液轻吹混匀。

4. 转移细胞悬液于 1.7mL 离心管中，100g 室温下离心 5 分钟。离心后弃去上清液，用 1mL 无菌 PBS 清洗，室温下再次离心 5 分钟，转速 100g，弃去上清液，以配制好的冻存液重悬细胞沉淀，转移入标记好的冻存管，与程序降温盒一起置于 –80℃低温冰箱，次日转入液氮中长期保存。

（二）细胞复苏

1. 复苏前准备好 37℃水浴，并将完全培养基置于 37℃水浴中预热。

2. 从液氮中取出的需复苏的细胞，立即置于 37℃水浴溶解。溶解过程中轻轻晃动细胞冻存管，并观察管内的细胞悬液，当大部分融化后从 37℃水浴取出并移入超净台，转移至标记好的 1.7mL 离心管，100g 室温下离心 5 分钟。

3. 弃上清液，以完全培养基重悬细胞沉淀并转移入 25cm^2 细胞培养瓶中，置于 37℃、5% CO_2 细胞培养箱中培养，次日观察细胞状态。

第五节　实验操作关键点和注意事项

一、转化过程中的注意事项

1. 感受态细胞冰水浴中解冻后应立即使用，长时间放置会降低转化效率。
2. 待转化 DNA 加入体积不要超过感受态细胞体积的 1/10。
3. 加入质粒或连接产物后，请勿用移液器吸打，轻弹混匀即可。
4. 避免将感受态细胞反复冻融。

二、提取质粒过程中的注意事项

1. P1 缓冲液使用前需按照说明加入 RNase A，并于 4℃保存。
2. PE 缓冲液使用前需按照说明加入无水乙醇。

三、分离肿瘤细胞过程中的注意事项

1. 严格执行无菌操作，保证后续细胞培养不受污染。
2. 获取肿瘤样本后应尽快进行细胞分离培养，减少体外等待时间。

四、转染过程中的注意事项

1. 慢病毒转染过程中使用的与病毒相关的耗材及废液需统一收集处理或经完全灭毒后方可丢弃。

2. HEK293T 细胞培养换液过程中需轻柔操作，以减少细胞漂浮。

3. 完成转染的肿瘤细胞需要经过灭活处理才可最终作为疫苗使用。灭活处理的方法较多，若用放射线照射法，则射线类型及剂量对于不同的细胞需要做不同的梯度来验证细胞的活性，通过实验最终获得使肿瘤细胞灭活的最佳放射线剂量。

五、细胞冻存和复苏过程中的注意事项

1. 细胞冻存和复苏需遵循慢冻快融的原则。冻存时需将细胞置于程序降温盒中逐层降温。复苏时在 37℃水浴中可轻柔旋转冻存管以保证细胞悬液受热温度均匀。

2. 将冻存管放入液氮罐或从中取出时，要做好防护工作，以免操作者冻伤。

第六节 实验结果讨论和分析

一、提取质粒的结果分析

1. 质粒提取获得率低 质粒提取后测得浓度很低，可能的原因包括质粒丢失、细菌重悬不完全、细菌裂解不完全、质粒过早被洗脱、最后一步洗脱得率低。针对以上问题，建议在实验操作过程中保证转化涂布感受态的 LB 固体培养板新鲜，抗生素抗性正确；重悬细菌时保证细菌悬液中无肉眼可见的细菌沉淀，重悬充分；细菌裂解不完全可能由于菌量过多、裂解液不足，可选择减少细菌量或按比例增多裂解液的体积；洗涤过程中保证洗液按要求加入正确体积的无水乙醇；最后洗脱步骤可将洗脱液或去离子水预热至 65℃，也可延长洗脱时间，以及重复洗脱从而提高洗脱效率。

2. 质粒提取纯度低 质粒提取完毕后以紫外分光光度法分析其纯度及浓度。组成核酸分子的嘌呤、嘧啶碱基均可吸收紫外线，最大吸收峰波长在 260nm 处。紫外分光光度计分析时在 260nm、280nm 及 230nm 处分别读出吸光度值。高纯度质粒 A260/280 比值通常在 1.7~1.9 之间，若低于 1.7 考虑蛋白质污染，若高于 1.9 考虑 RNA 污染。

二、分离肿瘤细胞结果分析

1. 细胞污染 原代肿瘤细胞分离过程中可造成污染的步骤有很多，为了降低污染概率，需注意以下几点：①取材时要尽量取肿瘤组织丰富的区域，避免液化坏死、破溃的部分，尽量去除混杂组织；②取材后放入的培养基中可加入 1%~5% 的双抗；③组织样本分离时在超净工作台内操作，注意严格按照无菌操作

要求；④分离培养时培养基中需加入 1% 双抗。

2. 细胞分离失败　①肿瘤在取材后，应立即放入培养基中，并尽快送至实验室进行细胞分离，减少体外操作时间，以保证取材样本的新鲜；②分离肿瘤组织时为了尽可能减少对细胞的机械损伤应使用锋利的器械；③分离组织时要始终维持组织湿润的状态，避免干燥；④如果组织在消化后较长时间内仍未分散，则采用多次消化法以减少酶对已消化细胞的损伤；⑤细胞培养时可加大血清浓度，提高细胞存活率；⑥细胞分离后 2~3 天应避免移动细胞培养瓶，以减少对已贴壁细胞的外界晃动刺激。

三、转染的结果分析

1. 转染效率低　原代细胞等采用常规方法。不易转染的细胞采用慢病毒感染的方法可大大提高转染效率，达到目的基因的高效表达。

2. 慢病毒感染失败　慢病毒感染目的细胞失败的原因有很多。慢病毒转染体系包括目的基因载体质粒及包装质粒两部分，应确保目的基因的载体为慢病毒表达载体，且与包装质粒相匹配。常用的产毒工具细胞为 HEK293T 细胞，应确保 HEK293T 细胞状态良好。目的基因质粒载体若不携带荧光蛋白，转染时可设置带荧光蛋白的对照质粒，通过观察对照组荧光蛋白表达情况检查转染步骤是否正确。要保证感染时目的细胞状态良好。获得分泌了病毒颗粒的细胞上清液后应尽快感染目的细胞，病毒液若冻存后再使用则需避免反复冻融。对于某些转染效率很低的细胞，可添加聚凝胺提高病毒感染效率。

参考文献

[1] BREMERS A J, PARMIANI G. Immunology and immunotherapy of human cancer: present concepts and clinical developments. Crit Rev Oncol Hematology, 2000, 34 (1): 1-25.

[2] 姚德茂, 尹贻明, 张亚玲, 等. 新型自体肿瘤细胞疫苗治疗进展期肿瘤患者的免疫学检测. 西安交通大学学报 (医学版), 2004, 25 (1): 83-85.

[3] 魏兰兰, 谷鸿喜, 韩立群. 16 型人乳头瘤病毒疫苗研究进展. 国外医学预防、诊断、治疗用生物制品分册, 2001, 24 (2): 52-56.

[4] 魏兰兰, 韩立群, 任皎, 等. 人乳头瘤病毒 16 型结构蛋白在昆虫细胞中的表达. 中华实验和临床病毒学杂志, 2001, 15 (4): 309-313.

[5] 吴勉云, 伍欣星, 邱惠. HPV 相关肿瘤疫苗的研究进展. 肿瘤防治杂志, 2003, 10 (1): 21-23.

[6] CHIANG C L, COUKOS G, KANDALAFT L E. Whole Tumor Antigen Vaccines: Where Are We？ Vaccines (Basel), 2015, 3 (2): 344-372.

第十六章

树突状细胞分离及鉴定技术

实验目的和要求

1. 了解树突状细胞的分类和表面分子。
2. 掌握树突状细胞分离和鉴定的原理。
3. 熟悉树突状细胞分离和鉴定的实验方法。

第一节 概　　述

抗原提呈细胞(antigen presenting cell,APC)是指摄取、加工、处理抗原并将抗原肽提呈给特异性 T 细胞和 B 细胞的一类免疫细胞。因其在细胞免疫应答过程中起到辅助免疫应答形成的作用,故又称为辅助细胞(accessory cell,AC)。根据细胞表面膜分子表达情况和细胞功能的差异,可将抗原提呈细胞分为专职性和非专职性两类。专职抗原提呈细胞组成性表达 MHC-Ⅱ类抗原分子和其他参与 T 细胞活化的共刺激分子,主要有树突状细胞、单核巨噬细胞和 B 细胞。非专职抗原提呈细胞包括内皮细胞、纤维母细胞、上皮细胞等,它们通常情况下并不表达 MHC-Ⅱ类分子,但在炎症过程中,可以接受某些活性分子(如干扰素)刺激,也可以表达 MHC-Ⅱ类分子。

树突状细胞(dendritic cell,DC)是一类具有树枝状突起,表面广泛表达 MHC-Ⅱ类或 MHC-Ⅰ类分子的抗原提呈细胞,目前被认为是体内功能最强和最重要的专职抗原提呈细胞。DC 的前体来源于骨髓 $CD34^+$ 细胞,经血流或淋巴液进入淋巴样组织中并发育成熟,因此在体内分布广泛,除脑及睾丸以外的全身各脏器都存在 DC。DC 是目前发现唯一能够激活初始 T 细胞的专职抗原提呈细胞,具有以下特点:①能高水平表达 MHC-Ⅱ类或 MHC-Ⅰ分子;②可通过吞噬、巨胞饮、受体介导摄取抗原,然后迁移至 T

细胞区；③成熟 DC 组成性地表达协同刺激分子；④能活化初始 T 细胞；⑤抗原提呈效率高，少量抗原和少数 DC 足以激活 T 细胞。因此，DC 在机体细胞免疫应答中的作用及其与某些人体疾病的关系，近年来受到高度关注。

DC 主要分为两大类：一类从骨髓中由髓系共同祖细胞（common myeloid progenitor，CMP）分化而来，称为髓样 DC，与单核细胞和粒细胞属于同一谱系；另一类由淋系共同祖细胞（common lymphoid precursor，CLP）而来，称为淋巴样 DC 或浆细胞样 DC，与 T 细胞、B 细胞和自然杀伤细胞（natural killer cell，NK 细胞）属于同一谱系。髓样 DC 又被命名为常规 DC（conventional DC，cDC）。浆细胞样 DC（plasmacytoid dendritic cell）简称 pDC。两类 DC 在淋巴组织和外周组织又有不同的亚类。cDC 根据所处的组织部位、分化程度和功能，可以进一步分为：皮肤和胃肠上皮组织中的朗格汉斯细胞，心、肺、肝、肾等器官结缔组织中的间质树突状细胞，定位于淋巴组织胸腺依赖区和胸腺髓质区的并指状树突状细胞，分布于淋巴管淋巴液中的隐蔽细胞。

DC 的分化发育经历四个阶段：骨髓及外周血中的前体细胞期、非淋巴组织中的未成熟期、迁移期和输入淋巴管及外周血中的成熟期，许多细胞因子和局部环境因素共同参与作用。通过对小鼠骨髓衍生的 DC、人 $CD34^+$ 干细胞来源的 DC、人单核细胞衍生的 DC、皮肤朗格汉斯细胞等进行体外实验的研究，人们对于非淋巴样 DC 的分化、发育及迁移过程有了较为深入的了解。

非淋巴组织的未成熟 DC 表达高水平的 FcγR、FcεR 和甘露糖受体等，具有很强的抗原捕捉和加工处理能力，但表面 MHC-Ⅱ类分子的表达水平很低，不具有或仅有极弱的共刺激分子，提呈抗原的能力很弱。在摄取抗原或接受某些刺激因素（主要是炎性信号如脂多糖、IL-2）后，DC 可以分化成熟，其 MHC 分子、共刺激分子、黏附分子的表达显著提高，抗原提呈能力逐渐增强，但抗原摄取和加工能力逐渐降低。DC 在成熟过程中同时发生迁移，进入次级淋巴器官激活 T 细胞免疫应答。目前已可通过骨髓及脐血分离出的 $CD34^+$ 细胞或通过人外周血中分离的单核细胞在体外培养扩增髓样 DC 作为抗原提呈细胞，用于基础及临床研究。

相对于 cDC，pDC 的抗原提呈能力较弱，其主要在监视血流来源的病原体及提呈自身抗原等方面发挥作用。pDC 表达的 TLR7 和 TLR9 抗原识别 DNA 和 RNA 病毒上的病原体相关分子模式，激活 NF-κB 相关信号途径，并分泌大量Ⅰ型干扰素及 IL-6、IL-8 和 TNF-α 等细胞因子。这些细胞因子可以活化 NK 细胞和巨噬细胞，激活固有免疫和适应性免疫，发挥针对微生物的免疫监视功能。

巨噬细胞（macrophage，Mφ）来源于骨髓单核细胞。其最初由胚胎卵黄囊血岛和胚胎肝脾内的髓性多能干细胞移入骨髓，发育成前单核细胞，然后由前单核细胞增殖分化成单核细胞，在血液中短暂停留后，进入不同组织器官发育成为巨噬细胞。根据 Mφ 不同的解剖学部位、不同的分化程度，以及外界激活因子的多样性，Mφ 呈现出复杂的异质性与功能的多样性。Mφ 在防御感染、自身稳定和免疫监视中都起着重要作用，可抵抗细菌、真菌和病毒的感染，以及清除凋亡细胞和突变细胞。单核巨噬细胞具有迁移性，能以吞噬、吞饮和受体介导的方式将抗原性颗粒或液体摄入细胞内，发挥杀伤作用或对抗原进行加工处理，与 MHC 分子形成复合物表达于细胞表面，完成抗原提呈过程。同时，单核巨噬细胞所分泌的多种细胞因子对固有免疫和适应性免疫又具有调节作用。

除树突状细胞和巨噬细胞外，成熟的 B 细胞也是一种重要的抗原提呈细胞。B 细胞不仅表达

MHC-Ⅰ类分子，而且表达较高密度的 MHC-Ⅱ类分子。

第二节　实验方法的分类和原理

在早期研究人体 DC 时，由于对其来源和分化发育及成熟等方面的知识缺乏了解，只能利用细胞黏附和密度梯度离心的方法从不同组织中分离 DC，这样获得的细胞数量少、纯度低，而且已处于不同的分化阶段，难以满足对其功能研究的需要。

自从 1992 年 Steinman 建立了应用重组粒细胞 - 巨噬细胞集落刺激因子（granulocyte macrophage colony stimulating factor，GM-CSF）从小鼠骨髓中大规模培养 DC 的方法后，人们建立并完善了多种培养扩增 DC 的方法。其中，采用 GM-CSF 和 IL-4 从人外周血单个核细胞扩增 DC，采用 GM-CSF 和 TNF-α 从人 $CD34^+$ 造血干细胞扩增 DC 的方法应用尤为广泛。

目前从理论上来说，可以从以下 4 个途径来获得 DC：①直接从外周血中分离树突状细胞：从外周血中分离 DC 时，需要首先获得外周血单个核细胞（peripheral blood mononuclear cell，PBMC），获取高纯度和活性的 PBMC 是进行后续 DC 分离及各种实验研究的先决条件。树突状细胞具有一些不同于其他单个核细胞的特性，可以黏附于玻璃、塑料、尼龙毛、葡聚糖等。但过夜培养后，便失去黏附性，具有较低的比重，不表达 Fc 受体等。这些特性可供分离纯化树突状细胞。② PBMC 诱导分化为 DC：GM-CSF 和 IL-4 联合应用或 GM-CSF 与 IL-13 联合应用可诱导单核细胞成为具有不成熟表型的 DC（$CD1a^+$、表达 RelB，低表达 CD80、CD86 及 CD58，仍然表达单核细胞标志 CD11b、CD36、CD68 及 c-fms），若再给予一定的刺激信号，如 LPS、TNF-α、IL-1、单核细胞条件培养液或由 T 细胞提供某些刺激信号（如 CD40L），这些细胞就会成熟并表现出成熟 DC 的特征。③经 $CD34^+$ 干细胞诱导分化成 DC 细胞：最早人们利用 GM-CSF 与 TNF-α 协同培养人脐血 $CD34^+$ 干细胞，对 $CD34^+$ 干细胞来源的 DC 进行分离，可以扩增出纯度为 50%~80% 的 1×10^7~3×10^7DC。这种 DC 具有典型的树突状形态及 DC 表型，且在功能上能将抗原提呈给初始 $CD4^+$T 细胞，发生克隆扩增。在这一体系中，加入 GM-CSF 以生成单核细胞为主，而加入 TNF-α 可显著促进 DC 的产生。除 GM-CSF 与 TNF-α 协同作用具有此效应外，目前还发现 IL-3 也能协同 TNF-α 促进 $CD34^+$ 干细胞向 DC 分化。④淋巴样前体 DC 分化为 DC：人淋巴样前体 DC 形态像浆细胞，表达 CD4，不表达 CD11b、CD11c、CD13 和 CD33 等髓样细胞表面标记，体外培养的淋巴样前体 DC 在 IL-3 和 CD40L 的刺激下可分化为淋巴样 DC。

鉴定 DC 可通过形态学、细胞表面标志、混合淋巴细胞反应（mixed lymphocyte reaction，MLR）中刺激初始性 T 细胞增殖三方面加以综合判断。目前常采用相对公认的的特异性表面分子标志进行鉴定。人 DC 的主要特征性标志是 CD11c、CD1c/BDCA-1、CD1a。DC 表达能识别抗原包括病原微生物等的受体，如其表达的甘露糖受体（mannose receptor，MR）能非特异性介导 DC 对某些病毒的识别。部分 DC 表达的 CD4 及 CXCR4 能介导 HIV-1 对 DC 的感染等。DC 表达 FcR 和补体受体（complement receptor，

CR)。DC 也表达 MHC-Ⅱ类分子，共刺激分子 CD80(B7-1)、CD86(B7-2)，黏附分子 CD40、CD44、CD50 以及 β1、β2 整合素家族成员，参与抗原提呈。此外，DC 还能分泌 IL-1、IL-6、IL-8、IL-12、TNF-α、IFN-α 等细胞因子，参与机体免疫调节。

第三节　实验适用范围和条件

1. 通过本章实验能够获得一定数量及纯度的树突状细胞。
2. 本章实验适用于获取并研究 DC 在细胞免疫应答过程中的作用。
3. 本章实验所获 DC 也适用于口腔肿瘤免疫治疗研究的体外实验。

第四节　实验器材和试剂

一、DC 分离的实验器材和试剂

(一) 器材

1. 倒置显微镜。
2. 流式细胞仪(FCM)。
3. 低温离心机。
4. CO_2 细胞培养箱。
5. 6 孔细胞培养板。
6. 150mm 直径的玻璃培养皿。
7. 吸管。
8. 50mL 锥形离心管。
9. 血细胞计数板。
10. 细胞刮子。

(二) 试剂

1. 人抗凝全血 200mL。
2. 小鼠股骨、胫骨、肱骨。
3. 小鼠脾脏细胞重悬液。
4. 聚蔗糖 - 泛影葡胺(Ficoll-Hypaque)。

5. Hank's 液。

6. RPMI 1640 培养液。

7. DMEM 培养液。

8. 免疫磁珠。

9. 聚乙烯吡咯烷酮包被的硅胶混悬液分离液。

10. 细胞因子 GM-CSF、IL-4、TNF 等。

11. 胎牛血清(FCS)。

二、DC 鉴定的实验器材和试剂

(一) 器材

1. 倒置显微镜。

2. 扫描电镜。

3. 透射电镜。

4. 流式细胞分选仪。

5. 低温离心机。

6. 血细胞计数板。

(二) 试剂

1. FACS 缓冲液。

2. 荧光素标记抗体。

第五节　实验操作步骤

一、人树突状细胞的分离和体外扩增

(一) 人外周血中 DC 的分离

1. 取正常人白细胞 2 个单位或外周血 200mL,用 Ficoll-Hypaque 分离 PBMC,用 Hank's 液洗涤 1 遍,用含 10% FCS 的 RPMI 1640 培养液重悬细胞浓度至 2×10^6/mL。

2. 将 9 份 Percoll 原液加入 1 份 2mol/L PBS 中配制成等渗 Percoll 应用液。取等渗 Percoll 应用液、0.2mol/L pH7.4 PBS 14.7mL 和 13.3mL FCS,于 50mL 离心管中混合均匀,4℃、10 000r/min 离心 25 分钟,置于 4℃冰箱保存备用。

3. 将 PBMC 悬液置 37℃,5% CO_2 细胞培养箱孵育 3 小时,去上层悬浮细胞,加入适量含 10% FCS 的 RPMI 1640 培养液,继续培养过夜(或 12~18 小时)。

4. 用吸管轻轻吹起并收集未黏附的细胞，与 2%~5% 羊红细胞（SRBC）混匀，使 T 细胞与 SRBC 结合形成 E- 花环。

5. 加入步骤 2 的分离液，4℃、3 000r/min 离心 20 分钟，收集次低密度层细胞，用 Hank's 液洗涤 1 遍，用 RPMI 1640 培养液将细胞浓度调整至 1×10^5/mL，并将细胞悬液加至预先包被有抗人 IgG 的 24 孔培养板中，37℃孵育 1 小时后，进行亲和板吸附，吸附可反复进行多次，最后用 10% FCS 的 RPMI 1640 培养液收集悬浮细胞，此为富集的 DC。

（二）人外周血中 DC 体外扩增

1. 同法获取 PBMC。

2. 用 RPMI 1640 培养液悬浮细胞并离心（1 000r/min，5 分钟），洗涤 2 次，用含 10% 人 AB 血清的 RPMI 1640 完全培养基悬浮细胞，调整细胞浓度至 1×10^6/mL，加入 6 孔培养板中，于 37℃、5% CO_2 细胞培养箱中孵育 5 小时。

3. 细胞贴壁后弃上清液，用 RPMI 1640 培养液轻轻洗涤 2 次去除非贴壁细胞，加入含重组人 GM-CSF 与重组人 IL-4，终浓度均为 1 000U/mL 的 RPMI 1640 完全培养基继续在 37℃细胞培养箱中培养。

4. 分别于隔天进行半量换液，并加入含 GM-CSF 和 IL-4（终浓度均为 1 000U/mL）的 RPMI 1640 完全培养基，继续培养至第 6 天，收获 DC。

5. 应用流式细胞仪进行 DC 表型的检测和分析。

二、小鼠树突状细胞的分离和体外扩增

（一）小鼠骨髓来源的 DC 体外扩增

1. 做无菌手术取出股骨、胫骨、肱骨，尽量将其表面的肌肉和结缔组织去除干净，然后放入无菌的 PBS 中。

2. 剪断骨的两端，用 1mL 无菌注射器抽取含青霉素钠 6U/mL、链霉素 10U/mL 的生理盐水反复冲洗出骨髓，直至骨变白。

3. 将细胞收集至 15mL 离心管中，1 500r/min 离心 5 分钟。

4. 弃上清液，收集沉淀的骨髓细胞，置于含有双抗、10% 胎牛血清、终浓度为 2mmol/L 谷氨酰胺的 RPMI 1640 培养液中。

5. 分装于细胞培养瓶，置于 37℃、5% CO_2 细胞培养箱中培养。

6. 骨髓细胞静置培养 48 小时后，倾去悬浮细胞，更换新的培养液，同时加入 GM-CSF（终浓度 500ng/L）和 IL-4（终浓度 200ng/L）。

7. 6 天后收集培养细胞，应用流式细胞仪进行 DC 表型的检测和分析。

（二）小鼠脾脏 DC 的分离

小鼠脾脏 DC 是研究最多的淋巴组织 DC，其特征为组成性表达 MHC-Ⅱ类分子和 CD11c。该细胞群可进一步分为三群：主要分布于边缘区的 DC（$CD4^+CD8^-CD11b^+$）、主要分布于 T 细胞区的 DC（$CD4^-CD8^+CD11b^+$）和双阴性 DC（$CD4^-CD8^-CD11b^+$）。其中，$CD8^+$ DC 表达 CD1d 和 DEC-205。可以根据需要

选择不同的方法将脾脏 DC 分选出来。

贴壁法：小鼠脾脏 DC 在体外可黏附于玻璃或塑料表面，但培养 18~24 小时后，黏附能力丧失，借此可与巨噬细胞区分。该方法无需特殊试剂，不需要进行密度梯度离心，操作简单、省时。但用此方法获取的 DC 数量少、纯度低，而且分离所得的 DC 处于不同的分化阶段，无法满足精细实验的需要。

三、其他树突状细胞的分离方法

DC 的分离除了上述传统的分离方法外，还有一些比较特异性的分离方法。

（一）多种单克隆抗体细胞毒筛选法

在 PBMC 中主要有 T 细胞、B 细胞、NK 细胞、DC 和单核细胞等细胞，因此，在 PBMC 中除去 T 细胞、B 细胞、NK 细胞和单核细胞，就可以获得 DC。具体分离过程如下。

1. 首先按常规法用 Ficoll-Hypaque 分离 PBMC。

2. 用 Hank's 液洗涤 2 次后重悬，室温下，1 000r/min 离心 10 分钟，用含 5%~10% FCS 的 RPMI 1640 培养液重悬。

3. 将细胞浓度调整为 1×10^7/mL，加入适当的抗 T 细胞、B 细胞、NK 细胞和单核细胞表面特异性标志的单克隆抗体混合液，包括抗 CD3、CD19、CD56、CD64 单克隆抗体等。1：4 稀释的新鲜豚鼠血清于 37℃、5% CO_2 细胞培养箱孵育 30 分钟，加入含 5% FCS 的 RPMI 1640 培养液稀释该体系，终止细胞毒作用。

4. 用含 5% FCS 的 RPMI 1640 培养液洗涤 2 次，重悬于含 10% FCS 的 RPMI 1640 培养液中，37℃、5% CO_2 细胞培养箱孵育备用。

（二）磁珠分选法

磁珠分选法是采用单克隆抗体标记的磁珠分选细胞。

1. 同法进行 PBMC 分离。

2. 将收集的 PBMC 用 Hank's 液洗涤 2 遍，室温下 1 000r/min 离心 10 分钟，用 5%~10% RPMI-1640 培养液重悬，使最终细胞浓度达 1×10^8/mL。

3. 加入适量的用单克隆抗体标记的磁珠混悬液，室温孵育 10~15 分钟，过柱，用缓冲液洗涤，收集洗出的细胞用含 5% FCS 的 RPMI 1640 培养液按上法洗涤 2 次，重悬于含 10% FCS 的 RPMI 1640 培养液中，在 37℃、5% CO_2 细胞培养箱孵育备用。

4. CD11c 表达于所有已知小鼠 DC 表面，所以将包被了磁珠的 CD11c 抗体与小鼠淋巴组织或非淋巴组织悬液共孵育并置于磁场后，结合了 CD11c 抗体的细胞将留在分选柱中，脱离磁场后可分离得到 $CD11c^+$ 的 DC。小鼠脾脏也可采用此方法。

（三）流式细胞仪分选

采用抗 DC 特异性标记的单克隆抗体做间接荧光染色，通过 FCM 自动分选。DC 表面表达多种相对特异性的表面标志，可根据实验需要选用某些特定表面标志的单克隆荧光抗体进行标记，明确目的细胞群。小鼠特异性单抗可采用抗 33D1 的单抗，而人的特异性单抗可采用抗 CD1a 和 CD83 的单抗。对于胸腺DC和脾脏DC可通过用EDTA和胶原酶消化，并用Ficoll-Hypaque分离出单个核细胞后，用上述方法分离。

四、树突状细胞的鉴定

（一）形态观察

1. 倒置显微镜 将培养板置于倒置显微镜下观察。树突状细胞呈多形性，是有长突起伸出的贴壁细胞。

2. 扫描电镜 可见DC为多形态，表面光滑，细胞质向外突出形成突起，无皱褶和小棘。

3. 透射电镜 可见DC表面不规则，细胞质内缺乏分泌性的细胞器和溶酶体。

（二）表面标志的测定

人外周血DC表型检测：分别在培养的第1、第6天收集DC（轻轻吹打并用细胞刮子轻轻刮取贴壁部分的细胞）并制成单细胞悬液，计数1×10^6/mL，用PBS悬浮并离心（250g，5分钟），洗涤2次后去除上清液，调整细胞密度至1×10^6/mL，在各测量管中加入细胞悬液500μL，再分别加入用PE或FITC等荧光素标记的CD1a、HLA-DR、CD80、CD83和CD86抗体，置于4℃避光反应标记40分钟，用PBS洗2次，免疫染色后的细胞重悬于含有0.5%多聚甲醛的PBS细胞固定液中。24小时内通过流式细胞仪进行DC表型分析。

（三）同种异型混合淋巴细胞反应

DC可诱导同种异型T细胞产生明显的增殖反应，但对自体T细胞的增殖反应诱导作用则很弱。一般可将DC去增殖活性，与同种异型或自体T细胞混合培养，观察其增殖反应程度以判断DC的活性。

第六节 实验操作关键点和注意事项

一、树突状细胞分离实验操作关键点和注意事项

1. 严格无菌操作，防止细胞被污染，同时注意与血液样品接触时应注意生物安全防护，避免血源性传染病。

2. 稀释血液可降低红细胞凝聚，提高细胞收获率，但如果保留血浆成分做其他实验时，则不能稀释血液，以免影响血浆成分。

3. 操作应轻柔，细胞悬液应充分混匀，避免损伤细胞活性及丢失细胞。

4. 用细胞刮子刮下细胞时用力要均匀，避免反复操作对细胞产生的机械损伤。

5. TNF-α（2.5ng/mL）具有促进DC成熟的作用，可根据实际情况在培养体系中加入该因子。

6. 有研究报道，用MACS方法从脐带血或外周血中分离$CD34^+$造血干细胞，然后采用含GM-CSF、

TNF-α、干细胞因子(stem cell factor,SCF)的培养液体外培养14天,可使DC产出率提高(高于GM-CSF+TNF-α培养组3~5倍)。

二、树突状细胞鉴定实验操作关键点和注意事项

1. 采用FCM分选目前存在的主要问题是DC的种类很多,各种DC的发育过程和表面特征性标志尚未完全清楚。因此,在DC分离时,必须视标本来源的情况选择合适的分离方法,并在分离后采用多种单克隆抗体(如CD1a、CD11c、33D1、DEC-205、CD80、CD86、CD83和MHC-Ⅱ)进行荧光染色鉴定,或用抗T细胞、B细胞、NK细胞、Mφ的细胞表面特异性标志的单克隆抗体(如抗CD3、CD19、CD56、CD64)进行鉴定。

2. 各种液体需新近配制,悬浮细胞样本要尽量新鲜,尽快完成样本制备和检测。

3. 加荧光素标记抗体后的操作过程应注意避光,注意低温和保持细胞活力。

参考文献

[1] 周光炎. 免疫学原理. 4版. 北京: 科学出版社, 2018.
[2] 曹雪涛. 免疫学技术及其应用. 北京: 科学出版社, 2016.
[3] 许化溪, 王胜军, 严俊, 等. 人外周血树突状细胞的分离与鉴定. 免疫学杂志, 1997, 13 (3): 202-205.
[4] RONEY K. Bone Marrow-Derived Dendritic Cells. Methods Mol Biol, 2019, 1960: 57-62.
[5] INABA K, INABA M, ROMANI N, et al. Generation of large numbers of dendritic cells from mouse bone marrow cultures supplemented with granulocyte/macrophage colony-stimulating factor. J Exp Med, 1992, 176 (6): 1693-1702.
[6] SCHRAML B U, SOUSA C R. Defining dendritic cells. Curr Opin Immunol, 2015, 32: 13-20.
[7] COLLIN M, BIGLEY V. Human dendritic cell subsets: an update. Immunology, 2018, 154 (1): 3-20.

第十七章

循环肿瘤细胞检测技术

实验目的和要求

1. 了解循环肿瘤细胞检测技术的基本原理。
2. 掌握循环肿瘤细胞检测的具体方法及常规操作步骤。

第一节 概　　述

循环肿瘤细胞(circulating tumor cell,CTC)是指那些从实体肿瘤上脱落并进入血液循环的肿瘤细胞,这些细胞被认为是恶性肿瘤远处转移的主要原因之一。目前的研究认为,恶性肿瘤患者每天都会有数千个肿瘤细胞从原发灶脱落并进入血液循环,但是多数患者并不会发生高频率的转移,表明循环肿瘤细胞引起的远处转移是相对低效的过程,其中的主要原因在于循环肿瘤细胞在血液中的浓度非常低,每毫升外周血中通常少于 10 个细胞。此外,循环肿瘤细胞在外周血中的半衰期较短,因为在外周血中,循环肿瘤细胞要面对自身免疫系统的监视以及循环流体剪切力的损伤,这导致大部分的循环肿瘤细胞在此过程中被清除。因此,从血液中分离检测循环肿瘤细胞面临着巨大的挑战。

随着肿瘤精准治疗概念的提出,循环肿瘤细胞检测技术作为液体活检的重要组成部分,在肿瘤的治疗中发挥着越来越重要的作用。常规组织活检有创伤较大,技术敏感性高,在一定程度上刺激肿瘤组织且在肿瘤治疗过程中不易重复等局限性,而这些局限性正是循环肿瘤细胞检测可以避免的。从理论上来说,利用循环肿瘤细胞可以对下游所有的组学进行测定。在临床实践中,循环肿瘤细胞的检测主要用于肿瘤治疗方法的选择、肿瘤治疗期间疗效评估以及肿瘤治疗预后的评估。在肿瘤治疗方法的选择上,相较于传统的肿瘤组织活检后进行突变位点检测,循环肿瘤细胞检测技术具有更加微创,可减少对肿瘤的刺激，以及必要时可以重复取样检测的优点。在肿瘤治疗的疗效评估环节，尤其针对肿瘤化疗的疗效评估，循环肿瘤细胞的检测可以实现贯穿整个治疗流程的疗效评估。在肿瘤治疗的预后评估领域，循环肿瘤细胞的检测可以根据治疗前后的循环肿瘤细胞计数来实现对绝大多数肿瘤的预后评估。此外，目前越来越多的研究聚焦于循环肿瘤细胞分离后的下游测序。通过最新的单细胞测序技术，对单个循环肿瘤细胞进行测序，揭示了循环肿瘤细胞的异质性，从而更加深入地阐明了肿瘤转移的机制。

总之，循环肿瘤细胞检测技术作为目前新兴的肿瘤检测手段，拥有着传统活检所无法比拟的优势，尤其是随着肿瘤精准治疗理念的提出，该方法在肿瘤的诊断、治疗领域也将发挥越来越重要的作用。在不久的将来，随着该技术逐渐从实验室走向临床，相信循环肿瘤细胞检测技术将在肿瘤的诊疗过程中成为常规的检测手段。

第二节 实验方法的分类原理

目前，捕获循环肿瘤细胞的方法主要包括通过抗体捕获、根据细胞物理性质捕获及白细胞耗竭法。

1. 抗体捕获 抗体捕获是目前最为常见的方法，在该类系统中，最为人所熟知也是最早推向市场，同时也是唯一通过美国食品药品管理局（FDA）认证可以用于临床诊疗的系统是 CellSearch 系统。该系统捕获 CTC 的主要原理是基于在鳞癌患者的血液中只有鳞癌细胞表达上皮细胞黏附分子（epithelial cell adhesion molecule，EpCAM）等上皮标志物。因此，可以用抗上皮标志物的抗体包被磁珠，这些包被了抗上皮标志物的磁珠通过抗原抗体反应与循环肿瘤细胞表面的上皮标志物结合，然后在仪器内通过液流与磁场将这些结合了磁珠的循环肿瘤细胞捕获，从而实现循环肿瘤细胞的富集。除了 CellSearch 系统，IsoFlux 系统将该方法加以改进，加入了微流控系统，在磁珠结合了循环肿瘤细胞后，经由微流控管路进一步筛选，可以提高捕获效率，同时减少混杂的白细胞。除了磁珠法，抗体捕获途径还有一个分支，就是以 iChip 系统为代表的微流控芯片。该系统的主要原理为设计微流控管路，管路内有大量分支结构可增大与血细胞的接触面积，每一个血细胞都能与该微流控通道壁接触。然后，将抗上皮标志物抗体均匀涂布在微流控通道壁上，当血液流过通道时，循环肿瘤细胞表面的上皮抗原和通道壁上的抗上皮标志物抗体结合，从而将循环肿瘤细胞黏附在壁上。该方法相较于磁珠法的优点在于不需要分离 PBMC，可以使用全血流过芯片，从而避免了分离 PBMC 时导致的细胞损失。此外，该方法检测流程大大简化，技术敏感性降低。同时，缺点也显而易见，该方法将肿瘤细胞固定在芯片上，后期收集较为困难，不利于进行下游实验。

2. 根据细胞物理性质捕获 近年来，细胞物理性质的差异逐渐被用于循环肿瘤细胞的捕获中。该方法的理论基础为循环肿瘤细胞的直径通常为几十微米，普遍较白细胞大。此外，循环肿瘤细胞带负电荷，与正常白细胞有区别。通过了解这些循环肿瘤细胞的性质，便可以利用这些特性将循环肿瘤细胞捕获。目前较为常见的两种通过物理性质差异捕获循环肿瘤细胞的方法为螺旋微流控法和过滤法。螺旋微流控法是让 PBMC 以一定的流速通过螺旋形的微流控通道，因循环肿瘤细胞的体积、重量较大，因此在经过螺旋通道时通常会偏向螺旋通道的外侧，而白细胞通常位于较内侧，通过该差异达到富集循环肿瘤细胞的目的。过滤法顾名思义就是通过过滤的方法，让外周血细胞通过一定直径的滤网，直径相对较小的白细胞可以透过，直径较大的循环肿瘤细胞则被滤网捕获。相较于抗体捕获法，物理捕获法有自身的优点，也有不足。其优点在于由于没有抗原抗体的结合，最终得到的循环肿瘤细胞表面不会有磁珠附着，也不会黏附在载体上，细胞活性通常较好，有利于进一步培养，适用于对细胞活性有较高要求的下游实验。其缺点也显而易见，由于肿瘤细胞的大小并不十分一致，因此该方法的捕获率较抗体法低，而且因为没有特异性的手段将肿瘤细胞与白细胞分离，因此，最终得到的细胞中会混杂有大量的白细胞，如进行测序等下游实验时，会混入大量的白细胞背景，产生较大的实验误差。

3. 白细胞耗竭法　该方法的目的在于将 PBMC 层中的白细胞除去，剩余循环肿瘤细胞。该方法通常利用白细胞特有的表面标志物，如 CD45，用带有抗白细胞表面抗原的磁珠与白细胞结合，通过磁性分选的方式将白细胞去除，实现对循环肿瘤细胞的富集。该方法既提高了分选的特异性，也没有直接与循环肿瘤细胞发生抗原抗体结合反应，保持了最终循环肿瘤细胞的活性，也是目前较为常用的一种富集方法。

在完成对循环肿瘤细胞的富集后，就要对循环肿瘤细胞进行表征。无论采取上述哪一种富集方法，最后都会混入一定量的白细胞，因此，在后期需要将循环肿瘤细胞和白细胞进行鉴别。目前最为常用的方法是通过免疫荧光染色来表征循环肿瘤细胞，上皮来源的肿瘤细胞会表达细胞角蛋白（cytokeratin，CK），白细胞则会特异性表达 CD45。因此，可以通过不同颜色的荧光染料分别标记以上分子，就可以将循环肿瘤细胞和白细胞进行鉴别。除此之外，染色体荧光原位杂交技术近年来也被用于 CTC 的表征，该方法通过荧光探针将染色体数目异常的循环肿瘤细胞与正常的白细胞进行鉴别。

第三节　实验适用范围和条件

循环肿瘤细胞检测技术对于样本采集的技术敏感性较低，可检测肿瘤患者的外周血。不同系统对于外周血量的要求有所区别，普遍为 5~10mL。该检测技术的应用范围广泛，可以用于肿瘤治疗方法的选择、肿瘤治疗期间的疗效评估，以及肿瘤治疗预后的评估等多个领域。

第四节　实验器材与试剂

实验器材与试剂主要为 IsoFlux 系统及其配套的循环肿瘤细胞富集及染色试剂盒。

第五节　实验操作步骤

目前检测循环肿瘤细胞的方法有很多种，原理和实验操作方法不尽相同，此次实验操作步骤以IsoFlux系统为例。总体流程可分为：①PBMC的分离；②循环肿瘤细胞富集；③循环肿瘤细胞表征。

一、PBMC的分离

（一）样本提取

用含EDTA的采血管采集外周血样本不少于5mL，为了避免采血针将上皮细胞混入血液，采集的前2mL血液应弃去。血液样本应在冰上运输，避免剧烈震动。

（二）密度梯度离心

1. 取50mL Leucosep® 管，加入15.2mL Ficoll-Paque™ PLUS，1 000g离心30秒，使Ficoll-Paque™ PLUS充满Leucosep® 管隔膜下的空间。

2. 缓缓向Leucosep® 管中加入5mL PBS-CMF缓冲液，将血样缓缓加入Leucosep® 管中，用5mL PBS-CMF冲洗采血管2遍，将冲洗液也加入Leucosep® 管中。

3. 将Leucosep® 管以800g离心15分钟，关闭离心机刹车。

4. 将Leucosep® 管的上层液体缓缓倒入新的50mL离心管中，剩余5~10mL液体，缓缓摇动Leucosep® 管，直至不再有细胞黏附在管壁上，然后将剩余液体倒入50mL离心管，用5mL PBS-CMF冲洗Leucosep® 管2遍，将冲洗液加入同一个50mL离心管。

5. 将50mL离心管以280g离心10分钟，此步骤可以打开离心机刹车。

6. 使用负压吸引器小心地吸去上清，最多可以留下约500μL液体，将样本放置于冰上。

二、循环肿瘤细胞富集

（一）将磁珠与循环肿瘤细胞结合

1. 向样本中加入50μL Fc阻断剂（Fc blocking），轻轻敲击离心管数次，直至沉淀完全溶解，在冰上孵育5分钟，务必确保此步骤没有颗粒残余，否则存在堵塞管路的风险。

2. 将悬液加入超低吸附1.5mL EP管中，用100μL缓冲液（binding buffer）冲洗50mL离心管底2遍，将洗涤液加入同一个EP管中，将样本放置于冰上。

3. 用移液器吹打重悬EpCAM磁珠，吸取30μL/样本磁珠放入新的超低吸附1.5mL EP管中，用磁铁将磁珠吸到EP管底部，小心吸去上清液，加入100μL缓冲液重悬磁珠，用同样的方法吸去上清液，再重复洗涤一遍后用30μL缓冲液重悬磁珠。

4. 将磁珠悬液加入样本中，颠倒数次混匀，在4℃旋转孵育1~2小时。

（二）用 IsoFlux 系统富集循环肿瘤细胞

1. 在 Cartridge 的第二个槽中加入 2mL 缓冲液，放入 IsoFlux 仪器中，运行 Prime 程序。

2. Prime 程序运行完成后，将细胞悬液加入 Cartridge 的上样槽中，用 100μL 缓冲液冲洗 EP 管 2 遍，将冲洗液都加入上样槽中，注意此步骤避免产生气泡。

3. 将 Cartridge 放入 IsoFlux 仪器中，执行富集程序。

4. 富集程序完成后，从 Cartridge 中取出 CellSpot，可见细胞与磁珠混合物位于 CellSpot 底部的薄膜上。用 50μL 缓冲液将混合物重悬，将悬液吸到新的超低吸附 1.5mL EP 管。

三、循环肿瘤细胞表征

（一）配制染色溶液

1. Fix（1∶1）　将 200μL 固定液（fixative solution）溶液重悬到 200μL 缓冲液中。

2. NDS（10%）　将 100μL 100% 驴血清（NDS）溶液重悬到 900μL 缓冲液中。

3. CD45（1∶100）　将 4μL 兔抗人 CD45 重悬到 396μL 缓冲液中。

4. Cy3（1∶200）　将 2μL 驴抗兔 IgG-Cy3 重悬到 398μL 缓冲液中。

5. 洗脱缓冲液（perm buffer）（0.2% TritonX-100）　将 20μL 10% TritonX-100 重悬到 980μL 缓冲液中。

6. CK-FITC（1∶10）　将 40μL 鼠抗人 Cytokeratin-FITC 和 40μL 洗脱缓冲液重悬到 320μL 缓冲液中。

7. Wash+H buffer（1 × Hoechst 33342，0.02% TritonX-100）　将 1μL 1 000 × Hoechst 33342 和 100μL 洗脱缓冲液重悬到 900μL 缓冲液中。

（二）免疫荧光染色

1. 将 EP 管置于磁铁上 30 秒，弃上清液，将磁铁移去，在 EP 管中加入 40μL Fix（1∶1），轻轻敲打混匀，避免用移液器吹打，室温下孵育 20 分钟。

2. 将 EP 管置于磁铁上 30 秒，弃上清液，将磁铁移去，在 EP 管中加入 100μL 缓冲液，轻轻敲打混匀后将 EP 管置于磁铁上 30 秒，弃上清液，此过程为洗涤。在 EP 管中加入 NDS（10%），轻轻敲打混匀，室温下孵育 5 分钟。

3. 将 EP 管置于磁铁上 30 秒，弃上清，将磁铁移去，在 EP 管中加入 40μL CD 45（1∶100），轻轻敲打混匀，室温下孵育 20 分钟，其间轻轻敲打混匀细胞数次。

4. 将 EP 管置于磁铁上 30 秒，弃上清，将磁铁移去，用 100μL 缓冲液洗涤一遍后加入 40μL Cy3（1∶200），轻轻敲打混匀，室温下避光孵育 15 分钟，此步骤之后均需避光操作。

5. 将 EP 管置于磁铁上 30 秒，弃上清，将磁铁移去，用 100μL 缓冲液洗涤一遍后加入洗脱缓冲液（0.2% TritonX-100），轻轻敲打混匀，室温下避光孵育 5 分钟。

6. 将 EP 管置于磁铁上 30 秒，弃上清，将磁铁移去，在 EP 管中加入 40μL CK-FITC（1∶10），轻轻敲打混匀，室温下避光孵育 40~60 分钟，其间轻轻敲打混匀细胞数次。

7. 将 EP 管置于磁铁上 30 秒，弃上清，将磁铁移去，在 EP 管中加入 100μL Wash+H buffer，轻轻敲打混匀后将 EP 管置于磁铁上 30 秒，弃上清，将磁铁移去，用 20μL 缓冲液重悬。

8. 将悬液滴加到载玻片，将载玻片放在磁铁上，吸去上清，加 2~3μL 封片剂。

9. 用盖玻片封片。

10. 将玻片置于荧光显微镜下观察，定义 CK^+、$CD45^-$、$Hoechest^+$ 的细胞为循环肿瘤细胞。

第六节　实验操作关键点和注意事项

1. 采血时要丢弃最初的 2mL 血液。因针头扎入血管时可能会带入上皮细胞，本检测方法依据上皮标志物来检测循环肿瘤细胞，因此，针尖带入的上皮细胞会引起假阳性结果，故应弃去最初的 2mL 血液。

2. 收集洗涤液　因循环肿瘤细胞在血液中的含量极少，在该实验的 PBMC 提取和循环肿瘤细胞富集阶段，需要数次将体系转移到新的容器中，每次转移都要用当前体系的缓冲液冲洗原有容器，这些洗涤液必须加以回收以减少可能的目标细胞丢失。

3. EP 管放在磁铁上时间不可过短。在循环肿瘤细胞表征阶段，需要多次将 EP 管放在磁铁上，将结合了磁珠的细胞下拉从而将上清去除。如该环节中磁铁吸引时间过短，则无法完全下拉结合磁珠的细胞，从而导致细胞损失。

4. 免疫荧光染色环节应注意避光　光线长期照射可以引起荧光染料淬灭，因此结合了荧光染料的样本应当避光操作。该实验最终样本需结合 3 种荧光染料。需注意的是，结合了第一种荧光染料后的操作应当全程避光，避免因荧光淬灭导致实验失败。

参考文献

[1] CASTRO-GINER F, ACETO N. Tracking cancer progression: from circμLating tumor cells to metastasis. Genome Med, 2020, 12 (1): 31.

[2] HABER D A, VELCMLESCU V E. Blood-based analyses of cancer: circμLating tumor cells and circμLating tumor DNA. Cancer Discov, 2014, 4 (6): 650-661.

[3] HARB W, FAN A, TRAN T, et al. Ionescu-Zanetti C. Mutational Analysis of CircμLating Tumor Cells Using a Novel Microfluidic Collection Device and qPCR Assay. Transl Oncol, 2013, 6 (5): 528-538.

[4] ZHONG X, ZHANG H, ZHU Y, et al. CircμLating tumor cells in cancer patients: developments and clinical applications for immunotherapy. Mol Cancer, 2020, 19 (1): 15.

第十八章

细胞外囊泡分离和鉴定技术

实验目的和要求

1. 了解分离富集体液样本中外泌体的原理。
2. 掌握外泌体分离富集的常用技术方法。
3. 掌握外泌体不同分离富集方法的应用范围。

第一节 概　　述

人体的生理功能依赖于有效和精确的细胞通讯。除了接触依赖性和可溶性分子介导的信号转导，近年来，我们扩展了对细胞通讯的认识，将外泌体作为一种新形式的细胞通讯方式。外泌体是直径30~150nm之间的细胞外小囊泡，具有双层脂质膜结构。外泌体可以在生理和病理条件下由几乎所有类型的细胞产生，并在易于获取的体液（例如血液、唾液、母乳或尿液）中广泛分布。最早在1987年，外泌体被发现并报道。早期，外泌体一直被认为是在细胞的成熟过程中产生的“垃圾”。但是，随着对外泌体研究的深入，从中分离出各种蛋白质、脂质和遗传物质（例如miRNA、mRNA、DNA分子以及长链非编码RNA等），它们在细胞通讯和表观遗传调控中的关键作用已得到公认。重要的是，无论在病理或生理条件下，外泌体内容物都受其亲本细胞的精细调控，并将亲本细胞的信息传递给其他细胞以实现特定功能。因此，可以通过分析外泌体生物学特征来评估亲本细胞的功能状态，这为基于外泌体的诊断，特别是非侵入性液体活组织检查奠定了基础。除了在疾病诊断方面，外泌体还应用于多种生物医学领域，包括药物递送、无细胞疫苗开发和再生医学等。近年来的研究证明了外泌体作为母体细胞的有效替代物，在免疫治疗和再生医学中的应用潜力，为正在进行的几项临床研究奠定了基础。

然而，以外泌体为基础的临床应用仍不乐观。正如国际细胞外囊泡学会（ISEV）的最新文章所指出的，对外泌体临床应用的关注和大量的资本投资主要归因于开放的知识产权空间，这为早期研究者提供了动力。但研究的成功与否取决于几个关键技术问题的解决。从历史上看，外泌体的基础研究和应用研究存在两个主要技术障碍：一是如何简化外泌体的提取，提高外泌体的产率；二是如何有效地将外泌体与其他细胞外囊泡，特别是功能性微泡区分开。在过去的几十年中，尽管没有标准化的外泌体分离方法，但是通过探索外泌体的生化和物理化学特征，已经对许多分离技术达成了共识。在本章中，通过分析外泌体分离策略的进展，全面阐述当前外泌体的常用分离技术，为从各种类型的生物基质中高效分离外泌体提供了参考方法。

第二节　外泌体常用分离方法的原理和优缺点

外泌体是分布在复杂体液中的纳米级大小的细胞外小泡，这使得高产量的外泌体分离具有挑战性。例如，尽管超速离心因其高处理能力而成为外泌体分离的金标准，但是通过这种方法制备的外泌体样品中有高水平蛋白质聚集和脂蛋白污染，极大影响了外泌体的定量和功能分析。因此，利用单一方法分离多种样品来源的外泌体是不可行的。到目前为止，主要有 7 种外泌体分离策略，包括差异超速离心、梯度超速离心、超滤、免疫亲和捕获、体积排阻色谱、聚合物沉淀和微流控技术，每种技术都有独特的优缺点（表 18-2-1）。

表 18-2-1　外泌体分离的当前策略

分离技术	原理	优势	劣势
差异超速离心	不同密度和尺寸的颗粒在离心力下显示出不同的沉积速度	1. 低成本 2. 适合大批量制备	1. 设备要求高 2. 耗时 3. 高速离心造成机械损伤 4. 蛋白质聚集 5. 不适合小容量诊断 6. 低便携性
梯度超速离心	在稠密介质中离心后，管中的外泌体可以停留在密度相近的介质中	1. 产品纯度高 2. 允许分离外泌体亚群	1. 设备要求高 2. 耗时 3. 高速离心造成机械损伤 4. 不适合小容量诊断 5. 低便携性
超滤	使用具有规定的尺寸排阻极限或截留分子量的滤膜	1. 设备成本低 2. 快速程 3. 良好的便携性	1. 中等纯度 2. 剪应力引起潜在劣化 3. 堵塞和膜捕获造成的损失
体积排阻色谱	添加到多孔材料后，物质根据其粒径被洗脱出来，大颗粒被较早地洗脱	1. 高纯度 2. 快速 3. 保持外泌体的天然状态 4. 重现性好 5. 能够处理所有类型的样品	1. 相对较高的设备成本 2. 需要额外的方法富集外泌体

续表

分离技术	原理	优势	劣势
聚合物沉淀	基于电荷中和的聚合物沉淀	1. 易于使用 2. 使用普通设备 3. 适用于小样本量和大样本量 4. 高效率	1. 蛋白质聚集体、其他细胞外囊泡和聚合物污染物 2. 延长处理时间 3. 需要复杂的清理步骤 4. 影响下游分析和量化
免疫亲和捕获	基于外泌体标记和固定化抗体(配体)之间的特异性结合	1. 适合分离特定来源的外泌体 2. 高纯度外泌体 3. 易于使用 4. 无化学污染	1. 高成本的抗体 2. 必须优化外泌体标记 3. 处理量低,产量低 4. 外泌体洗脱的额外步骤可能会破坏天然外泌体结构
微流控技术	基于免疫亲和性、粒径大小和密度等不同原理	1. 高效 2. 高性价比 3. 便携 4. 易于自动化并与诊断集成	样品容量低

值得注意的是,尽管通过当前方法制备的囊泡通常被称为外泌体,但外泌体一词在发表的文章或临床试验中的使用通常是不恰当的。除外泌体外,通过当前技术制备的外泌体样品还包括大量非外泌体囊泡,例如微囊泡和凋亡小体。这是因为它们在物理化学性质上有很大的重叠,且目前对外泌体生物发生和释放的分子机制了解有限。这样的非外泌体颗粒,特别是功能性微囊泡,影响了基于外泌体的治疗学的准确性和可靠性。因此,2018 年 ISEV 指南文件建议,由于目前缺乏高纯度的外泌体分离技术,应将外泌体的常用术语替换为更通用的细胞外囊泡(extracellular vesicle,EV)。因此,除非特别说明,本文中使用的外泌体是指细胞外小泡的混合物,如外泌体、凋亡小体、微粒子及微泡等。

第三节　超速离心法分离外泌体

超速离心法具有产生高达 1 000 000g 离心力的能力,是分离包括细菌、病毒和细胞器的最佳方法,通常用于外泌体分离的离心力为 100 000~150 000g。超速离心很容易进行外泌体的分离,为许多开拓性的外泌体探索提供了条件。

一、差异超速离心法

差异超速离心法是常见的外泌体分离策略。差异超速离心的原理非常简单,在一定的离心力下,可以根据密度、大小和形状顺序分离流体样品的不同细胞外成分。此方法由 Johnston 于 1987 年首次报道,用于从网织红细胞的培养基中分离外泌体。后来,研究者在 2006 年进一步优化了差速离心法,并增加了离心力,如图 18-3-1 所示。

根据被测样品的性质,可以先清洁,通过低速离心(例如 300g)消除大的生物颗粒,然后通过 2 000g、

10 000g 和 100 000g 的离心步骤依次去除污染物(如细胞)、凋亡小体和蛋白质聚集体,以进行外泌体纯化分离。重要的是,此方法可用于大规模的外泌体制备。

差异超速离心是通过离心力从 300g 到 100 000g 的多个离心循环进行的。在每个离心步骤之后,除去包括细胞、细胞碎片以及凋亡小体的沉淀,同时收集上清液用于进一步离心。最后一次离心(100 000g)后,通过除去上清液来收集含外泌体的沉淀和蛋白质。离心全程在 4℃ 下进行。

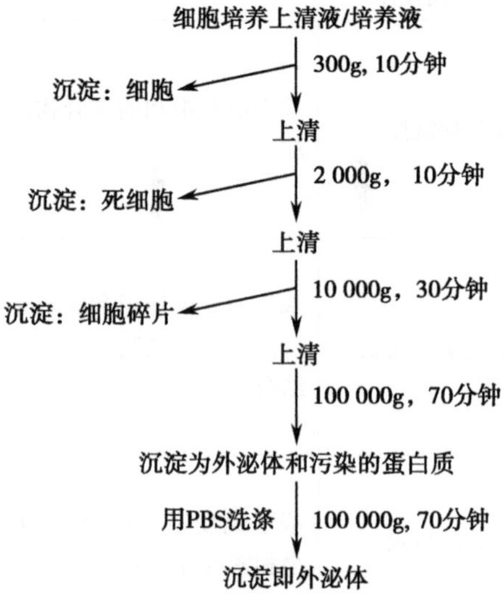

图 18-3-1　差异超速离心法分离外泌体

由于差异超速离心易于使用,并且无需复杂的样品预处理即可进行大体积制备。在过去 30 年中,差异超速离心已广泛用于从各种来源(如细胞培养基、血清、唾液、尿液和脑脊液)中分离外泌体。但是,应该注意的是,细胞外液具有高度的异质性。在一定的离心力作用下,所有密度、大小和质量达到一定阈值的组分(包括外泌体、微泡和非囊泡,如蛋白质聚集体和脂蛋白)都能在离心管的底部沉淀,通过差异超速离心制备的外泌体样品通常纯度较低,这可能会影响许多下游应用,尤其是外泌体相关功能分析。例如,一项研究比较几种不同的方法从多发性骨髓瘤患者的血液中分离外泌体,观察到用差异超速离心法制备的外泌体与更纯净的外泌体样品相比,表现的生物学功能不一致。为了进一步提高这种经典分离技术的外泌体分离效率,通过探索物体的不同物理特性,开发了各种类型的离心分离策略。在这些策略中,广泛应用的是梯度超速离心法,该方法通过密度来分离颗粒。

二、梯度超速离心

在梯度管中离心后,特定密度的物体仍会悬浮在密度相似的介质中。梯度离心法已在血液学研究中被广泛用于血细胞亚群的分离。由于不同细胞外组分之间的密度差异,可以通过此方法获得纯化的外泌体。典型的梯度超速离心包括以下步骤:首先,将包含样品中颗粒密度范围的、具有不同密度的生物相容性介质层(如碘伏醇或蔗糖)放入管中,使密度从顶部到底部逐渐减小(图 18-3-2,见书末彩插)。接下来,将目标样品添加到梯度介质的顶部,然后延长离心时间(例如 100 000g,持续 18 小时)。最终,细胞外成分包括外泌体、凋亡小体和蛋白质聚集体在相同密度的介质层中逐渐到达静态位置(等密度位置)。通过这种方法,可以分离具有不同浮力密度的成分。蛋白聚集体集中在离心管底部,而外泌体保留在 1.10~1.18g/mL 之间的介质层中。同样,参考 Paolini 及其同事的比较研究,与差速超速离心相比,梯度超速离心可为下游应用提供纯度高的外泌体样品。近年来,梯度超速离心已被广泛用于外泌体分离。具体操作步骤如下。

1. 将碘克沙醇储备溶液(60% w/v)稀释于 0.25mol/L 蔗糖(溶于 10mmol/L Tris-HCl,pH 7.4)缓冲液制成 5%、10%、20% 和 40% 碘克沙醇溶液。

2. 吸取 3mL 40% 碘克沙醇溶液到容器底部。

3. 使用注射器和 18 号针头,小心地将 3mL 20% 碘克沙醇溶液添加到离心管。添加不同密度层时,将针的斜角接触试管壁，并恰好在液面上方，然后慢慢滴下溶液，防止在界面处各层混合。

4. 使用相同的技术在之前的基础上覆盖 3mL 10% 碘克沙醇溶液。

5. 添加 2.5mL 5% 碘克沙醇溶液。

6. 小心吸取 500μL EV/PBS 重悬液，移至 5% 碘克沙醇溶液界面上方。如有必要，可将无颗粒的 PBS 逐滴添加至顶层，以配平离心管。

7. 在 4℃下以 100 000g 的速度离心 18 小时。

8. 标记 1.5mL 微量离心管以对应馏分 1~12，并在每个管子侧面清楚标记 1mL 体积线。将梯度管放置在馏分回收系统顶部，穿刺针在底部穿刺，并连续在 1.5mL 试管中收集 1mL 馏分。

9. 用移液器吸取 30μL 样品，测量各部分的折射率，并进行密度估算。

10. 将 1mL 馏分（外泌体保留在 1.10~1.18g/mL 之间的介质层中）转移至新的 12mL 超速离心中管。加入 6mL 无颗粒 PBS，并通过移液器混合。慢慢地在顶部添加 5mL PBS，再仔细混合。

11. 在 4℃、100 000g 下超速离心 2 小时，去除碘克沙醇。

12. 倒出上清液，倒置试管 5 分钟，轻拍干燥。用吸液管清除管子侧面的残余液体。

13. 添加 50μL PBS 重悬外泌体，或通过添加 30~50μL 强裂解缓冲液来裂解外泌体。

14. 将样品转移到新的微量离心管中并保存在 –20℃ ~–80℃，直至进一步处理。

尽管梯度超速离心法有各种优点，并已被广泛应用，但也有缺点。例如，梯度超速离心能够以最低程度的污染纯化外泌体，但是该方法的一次样本处理量较小。此外，超速离心方法不仅需要昂贵的超速离心设备，还需要训练有素的技术人员。长时间的超离心力可能会对分离外泌体的结构和生物学功能产生不利影响，这对于下游应用（例如基于外泌体的功能研究和药物开发）非常不利。鉴于此问题，其他基于尺寸的分离策略已被引入，例如超滤法和体积排阻色谱法等。

第四节　超滤法分离外泌体

与常规过滤方法类似，超滤法使用具有不同截留分子量（molecular weight cutoff，MWCO）的超细纳米膜从临床样品或细胞培养基中分离细胞外囊泡，并按大小区分外泌体和其他囊泡。基于超滤的外泌体分离技术极大地缩短了处理时间，并且不需要特殊设备，是超速离心策略的理想替代品。重要的是，通过调整过滤器尺寸，超滤法允许研究人员对特定的细胞外囊泡的亚群进行分类。

基于此原理，最近开发了几种简化且易于使用的超滤设备，以促进外泌体的快速制备，其产量可与超速离心法的产量相当。其中有 2 种超滤装置已经得到了很好的发展。第一种是串联配置的微滤器（图 18-4-1，见书末彩插），由 2 个串联配置的微滤器组成，其尺寸限制在 20~200nm。当通过两个膜时，包括凋亡体在内的大泡以及大部分微泡被截留在 200nm 膜中，而直径为 20~200nm 的小泡通过 200nm 过滤膜进入中间层，其中较小的颗粒（如蛋白质）则进一步通过 20nm 微滤器进入底层，外泌体被留在中间层。

第二种超滤装置是顺序超滤，是用于细胞外囊泡体外分离的常用方法（图 18-4-2，见书末彩插）。在这种模式下，细胞外液体首先通过 1 000nm 过滤器，以去除包括细胞碎片、细胞和凋亡小体在内的大颗粒。然后，滤液通过第二个过滤器，其中含有 500kDa 截留分子量的超细纳米膜，以去除游离蛋白质和其他小颗粒。最后，用 200nm 滤膜从滤液中收集直径在 50~200nm 之间的外泌体。在顺序超滤的基础上，开发了外泌体分离试剂盒。通过利用基于注射器过滤器的可调分馏工艺，该设备可进行大批量处理（10~25mL/ 次），从各种类型的液体包括血清、脑脊髓液和真核细胞培养基中快速分离出小的细胞外囊泡（包括外泌体和微囊泡，具体取决于过滤器的大小）。

除了上述两种超滤法，还可以通过联合使用 450nm 过滤器、220nm 过滤器及 100kDa 超滤管来实现外泌体的高效分离（图 18-4-3）。将含有细胞外囊泡的培养液或体液样本首先进行 3 000r/min、10 分钟的离心步骤，去除活细胞或死细胞等。然后，将上清液通过 450nm 过滤器进行过滤，去除尺寸较大的微泡、凋亡小体等。并且，该步骤可以避免下一步骤中的各种大囊泡将 200nm 过滤器堵塞。接下来，进一步通过 220nm 过滤器将滤液进行过滤，外泌体及蛋白分子可顺利通过该滤膜，而大于 220nm 的微泡会被滤膜截留。最后，滤液通过 100kDa 超滤膜进行过滤，外泌体会被截留在膜上，后续可用 PBS 进行漂洗及重悬获得外泌体。

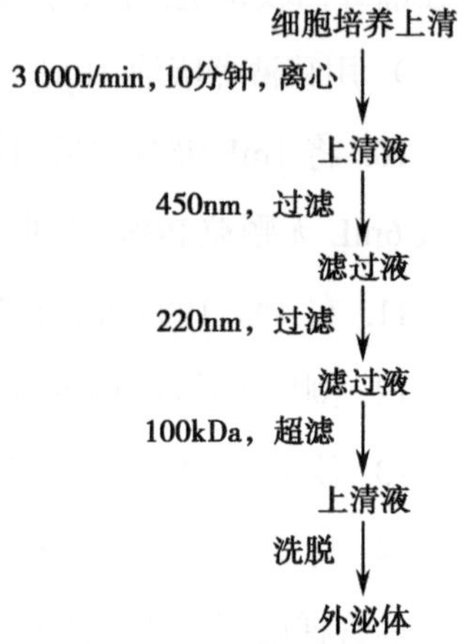

图 18-4-3 联合使用 450nm 过滤器、220nm 过滤器及 100kDa 超滤管实现外泌体的高效分离

由于其高效和简单（不需要特殊设备），超滤技术越来越受欢迎。但是，这种方法有一些局限性。超滤技术应用中明显的问题之一是囊泡堵塞和滞留，这可能会降低昂贵滤膜的使用寿命，导致分离产率低。

第五节 体积排阻色谱法分离外泌体

1955 年，Grant HL 和 Colin RR 发明了一种基于尺寸的分离技术，称为体积排阻色谱（size exclusion chromatography，SEC）。此法将水溶液通过淀粉和水制成的柱子来分离不同分子量的溶质。当液体样品通过由多孔颗粒组成的固定相时，小于固定相孔径的分子由于进入孔隙而洗脱时间变长，无法进入孔隙的较大分子更早地从色谱柱中被洗脱出来（图 18-5-1，见书末彩插）。在过去的 50 年中，引入了各种精细的多孔材料，例如葡聚糖聚合物、琼脂糖和聚丙烯酰胺，使该方法得到了显著改进，能广泛应用于大分子或大分子聚集体（如蛋白质、聚合物和各种脂质体颗粒）的高分辨率分离。因为外泌体与脂质体具有许多相似的物理特性，基于 SEC 的脂质体分离法的相关技术可以应用于外泌体分离。

在外泌体的治疗应用和功能研究方面，SEC 的优点是能够保留分离的外泌体的天然生物活性。与超速离心和过滤不同，SEC 是通过被动重力流进行的，不影响囊泡的结构和完整性。除保持外泌体功能外，SEC 还具有其他优势。首先，SEC 要求的样本量最少，可处理小至 15μL 的样品，以实现高分辨率、标准化和可重复的外泌体分离。第二，基于 SEC 的外泌体收集非常简单，可与各种类型的液体兼容，并具有额外的优势，即通常不需要预处理步骤。第三，SEC 节省时间和劳力。通过使用选择性的多孔材料和缓冲系统，使得整个过程可以在较短且明确的时间段（例如 15 分钟）内完成。第四，类似于超滤法，SEC 可以对色谱柱材料的孔径进行微调，产生特定的细胞外囊泡亚群。最后，与超滤法相比，SEC 的无接触方式（溶质不与固定相相互作用）可确保无样品损失或样品损失极少，且产率高。鉴于以上优点，近年来基于 SEC 的外泌体分离在外泌体的基础和临床研究中变得越来越常用。重要的是，这种方法不仅适用于处理痕量液体样品，还易于扩展、自动化以进行高通量外泌体制备。

尽管有很多优点，但 SEC 也面临一些挑战。最近的一项比较研究显示，通过 SEC 色谱柱制备的外泌体通常显示出较宽的尺寸分布，尤其是在较小的粒径范围内。这表明存在与外泌体尺寸相似的污染物，例如蛋白质聚集体和脂蛋白。为消除此类污染物，加德纳在 2013 年 ISEV 会议上提出了一种结合超滤和 SEC 的外泌体分离策略。根据评估，与单独的 SEC 或超滤法相比，这种联合策略不仅可收获纯度显著提高的外泌体，还可保留外泌体的功能。

第六节　聚合物沉淀法分离外泌体

类似于乙醇介导的核酸沉淀，高度亲水的聚合物与外泌体周围的水分子相互作用，形成疏水性微环境，从而导致外泌体沉淀。在各种亲水性聚合物中，聚乙二醇（PEG）作为一种具有重塑周围物质水溶性的无毒性聚合物（一种常见的药用辅料）已被普遍使用。

现有的聚合物沉淀法通常采用分子量为 6~20kDa 的 PEG。首先，需要进行预处理以除去大的污染物颗粒，例如细胞碎片和凋亡小体，然后用 PEG 溶液在 4℃预处理样品过夜，通过低速离心（1 500g）收集沉淀的外泌体（图 18-6-1，见书末彩插）。该方法已被广泛用于从各种类型的样品（例如血液、细胞培养基、脑脊液、尿液和腹水）中分离外泌体。由于聚合物沉淀法不需要复杂的设备，易于扩展，制备量大，收率高，可以通过整合各种检测平台进行外泌体（蛋白质 / 遗传物质含量）分析，实现检测并出具报告。

通常，聚合物沉淀法具有高产率的特点。如使用尿液样本进行的比较研究显示，与超速离心法和超滤法相比，聚合物沉淀法实现了最高的外泌体产量和基因含量（即 miRNA 和 mRNA），可用于后续的分析。但是，聚合物不仅会沉淀外泌体，还会沉淀各种水溶性物质，例如核酸、脂蛋白、蛋白质，甚至病毒等，因此，其他细胞外污染物存在的可能性很高。利用质谱测试通过聚合物沉淀法收集的外泌体样品后，发现了明显的蛋白质污染物包括白蛋白、免疫球蛋白，以及残留的聚合物分子等。目前，尽管各种技术（例如颗粒跟踪分析、可调电阻脉冲感测、电子显微镜等）已被开发用于外泌体定量检测，但这些策略都具有局限性。例如，纳米颗粒跟踪分析已被普遍采用，但这种方法成本昂贵，且仅限于用于颗粒浓度测量的有限动态范围。在大多数研究中，外泌体的定量依赖于测试样品中总蛋白质的含量。由于存在非特异性蛋白质污染，聚合物沉淀会不可避免地导致外泌体的错误定量。另外，此类污染物的存在也可能影响下游外泌体表征和功能分析。最近的一项比较研究发现,通过聚合沉淀制备的细胞外囊泡会产生意想不到的细胞毒性。为了进一步改进基于聚合物的外泌体制备技术,除了应用额外的预清洗(即离心)和后清洁(即通过 sephadex G-25 色谱柱)步骤,最近报道的双水相(层)系统(ATPS)提供了另一种选择。

ATPS 已被广泛用于分离包括细胞、蛋白质和金属离子在内的各种物质。如图 18-6-2(见书末彩插)所示,ATPS 的原理与传统的有机水溶剂萃取系统非常相似。当将疏水性相对较高的溶液(例如 PEG)和亲水性较高且较稠的溶液(例如葡聚糖)混合在一起时,就会出现两相系统,其中 PEG 组成上层相,葡聚糖则组成下层相。因此,在将 PEG 和葡聚糖加入含外泌体的溶液中,进行低速离心后,具有不同理化特征的颗粒分离成不同的相。外泌体优先在葡聚糖相中积聚,蛋白质和其他大分子复合物优先向 PEG 相中积累。普通实验设备和仅用 ATPS 方法孵育 15 分钟即可产生约 70% 的外泌体回收率,约为超速离心方法的 4 倍。尽管在随后的 PCR 中观察到高生物聚合物浓度和高溶液黏度的不利影响,但是该方法提供了一种有前途、廉价和快速的外泌体分离策略,以简化外泌体的各种应用。

第七节 免疫亲和捕获法分离外泌体

所有外泌体都普遍存在某些特定的蛋白质和受体,不论其起源如何,都提供了通过此类蛋白质标记物发展基于免疫亲和力的外泌体分离的机会(图 18-7-1,见书末彩插)。从理论上讲,任何单独或高度存在于外泌体膜上的蛋白质或细胞膜成分,虽在细胞外液中缺乏可溶的对应物,但都可用基于免疫亲和力的技术捕获外泌体。在过去的几十年中,已报道各种外泌体标志物,包括溶酶体相关的膜蛋白 -2B、跨膜蛋白、热休克蛋白、血小板衍生的生长因子受体、融合蛋白(例如花青素、膜联蛋白和 GTPases)、脂质相关蛋白质以及磷脂酶等。其中 Rab5、CD81、CD63、CD9、CD82、Annexin 和 Alix 等跨膜蛋白已被广泛用于选择性外泌体分离,产生了几种常用的外泌体分离产品。值得注意的是,通过特异性生物标记,免疫亲和捕获可用于分离具有特定来源的外泌体亚群。如先前的研究所示,EpCAM(在肿瘤来源的外泌体上过表达)抗体包被的磁珠系统不仅可以从细胞培养基中分离肿瘤起源的外泌体,还可以从各种类型的临床样品中分离肿瘤源性外泌体。最近,为分离外泌体的特定亚群而设计的免疫亲和分离系统已有成品试剂盒可用。显然,收集特定来源的外泌体不仅有助于其亲代细胞的研究,而且还为疾病诊断提供了重要的指标。

一、用于固定抗体的固体基质

为了有效地进行基于免疫亲和力的外泌体分离,需要将抗体固定在固体表面以进行外泌体分离。亚微米尺寸的磁性颗粒被广泛用于重组蛋白的免疫沉淀,该方法不仅因其较大的表面积而具有很高的捕获效率和灵敏度,还可以容纳较大的起始样本量,因此可以按比例放大或缩小以适合特定的应用场合。此外,据报道,通过检测分离的外泌体上的疾病特异性标记物(如 EpCAM、CD133、EGFR 等),可将该方法直接转化为诊断平台。

除了常用的磁珠，微孔板和微芯片也是开发基于免疫亲和的外泌体分离系统的常用固体基质。例如，通过使用微孔板已经设计了一种基于抗 CD9 抗体的系统来捕获和量化来自各种类型介质(如尿液和血液)中的外泌体。与传统的超速离心法相比，这种基于微孔板的免疫亲和捕获设备在外泌体分离中更有效。但这种方法存在许多缺点，例如样品量处理能力低和捕获效率相对较低，因此适合开发基于酶标仪的实时诊断设备，尤其是痕量样品分析。

二、保持外泌体的天然状态

即使基于免疫亲和力的外泌体分离可以通过简单的程序确保提取高纯度的外泌体，但与此方法相关的非中性 pH 和非生理洗脱缓冲液(将外泌体与抗体分离)，仍可能会不可逆地影响收集到的外泌体的生物学功能。变性的外泌体样品虽然通常可用于诊断，但不利于基于外泌体的功能研究和各种治疗应用。在一项独创性的研究中，研究人员没有使用抗体，而是设计了一种依赖 Ca^{2+} 的 Tim4 蛋白的外泌体分离装置，这种蛋白与磷脂酰丝氨酸特异性结合，磷脂酰丝氨酸是一种在外泌体表面高度表达的蛋白。通过将 Tim4 蛋白固定在磁珠上，具有高磷脂酰丝氨酸表达的外泌体可以被特异性分离。重要的是，由于 Tim4 和外泌体之间的结合严格依赖于 Ca^{2+}，通过添加含有 Ca^{2+} 螯合剂(如 EDTA)的洗脱缓冲液去除 Ca^{2+}，外泌体可以很容易地从 Tim4 包被珠中分离出来。在这样一个温和的钙螯合剂处理下，可以保持外泌体的自然状态。

三、分离总外泌体而不是特定的外泌体组

尽管免疫亲和力可以分离外泌体的特定亚群，但同时引起了人们对仅分离具有抗体识别蛋白的特定外泌体群体的担忧。体液中外泌体的异质性将导致分析偏差。这在癌症诊断中尤其明显，蛋白质表达随着癌症进展阶段而不断受到调节。另外，特异性分离的外泌体亚群，尽管纯度较高，但总收率较低。

考虑到这一点，除了蛋白质标记物外，在外泌体膜上普遍表达的其他物质也被作为靶点，例如在外泌体膜上过表达的糖链(N- 连接的聚糖、α-2,6 唾液酸、甘露糖和聚乳酸)。研究者通过凝集素有效地从尿液样本中分离了外泌体。凝集素是一种对糖残基表现出高度亲和力的糖结合蛋白。通过 miRNA 分析进一步证实了这些外泌体的组成是总外泌体，而不是任何特定的外泌体亚群。此外，肝素(一种高度硫酸化的糖胺聚糖)具有非特异性结合多种蛋白质的能力，也具有总外泌体分离的潜力。研究显示，肝素亲和珠不仅能够从细胞培养基中获得大量的外泌体，而且能够在超滤步骤后从人血浆中去除游离蛋白质。

四、基于化学抗体的下一代免疫亲和方法

尽管抗体产品具有明显的优势，但与抗体开发和生产相关的高成本，以及其易腐性极大地影响了其应用，尤其是对于大规模外泌体制备而言。为了解决这些问题，除了与先前建议的与其他方法联合应用，另一个选择是采用更便宜、更稳定的抗体替代物，例如适配体技术。核酸适配体是一种短的单链 DNA 或 RNA 序列，能够以类似于抗体的方式特异性地识别和结合目标，具有很高的亲和力和特异性。但是，与传统抗体不同，核酸适配体可以通过体外化学合成，具有批间变异小、易于根据不同应用进行放大和缩小、

延长保质期、低免疫原性或无免疫原性、低生产成本和易于化学修饰以改善结合性能等优点。在过去的几年中，已经开发了几种适配体介导的外泌体分离平台。重要的是，除了为基于免疫亲和力的外泌体分离提供可行的选择，适配体还允许以相对较少的工作量来制备天然外泌体。众所周知，适配体及其靶标的识别严格由三级结构决定(图 18-7-2)，而三级结构又由各种因素决定，例如温度、离子强度以及缓冲系统。通过调节盐的种类和关键离子(例如 Mg^{2+} 和 K^{+})以形成特定的适配体三维结构，适配体的结合能力可以在温和条件下轻松地调节，从而释放出具有天然结构和完整生物学功能的外泌体。

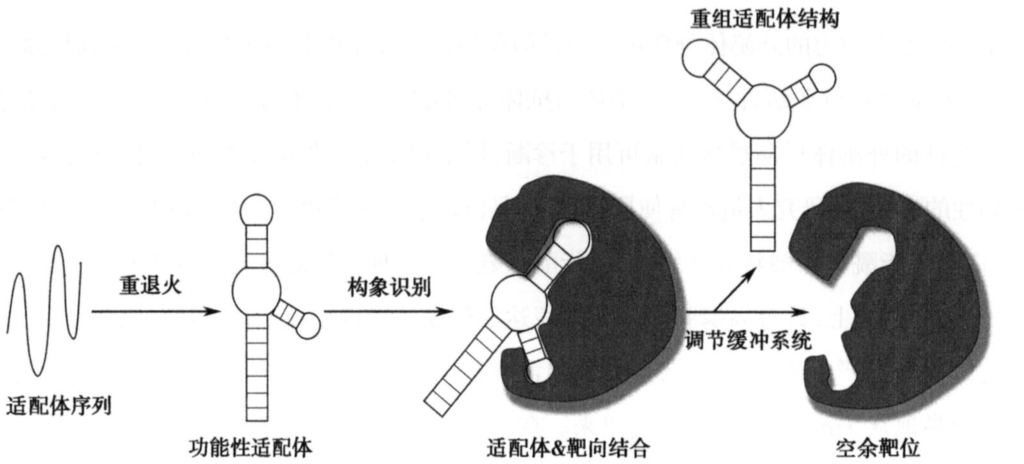

图 18-7-2 基于三级结构的适配体及其靶标识别

第八节 微流控法分离外泌体

在过去的 10 年中，通过探索外泌体的不同物理化学特性，发明了各种形式的微流控技术。其中，免疫微流控技术已被普遍使用，从而产生了商品化的微流控产品。与常用的基于免疫亲和力的外泌体分离方法相同，基于免疫微流控的外泌体分离装置涉及固定在芯片上的相应抗体对外泌体标志物的特异性识别。2010 年，开发出了基于抗 CD63 抗体用于快速分离外泌体的微流控免疫亲和装置。该装置能够从 10μL 的细胞培养基和血清中有效分离外泌体。该装置可以轻松地从捕获的外泌体中获得总 RNA。随后的测试表明，与直接从等量的血清中提取 RNA 相比，通过这种微流控系统可以收集到更高数量的 RNA。

一、基于免疫微流控的高效外泌体分离

在一定的通道体积下，更大的结合表面积意味着更多的抗体固定化及更高的外泌体分离效率。考虑到这一点，研究人员于 2016 年开发出了一种微流控系统，该系统具有氧化石墨烯 / 聚多巴胺(graphene oxide/polydopamine，GO/PDA)纳米界面。GO 诱导的三维纳米多孔结构的独特性为高效的抗体固定化和外泌体捕获提供了更高的表面积。随后开发的 CD81 抗体 - 微流控系统不仅极大地改善了外泌体分离的

功效，还极大地改善了所得外泌体样品的纯度。在另一种情况下，为了提高抗 CD9 抗体免疫微流控芯片的捕获效率，Hisey 等人在微流控通道的天花板上引入了“人字槽”（以前用于促进纳米颗粒分离）模式。这种新设计确保了抗体固定化的总表面积显著增加，并大大提高了外泌体的产率。

二、基于免疫微流控的高特异性外泌体分离

对于基于微流控的免疫亲和分离，非特异性结合是一个大问题，因为该方法与额外的封闭和洗涤步骤不兼容。这与常规的基于珠或板的免疫亲和方法不同。在传统的基于珠或板的免疫亲和方法中，非外泌体囊泡与外泌体特异性抗体之间存在的非特异性结合可以通过严格的阻断和清洗有效消除。近年来，纳米技术的进步为解决这一问题提供了条件和机会。例如，基于可调谐交流电电动力学（ac-EHD）介导的纳米级横向流体流（也称为纳米剪切流体流）技术，可用于高特异性外泌体捕获和分析。使用三种不同的抗体，包括抗前列腺特异抗原的抗体、抗 CD9 抗体和抗人表皮生长因子受体 2（HER2）抗体进行测试，该技术能够从免疫亲和位点有效消除非特异性 / 弱结合的纳米颗粒。因此，与传统的侧向流动分析相比，外泌体的检测灵敏度提高了 3 倍。

参考文献

[1] KALLURI R, LEBLEU V S. The biology, function, and biomedical applications of exosomes. Science, 2020, 367 (6478): eaau6977.

[2] KOWAL J, TKACH M, THÉRY C. Biogenesis and secretion of exosomes. Curr Opin Cell Biol, 2014, 29: 116-125.

[3] KALLURI R. The biology and function of exosomes in cancer. J Clin Invest, 2016, 126 (4): 1208-1215.

[4] XIAO M, Zhang J J, CHEN W J, et al. M1-like tumor-associated macrophages activated by exosome-transferred THBS1 promote malignant migration in oral squamous cell carcinoma. J Exp Clin Cancer Res, 2018, 37 (1): 143.

[5] QIN X, CHEN W T, ZHANG J J, et al. Exosomal miR-196a derived from cancer-associated fibroblasts confers cisplatin resistance in head and neck cancer through targeting CDKN1B and ING5. Genome Biol, 2019, 20 (1): 12.

[6] XU R, GREENING D W, ZHU H J, et al. Extracellular vesicle isolation and characterization: toward clinical application. J Clin Invest, 2016, 126 (4): 1152-1162.

[7] XU R, RAI A, CHEN M, et al. Extracellular vesicles in cancer-implications for future improvements in cancer care. Nat Rev Clin Oncol, 2018, 15 (10): 617-638.

第十九章

口腔癌相关成纤维细胞分离及表征方法

实验目的和要求

目的：1. 分离培养口腔癌相关成纤维细胞。

2. 鉴定口腔癌相关成纤维细胞的主要生物学特性。

要求：1. 掌握组织块培养法获得原代口腔癌相关成纤维细胞的相关技术。

2. 掌握口腔癌相关成纤维细胞的鉴定方法。

第一节　概　　述

研究指出，口腔癌的发生发展是由上皮细胞和间质细胞之间的交互作用决定的。上皮细胞与邻近的间质细胞、免疫细胞、血管内皮细胞等通过复杂而精细的分子调控网络，共同构成了肿瘤微环境体系。体系中的间质 - 上皮交互作用可启动上皮细胞的生长、分化、凋亡等病理过程。紧邻癌细胞周围的成纤维细胞——癌相关成纤维细胞（cancer-associated fibroblast，CAF）是主要的间质细胞类型，其通过分泌多种细胞因子、趋化因子、蛋白酶类，以及其他基质降解酶等对肿瘤微环境中的多个类型的细胞发挥调节作用，共同促进肿瘤的进展。

CAF 的作用主要表现在以下方面：①从口腔癌组织中分离培养的 CAF 具有不同于正常成纤维细胞的生物学特性；② CAF 可改变癌细胞的增殖、分化、浸润、转移等生物学特性；③ CAF 参与肿瘤微环境中基质的重建，促进癌细胞浸润和扩散；④ CAF 参与调控肿瘤微环境中的免疫细胞活性，构建适宜癌细胞生长的免疫微环境；⑤ CAF 参与调控肿瘤微环境中血管的新生，为癌细胞增殖提供更多的养分。

口腔黏膜白斑等癌前病损具有一定的转化成口腔鳞状细胞癌的潜力。目前，有关该演变过程的分子机制尚未阐明。过去，研究人员认为该演变过程主要与上皮细胞中的基因突变密切相关，然而单纯从上皮细胞的角度进行机制探讨，忽略上皮细胞和间质的交互作用，难以真实反映口腔黏膜癌变机制的复杂性和系统性。

不论是CAF还是癌前病变组织中的成纤维细胞，其功能研究均依赖于成纤维细胞的分离纯化，这是进行该类研究工作的基础。本章内容将重点阐明成纤维细胞的原代培养相关技术及生物学特征鉴定。

第二节 口腔癌相关成纤维细胞的分离培养

一、实验方法

组织块原代培养法。

二、主要试剂和仪器

1. 基础培养基 DMEM。

2. 合成培养基 DMEM中加入10%胎牛血清、谷氨酰胺20mg/L、青霉素100U/mL、链霉素100μg/mL，pH 7.2。

3. 0.25%胰蛋白酶。

4. 细胞培养箱，培养条件为5% CO_2、37℃、饱和湿度。

5. 细胞培养瓶（底面积为25cm^2，容积为50mL）。

6. 超净台。

7. 倒置相差显微镜。

8. -20℃冰箱。

三、主要实验步骤

1. 将收集的新鲜组织标本用含抗生素的PBS冲洗5遍，放入无菌平皿中。

2. 加入5mL基础培养基覆盖组织标本，保持标本的湿润状态。修剪掉组织标本中的脂肪组织与上皮组织，把所得的结缔组织放入另一个加有5mL基础培养基的无菌平皿中。

3. 将结缔组织剪成1mm^{3}左右的小块，加入PBS冲洗，目的是去掉组织中的血细胞。然后将液体及组织块转移至15mL离心管中，以1 000r/min离心3分钟收集组织块。

4. 弃掉上清后，向离心管中加入1~2mL含0.25% EDTA的胰蛋白酶（具体体积可根据组织块大小进行调整），放回培养箱消化30分钟，其间每隔5分钟轻柔涡旋振荡。

5. 加入5mL含10%胎牛血清的培养基终止胰蛋白酶消化，1 000r/min离心3分钟后弃上清液，加入

5mL PBS 清洗 2 遍。

6. 加入 2mL 含 10% 胎牛血清的培养基并将组织块转移至培养瓶中，使培养基覆盖组织小块，并避免组织块漂浮，继续培养。

7. 组织块接种后 1~3 天期间，在观察和移动中动作要轻柔，避免因液体振荡而使组织块漂浮。

8. 每隔 2~3 天换 1 次合成培养基，并详细观察记录结果。

一般情况下，组织块接种后 2 天便可见癌上皮细胞和 CAF 从组织块中长出，癌上皮细胞多呈团生长，CAF 沿组织块周围呈放射状生长，并从组织块中游离出，沿瓶底爬行生长，5 天左右可铺满瓶底（培养瓶底面积为 $25cm^2$）。

正常成纤维细胞（normal fibroblast，NF）一般生长相对缓慢，接种 4 天后可见稀疏的 NF 从组织块周围长出，上皮细胞少见，10 天左右可铺满瓶底。

四、传代培养

1. 当细胞从组织块中逐渐长出并基本铺满瓶壁时进行传代，吸弃培养瓶内的旧培养基。

2. 向培养瓶内加入 1mL 含 0.25% EDTA 的胰蛋白酶，轻轻晃动培养瓶，使消化液均匀分布在细胞表面。

3. 常温下，胰蛋白酶消化 2 分钟后，在倒置相差显微镜下观察，一旦发现细胞质回缩、细胞间隙增大、折光性增强时，应立即终止消化。

4. 完全吸除消化液，加入含 10% 胎牛血清的培养基 5mL，终止胰蛋白酶的消化过程。

5. 用吸管吸取培养瓶内的培养基，反复吹打培养瓶壁的细胞。吹打过程要顺序进行，从培养瓶底部一边开始到另一边结束，确保底部所有的细胞被吹到。吹打动作轻柔，不要用力过猛，尽量少产生气泡，以防对细胞造成损伤，细胞脱壁后形成悬液。将细胞悬液转移至 15mL 离心管中，1 000r/min 离心 3 分钟。

6. 吸除离心管中的细胞培养液，重新加入含 10% 胎牛血清的培养基 2mL，重悬细胞。

7. 细胞计数后，将细胞接种在新的培养瓶中，接种密度不可过高，否则会影响后续的细胞纯化过程。

五、细胞纯化

（一）机械刮除法

1. 基本原理　细胞原代培养成功后，上皮细胞与成纤维细胞将混杂生长，这种混杂生长呈现一定的特征性分布，即两种细胞各自以小片或区域性分布的方式生长在瓶壁上。因此，可采用机械法刮除成团生长的上皮细胞，保留成纤维细胞。

2. 主要实验步骤

（1）待原代细胞生长到 50%~70% 密度时，放于倒置相差显微镜下进行观察。

（2）用标记笔对培养瓶底部的上皮细胞进行标记。

(3) 吸弃原培养基,用棉签蘸少许胰酶在标记区擦拭,使上皮细胞脱壁,操作时动作要轻柔快速,以免损伤所需细胞。

(4) 擦拭后加入基础培养基冲洗 2 次。

(5) 吸弃冲洗液后,再加入合成培养基继续培养。

(6) 整个过程在严格的无菌条件下进行。

(7) 在细胞传代过程中多次重复上述 1~6 步骤,进一步纯化成纤维细胞。

(二) 酶消化法

1. 基本原理　上皮细胞和成纤维细胞对胰蛋白酶的耐受性不同,在进行消化处理时,成纤维细胞常先脱壁,而上皮细胞要消化相当长的时间才脱壁,因此,可利用这种差异除去散在分布的少部分上皮细胞,纯化成纤维细胞。

2. 主要实验步骤

(1) 吸弃原培养基,向培养瓶内加入 1mL 含 0.25% EDTA 的胰蛋白酶,2 分钟后于倒置相差显微镜下观察,可见大多数成纤维细胞的细胞质回缩、间隙增宽、折光性增强,而上皮细胞的形态无明显改变。

(2) 完全吸除消化液,加入含 10% 胎牛血清的培养基 5mL,终止胰蛋白酶的消化过程。

(3) 用吸管轻轻吹打瓶壁,成纤维细胞脱壁后形成细胞悬液,而上皮细胞仍贴附在瓶壁。

(4) 将细胞悬液接种在新的培养瓶内,加入含 10% 胎牛血清的培养基 5mL 继续培养。

按照上述 1~4 步骤,经过 3 次传代后,可用第四代纯化细胞进行后续研究。

第三节　口腔癌相关成纤维细胞形态学观察

一、倒置相差显微镜观察

在倒置相差显微镜下观察原代培养的成纤维细胞,了解其纯度、细胞形态学特点及生长情况等。

CAF 细胞生长密集,呈纺锤形或长梭形,细胞大小不一致,排列方式较杂乱,无方向性,出现重叠生长,可见接触抑制和密度抑制丧失的现象。

NF 呈扁平星状,当细胞生长密度较大时呈梭形,细胞大小基本一致,排列有一定方向性,铺满瓶底后,呈栅栏状、放射状外观。无重叠生长,存在接触抑制和密度抑制现象。

二、光学显微镜观察

采用 Giemsa 染色法,观察细胞核、细胞质等结构特点。

1. 取生长良好的细胞,用 0.25% 胰蛋白酶消化制成细胞悬液。

2. 调整细胞密度约 1×10^5/mL，接种于含盖玻片的培养皿中，放入 CO_2 培养箱内培养 2~3 天，取出长有细胞的盖玻片。

3. 将盖玻片用 PBS 漂洗 2 次，每次 2 分钟。

4. 用甲醇固定液固定 3~5 分钟。

5. 用 PBS 以 1：9 的比例稀释染色液。

6. 用稀释的染色液染色 10~15 分钟。

7. 自来水冲洗，在空气中干燥。

8. 二甲苯透明，用中性树胶封片。

9. 在光学显微镜下观察。

三、透射电镜观察

1. 取对数生长期的细胞，用 0.25% 胰蛋白酶消化制成细胞悬液，用吸管将悬液转入离心管中，4 000r/min 离心 10 分钟。

2. 吸弃上清液，加入 4℃预冷的 0.3% 戊二醛混悬固定 5 分钟。

3. 10 000r/min 离心 10 分钟，吸弃上清液，加入 4℃预冷的 3% 戊二醛固定 2 天。

4. 用 4℃预冷的 PBS 漂洗 3 次，每次 10 分钟。

5. 用 1% 的四氧化锇在 4°C 固定 30 分钟，用 PBS 漂洗 3 次。

6. 脱水 用 50%、70%、90%、100% 系列丙酮溶液在室温下脱水。

7. 浸透 吸弃脱水剂，加入 3mL 纯丙酮 -EP0N812 包埋剂，室温下放置 30 分钟后，弃去稀释的包埋剂，加纯包埋剂 1mL，室温放置过夜。

8. 包埋 在细胞团块胶囊模块底部中心，注满混合包埋剂，放在 60℃烤箱，烘烤 24 小时使之固化成硬块。

9. 制备半薄切片 将包埋块修好后，固定在超薄切片机上，切取厚度约 1μm 的半薄切片，染色后，在显微镜下观察半薄切片的细胞图像，确定预做超薄切片的位置并标记。

10. 制备超薄切片 在超薄切片机上安装玻璃刀，固定包埋块，切取约 70nm 厚度的超薄切片，挑选切片并用钢丝环套取切片，贴在铜网有支持膜的一侧，保存在干燥器皿中，待染色。

11. 电子染色 将载有切片的铜网垂直夹于橡胶板上并放入平皿中，在切片一侧滴加 1 滴醋酸双氧铀染色液，加盖，室温下染色 10 分钟。取出橡胶板，用双蒸水冲洗切片，用滤纸吸干，放入平皿内，加 1 滴柠檬酸铅染液，室温下染色 10 分钟，水洗、吸干、晾干。

12. 在透射电镜下观察。

第四节　口腔癌相关成纤维细胞免疫组织化学法鉴定

波形蛋白(vimentin,Vim)是纤维细胞共同表达的抗原,CAF 和 NF 均应为阳性染色。细胞角蛋白(cytokeratin,CK)是上皮细胞特异性抗原,CAF 和 NF 均应不表达。所以,可用 Vim、CK 初步鉴定培养细胞为纤维细胞而无上皮细胞混杂。

CAF 有向平滑肌转化的特征,且受肿瘤微环境的影响,所以多数表达平滑肌动蛋白(α-smooth muscle actin,α-SMA)。另外,成纤维细胞活化蛋白(fibroblast activation protein,FAP)也是 CAF 的标志物,对于促进肿瘤发展有重要作用。成纤维细胞特异蛋白(fibroblast-specific protein,FSP)在多数 CAF 中呈现高表达。

综上所述,α-SMA、FAP 及 FSP 蛋白在 CAF 中多数呈现高水平表达,而在 NF 中则多数为低水平表达。因此,通过检测上述蛋白指标,并结合形态学观察,即可初步鉴别上皮细胞、CAF 及 NF。

一、主要试剂

主要试剂有兔抗人广谱 CK 多克隆抗体、鼠抗人 Vim 单克隆抗体、鼠抗人 α-SMA 单克隆抗体、鼠抗人 FAP 单克隆抗体、鼠抗人 FSP 单克隆抗体、过氧化物酶标记的染色试剂盒、显色剂 DAB。

二、主要实验步骤

1. 将细胞用 0.25% 胰蛋白酶消化制成细胞悬液,接种于有盖玻片的平皿中。

2. 待细胞生长 2~3 天,取出长有细胞的盖玻片,浸入 PBS 漂洗 2 次,擦干后用甲醇固定 5 分钟。

3. 取已固定的细胞盖玻片,用 PBS 漂洗 3 次,浸入 0.75% H_2O_2-PBS,37°C 孵育 30 分钟,阻断内源性过氧化物酶。

4. PBS 漂洗 2 次,每次 3 分钟,滴加正常牛血清,37°C 孵育 30 分钟。用滤纸吸去血清,直接滴加一抗(不同抗体浓度依照产品说明书),37℃孵育 30 分钟。

5. PBS 漂洗 2 次,每次 3 分钟,滴加生物素标记的桥抗(1∶150),37℃孵育 30 分钟。

6. PBS 漂洗 2 次,每次 3 分钟,滴加链霉菌抗生物素蛋白 - 过氧化物酶(SP)复合物,37℃孵育 30 分钟。

7. PBS 漂洗 2 次,每次 3 分钟,滴加新鲜配制的 DAB 溶液,显色,镜下观察。

8. 自来水充分冲洗,用苏木素复染。

9. 逐级脱水、透明、封片。

结果判定:结合阳性、阴性对照标本中典型阳性细胞的着色特征,在排除了非特异性染色干扰因素的前提下,将实验标本细胞质中出现棕黄色颗粒判定为阳性染色(这几种指标均为细胞质着色,为淡棕色或黄棕色)。

第五节　口腔癌相关成纤维细胞生物学功能检测

一、细胞生长增殖活力测定

(一) 细胞计数

1. 用酒精清洁细胞计数板及专用盖玻片，再用绸布轻拭干。

2. 用 0.25% 胰蛋白酶消化制成细胞悬液，细胞密度不低于 10^4 细胞 /mL。

3. 用吸管轻轻吹打细胞悬液，在计数板上盖玻片的一侧加微量细胞悬液，注意加样量勿溢出盖玻片，也勿将气泡带入。

4. 在倒置相差显微镜下，用 10× 物镜观察计数板四角大方格中的细胞数，细胞压中线时只计左侧和上方者，不计右侧和下方者。

5. 计算　细胞数 / 毫升原液 =(4 大格细胞数之和 /4) × 10^4。

(二) 细胞活力检测（CCK-8 法）

1. 收集对数期细胞，调整细胞悬液浓度，96 孔板每孔加入 100μL，使待测细胞密度为 1 000~10 000 细胞 / 孔。

2. 5% CO_2、37℃培养细胞 24 小时（培养时间根据细胞种类的不同和每孔内细胞数量的多少进行调整）。

3. 每孔加入 10μL CCK-8 溶液。如果起始的培养体积为 200μL，则需加入 20μL CCK-8 溶液，其他情况以此类推。

4. 在细胞培养箱内继续孵育 1~4 小时，对于大多数情况，孵育 1 小时即可。时间的长短根据细胞类型和细胞密度等情况而定。悬浮细胞较贴壁细胞难显色。对于悬浮细胞，在加入 CCK-8 孵育 1~4 小时后，可先从培养箱中取出，目测染色程度或用酶标仪测定再决定 CCK-8 的最佳孵育时间。若显色困难，可将培养板放回培养箱，继续培养数小时后再测定。对于贴壁细胞，CCK-8 的孵育时间一般为 1~4 小时，多数细胞培养 30 分钟左右即可肉眼观察到明显的显色反应，培养 3~4 小时检测效果最佳。

5. 用酶标仪于波长 450nm 处测定每孔吸光度。

(三) 绘制有丝分裂指数曲线

1. 取生长良好的细胞，用 0.25% 胰蛋白酶消化制成细胞悬液，将细胞悬液接种于有盖玻片的培养皿中。

2. 每 24 小时取出一小玻片，用甲醇固定液固定 3~5 分钟，Giemsa 染色，封片。

3. 在高倍镜下选择密度适中的区域观察细胞分裂相，确定分裂相的标准，进行计数，计数 1 000 个细胞中的分裂细胞数，计算细胞分裂指数。细胞分裂指数 H=（细胞分裂相数 /1 000）× 100%。

4. 每日计数 1 次，连续 7 天，绘制细胞有丝分裂指数曲线图。

（四）细胞在无血清的基础培养基中生长状况观察

将传代后生长良好的细胞换成无血清的基础培养基培养，在倒置相差显微镜下观察细胞的生长情况，了解细胞对生长因子改变的敏感性以及对外环境改变的适应能力。

二、细胞运动功能检测

1. 基本原理　成纤维细胞沿培养皿底部爬行运动的速度较慢。关于其运动机制，目前尚未完全阐明，推测肌动蛋白在其中起重要作用，其次是微丝和微管的作用。肌动蛋白在细胞前部聚合，引起波动和微丝束形成，其排列方向与细胞前进方向一致，前端附着在粘着斑，后端弥散在细胞核周的细胞骨架网络内。微丝束收缩将含细胞核的胞体朝向粘着斑处向前拉，由此产生的牵拉力使细胞后部变细长，最后被拖入胞体内。如此交替进行，细胞就向前爬行。

2. 主要实验步骤

（1）将细胞用 0.25% 胰蛋白酶消化制成细胞悬液，将 CAF 接种于直径为 6cm 的培养皿中。

（2）待细胞全部贴壁后，用无菌移液器吸头在细胞层画一条直线，注意不能损伤直线两侧的细胞，且应在无菌条件下操作，避免造成细胞污染。

（3）用培养基冲洗 3 次后在倒置相差显微镜下观察所画直线。

（4）加入培养基继续培养，细胞沿培养皿底爬行运动并越过所画直线，待细胞向无细胞区域迁移到实验设定目标时，终止实验进行拍照。

（5）利用专业图像分析软件分析细胞迁移的能力。

（6）统计分析　采用单因素方差分析。

三、染色体数目及核型分析

1. 基本原理　用秋水仙碱特异破坏细胞纺锤丝，以获得大量中期分裂相。然后用低渗液处理细胞，使细胞体积胀大、染色体松散，经冰醋酸膨胀及甲醇固定后，用 Giemsa 染色在油镜下可清晰看到分散的染色体。

2. 主要实验步骤

（1）取对数生长的细胞，加入 50μL 秋水仙碱继续培养 4 小时。

（2）用吸管轻轻吹打分裂相细胞，移入 10mL 离心管中，1 000r/min 离心 10 分钟，吸弃上清液。

（3）逐滴加入 0.5mL 预温 37℃的 0.075mol/L KCL，混匀，补加至 5mL，用吸管轻轻吹打均匀，37℃孵育 30 分钟。

（4）向管中加入 1mL 新鲜固定液（1∶3 醋酸甲醇），1 000r/min 离心 10 分钟，吸弃上清液。

（5）沿管壁缓慢加入新鲜固定液 10mL，用吸管吹打均匀，固定 20 分钟，离心，吸弃上清液。

（6）缓慢加入新鲜固定液，固定 30 分钟，离心，吸弃上清液，加入 1mL 新鲜固定液，吹打均匀。

（7）取 −10℃冰冻的载玻片，向玻片滴 1~2 滴细胞悬液，于空气中干燥。

(8)用新鲜 Giemsa 染色液染色 20 分钟,流水冲洗玻片背面,晾干。

(9)二甲苯透明 3 次,中性树胶封片。

(10)用油镜观察,并用软件分析处理。

参考文献

[1] QIN X, CHEN W T, ZHANG J J, et al. Exosomal miR-196a derived from cancer-associated fibroblasts confers cisplatin resistance in head and neck cancer through targeting CDKN1B and ING5. Genome Biol, 2019, 20 (1): 12.

[2] 陈福祥, 陈广洁. 医学免疫学与免疫学检验. 北京: 科学出版社, 2016.

[3] 陈万涛. 口腔临床免疫学实验技术. 上海: 上海交通大学出版社, 2009.

第二十章

单细胞测序技术

实验目的和要求

1. 了解单细胞测序技术的原理。
2. 了解单细胞测序技术在临床和生物学研究中的应用。
3. 掌握单细胞测序技术的操作步骤。
4. 掌握单细胞转录组测序及数据分析技术。

第一节 概 述

一、技术背景

有机体的基本单位是单个细胞。人体大约由 3.72×10^{13} 个单细胞组成。然而,在癌症等疾病中,个别细胞的“失控”会导致整个有机体的“崩溃”。尽管组织有高度复杂性,迄今为止的研究也都主要集中在分析由数百万个细胞组成的块组织样本。在这些体现平均特征的数据集中,很难分辨单个细胞间的差异和识别可能在疾病进展中起重要作用的稀有细胞类型。单细胞测序技术的发展引领了基因组学领域的转变,从块组织分析走向细致全面对单个细胞的研究。

二、发展史

人们对单细胞的研究可以追溯到 17 世纪 60 年代的第一台显微镜,使用早期的显微镜可以观察水滴中的单核细胞。Rudolf Virchow 在 19 世纪 50 年代后期建立了单个细胞异常与人类疾病之间的关联。

20 世纪末细胞染色技术和细胞学方法的发展，使科学家们得以直接观察单个细胞染色体上的遗传差异。然而，许多细胞遗传学和免疫染色方法仅限于检测靶向基因和蛋白质。20 世纪 90 年代，定量微阵列技术被用于全基因组 DNA 和 RNA 信息测量，但是该技术对于单细胞分析来说所需要的样本量太多。而单细胞定量 PCR 方法只能够放大基因组的一小段靶区域。为了克服这一局限性，全转录组扩增（whole transcriptome amplification，WTA）和全基因组扩增（whole genome amplification，WGA）方法被开发出来。2005 年，随着二代测序技术的发展，使全基因组 DNA 测序和 RNA 测序成为现实。

这些技术的发展成熟促使第一个全基因组单细胞 DNA 和 RNA 哺乳动物细胞测序方法的出现。这些初步研究（以及其他小组的工作）促进了生物学新领域单细胞测序（single-cell sequencing，SCS）的建立。这一领域在过去几年里有了巨大的发展，影响了生物学许多领域的研究。

三、细胞悬液制备

为了给单个细胞测序，首先必须捕获它。虽然从丰富的群体中分离单个细胞的方法已经很成熟，但是分离稀有的单个细胞（<1%）仍然是一项艰巨的挑战。从大量的细胞中随机分离单个细胞可以采用几种方法：口吸管技术、极限稀释技术、激光捕获显微切割技术、荧光流式细胞分选技术、微流控技术等。其中许多方法需要悬浮的细胞或细胞核，因此不能在组织中保存它们的空间背景。利用激光捕获显微切割技术（LCM）可以克服这一局限性，LCM 也可以用于分离稀有细胞。相比之下，分离罕见的单个细胞（<1%）更具挑战性。

四、单细胞 DNA 测序

单细胞 DNA 测序方法的发展已被证明比 RNA 测序更具挑战性。这是由于单个细胞中每个 DNA 分子只有 2 个拷贝，但有几千个 RNA 分子的拷贝。有限的样本数量导致 WGA 过程中许多技术错误，包括覆盖不均匀性、等位基因缺失（ADO）、假阳性（FP）错误和假阴性（FN）错误。最显著的技术错误发生在最初的几轮扩增中，随后传递给所有子分子。这是由于对 WGA 聚合酶的非特异性导致单核苷酸错误。然而，WGA 技术错误的主要来源还是等位基因缺失。

重要的是，WGA 不是一种单一的技术，而是包含各种各样的实验方法。常见的 WGA 方法有简并寡核苷酸引物 PCR（DOP-PCR）和多重置换扩增（MDA）。DOP-PCR 产生单细胞的低物理覆盖率（约 10%），但准确地保留了拷贝数量信息。在第一个单细胞测序方法中，DOP-PCR 与流式分选和二代测序技术结合产生高分辨率的单个哺乳动物细胞拷贝数。然而，较低的覆盖率使它不能用于单碱基对分辨率的突变测量。MDA 使用 Phi29 或 Bst DNA 聚合酶已被广泛报道实现了高覆盖率（>90%）。

WGA 后，扩增的 DNA 用于构建新一代测序（next-generation sequencing，NGS）库。为了进一步节约成本和增加通量，单细胞库通常使用条形码标注并汇集在一起进行多重测序。在许多研究中，条形码库用于靶向捕获（外显子组或基因组）且只对感兴趣的区域进行测序并在这些区域获得更高的测序深度。

五、单细胞 RNA 测序

单细胞 RNA 测序方法已经取得了相当大的进展。为了达到对单细胞转录组进行测序的目的，RNA 必须首先使用 WTA 方法扩增。这一步是必要的，因为哺乳动物单个细胞通常只含有 10pg 的总 RNA 和 0.1pg 的 mRNA。初始 WTA 方法使用 T7 RNA 聚合酶对 cDNA 进行体外转录线性扩增。这些方法进一步发展为使用 oligo dT 引物结合调控序列反转录，并选择性通过 PCR 扩增聚腺苷酸化 mRNA。然而，这些 WTA 方法会明显向着 mRNA 3' 端偏差。为了减轻这种偏差，名为 SMART-Seq 的 WTA 方法被开发出来，它使用 Moloney 小鼠白血病病毒的 mRNA 转录本（MMLV）反转录酶来扩增全长 mRNA。另外一种减小偏差的方法是唯一分子标识符（unique molecular identifier，UMI）方法。UMI 方法相较于 SMART-Seq 方法操作简便、成本低，但是深度浅。目前主流的 10 × Genomics 和 BD 单细胞平台都是使用 UMI 方法。

六、单细胞表观基因组测序

单细胞表观基因组分析仍然存在巨大的技术挑战。标准表观基因组测序方法需要在测序前将 DNA 分成两个单独的部分，分别用亚硫酸盐或甲基化限制酶处理。此外，表观遗传 DNA 修饰不能用 DNA 聚合酶扩增。尽管有这些技术问题，最近的 2 项研究取得了初步进展。Hi-C 方法最近被用于百万碱基分辨率的单细胞分析，以确定单细胞中染色质的物理性相互作用。在另一项研究中，单细胞限定性代表区域甲基化（scRRBS）被开发用于测量单个细胞中 150 万个 CpG 位点的胞嘧啶甲基化修饰。尽管这些开拓性的研究也受到了有限覆盖率（2.5% 和 10%）、低分辨率和过多技术性错误的挑战，然而，这些技术的未来改进可能会有助于获取准确的单细胞全基因组表观图谱。

第二节 单细胞测序技术的应用范围

一、微生物

微生物学的一个巨大挑战是地球上 99% 以上的微生物物种无法在实验室培养和繁殖。单细胞 DNA 和 RNA 测序方法作为一种微生物基因组解析新手段可以描述不同群体中细胞间的多样性。然而，单个细菌和其他微生物通常只有飞克（fg）级 DNA 和 RNA，这使得基因组扩增更具挑战性。在早期研究中，MDA 被用来从海洋蓝藻中扩增 DNA 并用于焦磷酸测序和基因组组装。在另一项研究中，Woyke 等人使用流式细胞分选和 MDA 进行二代测序并组装 2 个海洋细菌基因组，其基因组覆盖率达到 90%。布莱尼等人还用丙二醛来测序和组装 5 个来自氨氧化古菌的单细胞。另一项研究对 5 个分段丝状菌进行了 SCS，以了解细菌细胞的生命周期。最初的研究往往局限于对一些微生物细胞进行测序，随后在来自 9 个不同的栖息地的201个未培养的古细菌和细菌细胞上进行大规模研究。在这项研究中，SCS揭示了29个未知的生命之树的枝桠。这些研究表明单细胞测序与微生物宏基因组深度测序方法形成互补，可以开拓微生物基因组研究的新途径。

二、神经生物学

神经元是形态上最多样的细胞群体之一。传统分类主要依靠形态学特征。单细胞RNA测序提供了一种强大的、无偏的、基于细胞转录谱的神经元分类方法。在一项研究中，单神经元RNA测序结合电生理学获得小鼠胚胎海马和新皮质神经元转录谱特征。在另一项研究中，原位单细胞RNA测序定义了神经元区域，并检测了海马体细胞间的异质性。一些研究也已揭示了神经元间DNA的异质性。SCS最近被用于大脑皮层研究，揭示了每个神经元都有平均0.6个体细胞插入突变。另一项研究发现，正常和病变大脑神经元细胞存在拷贝数变异（CNV）。这些初步研究表明，单细胞测序为神经元的分类提供了一种新的方法，并可识别神经元群体中意想不到的DNA多样性。

三、肿瘤研究

肿瘤由正常细胞演变而来。在这个过程中癌细胞积累突变且其多样性形成了不同的细胞谱系和亚种群。这种肿瘤内的异质性造成了临床诊断与治疗的困难。克隆多样性可能在肿瘤进展中起关键作用。基因组多样性也使肿瘤细胞群在肿瘤微环境的选择性压力下存活，包括缺氧、化疗等。然而，到目前为止，传统的测序方法并不能很好地研究肿瘤的克隆多样性问题。DNA和RNA单细胞测序方法提供了描述克隆多样性的强有力的新工具，也有助于理解稀有细胞在癌症进展中的作用。

单细胞测序技术主要用于研究肿瘤内异质性和原发肿瘤克隆演变。一项三阴性乳腺癌的研究显示，拷贝数异常在肿瘤发展初期爆发式增多，随后平稳增长并形成肿瘤组织。另一项使用单细胞外显子测序的研究显示，点突变逐渐积累成大量的克隆多样性和罕见突变。单细胞测序技术也用于研究肿瘤转移和血液中的循环肿瘤细胞（CTC）。单细胞RNA测序被用来研究黑色素瘤患者血液中的CTC。另一项研究发现，结直肠癌患者原发灶中的驱动突变可以在CTC中被检测到。单细胞RNA测序也被用来研究细胞可塑性和肿瘤干细胞。一项脑胶质瘤的研究发现，肿瘤组织中存在大量的处于间充质和上皮细胞之间的中间状态细胞。

四、免疫学

免疫系统分为获得性免疫和先天性免疫，多种细胞类型以协调一致的方式共同工作以识别和清除抗原。虽然主要的免疫细胞类型在几十年前已经被认识，但是人们对免疫细胞抗原反应的转录组异质性知之甚少。在一项研究中，单细胞RNA测序技术被用来分析不同刺激条件下的小鼠骨髓来源的树突状细胞，并发现了干扰素旁分泌信号介导的反应多样性。在另一项研究中，单细胞RNA测序技术被用来研究脂多糖刺激的树突状细胞的双峰基因表达模式。这些研究表明，单细胞转录组测序技术可用于研究被抗原激活后免疫细胞的转录反应异质性。

第三节　10×Genomics 平台单细胞实验

一、概述

众多单细胞测序产品中，以 10×Genomics 的 3′转录组测序应用最广泛，故本节着重介绍 10×Genomics 的 3′转录组测序的操作步骤。

二、10×Genomics 的基本原理

在介绍 10×Genomics 技术流程前，首先介绍凝胶磁珠（Gel Bead)。凝胶磁珠是由凝胶珠和磁珠上的一段引物构成的。引物序列构成依次为：全长 TruSeq Read1 测序引物、16nt 10×Barcode 序列[每个 Gel Bead 的 10×Barcode 均不相同，形成 GEM（Gel Beads-in-emusion)，后者用于区分细胞]、12nt UMI（用于标记细胞当中的每一个转录本)、30nt poly dT 反转录引物。另外还会有 2 种与 30nt poly dT 反转录引物位置相对应的引物：Capture Seq 1 和 Capture Seq 2，这些引物能够捕获并启动特定被标记的目标。

10×Genomics 通过利用微流体“双十字”交叉系统分选单个细胞并标记条形码（barcode)。其主要原理就是给每个细胞加上独一无二的 DNA 序列条形码，测序时就可把相同条形码视为来自同一个细胞。一次建库就能获得高通量单细胞信息。微流控系统主通道内引入了磁珠，与之垂直的第一组侧通道引入了细胞悬液，第二组侧通道则引入了与溶液不相溶的油相（如矿物油)。油相对水相的切割作用使溶液被“夹断”，从而形成球形的液滴（GEM)。

通过液滴包裹单个磁珠和 1 个细胞，磁珠和细胞发生反应。细胞裂解后释放 mRNA，磁珠上的引物尾巴可以做到与 mRNA 特异性结合，从而实现捕获的目的。同时，通过磁珠引物本身所带有的条形码序列和 UMI 序列，可以对不同细胞的不同转录本进行标记并区分。因为磁珠上的引物片段携带 mRNA 序列信息，在它的基础上通过反转录或复制的方式扩增，所有的转录信息便带上了条形码和 UMI。

“双十字”交叉系统最常使用的是转录组 3’端测序，是因为 Gel Bead 上连接了 ploy（dT）序列，而在细胞裂解释放的核酸中，只有 mRNA 带有 poly（A）尾巴，因此 Gel Bead 的 ploy（dT）就可以从众多的裂解产物里捕获到 mRNA。之后，因预混液中带有反转录试剂，当 mRNA 被捕获后，就可以从它的 3′端开始直接作为模板，反转录出 cDNA 的第一条链。

三、实验器材与试剂

(一) 试剂

1. Chromium Next GEM Single Cell 3'GEM, Library&Gel Bead Kit v3.1。
2. Chromium Next GEM Chip G Single Cell Kit。
3. Chromium Next GEM Single Cell 3'Library Construction Kit v3.1。
4. Chromium i7 Multiple × Kit。
5. Nova 6000 S4 测序试剂 PE150。
6. Qubit 定量试剂。
7. 其他生化试剂。

(二) 器材

1. 10 × Chromium Controller。
2. Nova-seq 6000 高通量测序仪。
3. Qubit 4.0 Flourometer。
4. 2100 Bioanalyzer。
5. 常温离心机。
6. 冷冻离心机。
7. 漩涡混合仪 vortex-genie 2。
8. 磁力架。
9. 移液器。
10. 普通 PCR 仪。
11. -80℃超低温冰箱。
12. -20℃冰箱。
13. 4℃冰箱。

四、操作步骤

(一) 准备细胞悬液

1. 取得手术组织样本之后,需浸没在 DMEM 或 1 × PBS 中,于冰上运输至实验室。

2. 一块指甲盖大小的组织需加入 750μL 的胶原酶Ⅳ,在保证浸泡的条件下用剪刀快速剪成小块,再额外加入 750μL 胶原酶Ⅳ至 1.5mL EP 管满为止。

3. 将 1.5mL EP 管放置于 37℃水浴中,等待 30 分钟,其间多次颠倒混匀。

4. 将完成水浴加热的 EP 管离心,条件为 4℃、350g、5 分钟。

5. 离心结束吸除上清液。

6. 将 1.5mL 胰酶(0.025mg/mL)加至沉淀中，重悬充分混匀，室温放置 15 分钟。

7. 使用筛目大小 70μm 的细胞筛网进行过滤，并转移至新的 1.5mL EP 管。

8. 4℃下 350g 离心 5 分钟，离心结束弃上清液。

9. 加入 500μL DMEM+10% FBS 充分重悬。

10. 加入 250μL Ficoll，此时加液应注意要将移液器吸头插入 EP 管管底再加液。

11. 室温下 800g 离心 20 分钟。

12. 离心后需保留上清液，加入 2 倍上清液体积的 DMEM，充分混合后 800g 离心 10 分钟。

13. 弃上清液，保留沉淀，加入适量 DMEM+10% FBS 重悬充分混合，镜下计数后备用。

(二) 制备 GEM 并标记

1. 准备预混液，并混合细胞悬液　按照表 20-3-1 于冰上准备预混液总管，反应液(RT Enzyme C)应于冰上复温。

表 20-3-1　配制预混液　　单位：μL

预混液	1 个样品所需量	4 个样品所需量 +10%	8 个样品所需量 +10%
RT Reagent B	18.8	82.7	165.4
Template Switch Oligo	2.4	10.6	21.1
Reducing Agent B	2.0	8.8	17.6
RT Reagent C	8.7	38.3	76.6
合计	31.9	140.4	280.7

一般推荐初始细胞悬液浓度为 700~1 200 个 /μL，按照具体实验要求可选择不同的靶向细胞回收数。按表 20-3-2 所示，首先于八联管各管中加入适量无核酸酶水，再加入相应体积的单细胞悬液，轻柔混合完全后再加入适量预混液，总体积为 75μL。

表 20-3-2　细胞回收数换算表

细胞悬液初始浓度 / 个·μL^{-1}	靶向细胞回收数								
	2 000	3 000	4 000	5 000	6 000	7 000	8 000	9 000	10 000
700	4.7+38.5	7.1+36.1	9.4+33.8	11.8+31.4	14.1+29.1	16.5+26.7	18.9+24.3	21.2+22.0	23.6+19.6
800	4.1+39.1	6.2+37.0	8.3+35.0	10.3+32.9	12.4+30.8	14.4+28.8	16.5+26.7	18.6+24.6	20.6+22.6
900	3.7+39.5	5.5+37.7	7.3+35.9	9.2+34.0	11.0+32.2	12.8+30.4	14.7+28.5	16.5+26.7	18.3+24.9
1 000	3.3+39.9	5.0+38.3	6.6+36.6	8.3+35.0	9.9+33.3	11.6+31.7	13.2+30.0	14.99++28.4	16.5+26.7
1 100	3.0+40.2	5.0+38.7	6.0+37.2	7.5+35.7	9.0+34.2	10.5+32.7	12.0+31.2	13.5+29.7	15.0+28.2
1 200	2.8+40.5	4.1+39.1	5.5+37.7	6.9+36.3	8.4+35.0	9.6+33.6	11.0+32.2	12.4+30.8	13.8+29.5

注：4.7+34.0 即 4.7μL 细胞悬液混合 34.0μL 无核酸酶水。

2. 组装 Chromium 芯片并上样　首先，将 Chromium 芯片装于芯片固定盒中。然后，陆续在每个孔道轻柔地添加要求的溶液。第一行每孔加入 70μL 含有细胞悬液的预混液。第二行每孔加入 50μL Gel bead，加入后静置 30 秒。第三行每孔加入 45μL partitioning oil。当样品数少于 8 个时，会出现空孔，则需要在空孔中加入对应的行数等量的 50% 甘油（禁止使用任何替代品）。切记上样过程动作要轻柔，不要产生任何气泡。加入 partitioning oil 后，立即将 10 × gasket 垫片盖在芯片固定盒上并扣牢，此过程需保持 Chromium 芯片水平状态，以防芯片内溶液污染 10 × gasket 垫片。

3. 运行 Chromium 仪器　点击屏幕“弹出”按钮，弹出托盘，水平手持上样完毕的 Chromium 芯片盒将其置入托盘并保持平稳，收回托盘。运行 Chromium Chip K 程序，时长约 18 分钟，结束后应立即进行下一步。

4. 转移 GEM 悬浊液　准备一个新的八联管，于冰上预冷。Chromium 仪器程序结束后立即点击“弹出”按钮水平，拿出 Chromium 芯片盒。去掉垫片，以 45° 的角度折叠芯片盒的盖子，可通过“咔哒”声来辨别是否折叠到位。

使用排枪缓慢地从第三行转移 100μL GEM 悬浊液，缓慢贴壁加入预冷的八联管中，注意吸取过程中要从孔道的最低点吸取液体，并且吸液管尖端不能紧贴孔底。

若有多组样品芯片需要同时制备，则需要注意每组样品芯片转移 GEM 悬浊液后放置不能超过 1 小时。

5. GEM 反转录反应　将八联管置于事先设置好程序（53 ℃、45 分钟；85 ℃、5 分钟；4 ℃、-∞）的 PCR 仪中，设定盖温为 53 ℃，PCR 机可容纳最大体积为 125μL，反应时长约 55 分钟，并运行程序（表 20-3-3）。反应完成后可于 4℃保存 72 小时或 -20℃保存 1 周。

表 20-3-3　GEM 反转录反应程序

阶段	温度	阶段时长
1	53℃	45 分钟
2	85℃	5 分钟
3	4℃	-∞

（三）GEM-RT 纯化 &DNA 扩增

1. GEM-RT 破油及纯化　反转录结束后的 GEM-RT 产物于室温中每孔加入 125μL Recovery Agent，静置 2 分钟，不要进行任何吹打和涡旋。小心缓慢转移 125μL 上清液，注意不要吸取到下层（粉色）。加入 200μL Cleanup Mix（表 20-3-4），并吹打 5 次混匀，保持八联管管盖开启，室温孵育 10 分钟，5 分钟时再次吹打混匀。将八联管置于磁力架 high 位直到溶液澄清，吸除上清液。用 200μL 80% 乙醇溶液清洗 2 次。取出八联管稍微离心后置于磁力架 low 位，从底部吸除剩余酒精后空气干燥 2 分钟。加入 35.5μL Elution Solution Ⅰ（按表 20-3-5 配制）加入八联管中，吹打混匀，要注意不产生气泡。室温孵育 1 分钟，而后置于磁力架 low 位，直至溶液澄清。转移 35μL 上清液至新的八联管。

表 20-3-4　配制 Cleanup Mix　　单位：μL

Cleanup Mix	1 个样品所需量	4 个样品所需量 +10%	8 个样品所需量 +10%
无核酸酶水	5	22	44
Cleanup Buffer	182	801	1 602
Dynabeads MyOne SILANE	8	35	70
Reducing Agent B	5	22	44
合计	200	880	1 760

表 20-3-5　配制 Elution Solution Ⅰ　　单位：μL

Elution Solution I	1 个样品所需量	10 个样品所需量
Buffer EB	98	980
10% Tween 20	1	10
Reducing Agent B	1	10
合计	100	1 000

2. cDNA 扩增　按表 20-3-6 配制 cDNA 扩增混合液，充分吹打并短暂离心，于冰上放置备用。在已有 35μL 纯化 GEM-RT 样品的八联管中加入 65μL cDNA 扩增混合液，吹打混合 5 次后短暂离心。将准备好的八联管样品置于 PCR 仪，扩增程序设定为：98℃、3 分钟；(98℃、15 秒；63℃、20 秒；72℃、1 分钟) ×N 循环；72℃、1 分钟；4℃、-∞。N 循环数应按照靶向细胞回收数而定(表 20-3-7)。cDNA 产物可于 4℃保存 72 小时或 -20℃保存 1 周。

表 20-3-6　配制 cDNA 扩增混合液

cDNA 扩增混合液	一个样品所需量(μL)	四个样品所需量 +10%(μL)	八个样品所需量 +10%(μL)
Amp Mi×	50	220	440
cDNA Primers	15	66	132
合计	65	286	572

表 20-3-7　按照回收细胞数区分循环数

靶向细胞回收数	推荐循环数
<500	13
500~6 000	12
6 001~10 000	11

3. cDNA 纯化——磁珠法纯化(SPRI)　将 60μL 重悬后的 SPRI select reagent 加入 cDNA 样本，充分吹打混匀，室温孵育 5 分钟。将样本置于磁力架 high 位，待溶液澄清后，吸除上清液。用 200μL 80% 乙醇溶液清洗 2 次。短暂离心后，取出八联管离心后置于磁力架 low 位，从底部吸除剩余乙醇溶液后于空气中干燥 2 分钟。

暂时去掉磁力架，于八联管加入 46.5μL EB 缓冲液，吹打混匀后室温孵育 2 分钟，而后将八联管放置在磁力架 high 位，直到溶液澄清。最后转移 40μL 上清至 1.5mL EP 管。样品可于 4℃保存 72 小时或 -20℃保存 1 周。

4. cDNA 质检及定量　取 1μL 未稀释的 cDNA 样品，使用生物分析仪进行峰图检测。具体操作：取 1μL 未稀释的 cDNA 样品加入 199μL Qubit 试剂，使用 Qubit 荧光剂检测定量 cDNA 浓度，之后配平 cDNA 样品，用于 5'GE× 建库的 DNA 含量为 50ng，样本体积为 20μL。

(四) 3' 基因表达文库构建

1. cDNA 片段化，末端补平、加 poly(A) 尾巴　将新的八联管于冰上预冷，八联管各管加入 10μL cDNA 样本、15μL Fragmentation Mix (按表 20-3-8 于冰上配制)、25μL EB 缓冲液。充分混匀离心后，将八联管置于预先设置好程序的 PCR 仪中运行 (32℃、5 分钟；65℃、30 分钟；4℃、-∞)。

表 20-3-8　配制 Fragmentation Mix　　单位：μL

Fragmentation Mix	1 个样品所需量	4 个样品所需量 +10%	八个样品所需量 +10%
Fragmentation Buffer	5	22	44
Fragmentation Enzyme	10	44	88
合计	15	66	132

2. 产物 SPRI 分离纯化　将 30μL 重悬后的 SPRI select reagent 加入样本，吹打混匀后，室温孵育 5 分钟。离心后置于磁力架 high 位，待溶液澄清后，吸出 75μL 上清液于新的八联管中。再加入 10μL 重悬后的 SPRI，吹打混匀，室温孵育 5 分钟。离心后置于磁力架 high 位，待溶液澄清，吸除 80μL 上清液。用 80% 乙醇溶液清洗 2 次。将八联管离心后置于磁力架 Low 位，吸除剩余乙醇溶液，置于空气中干燥。然后加入 51.5μL EB 缓冲液，吹打混匀，孵育 2 分钟。最后，将八联管放置在磁力架 high 位，直到溶液澄清，转移 50μL 上清液样本到标记好的八联管中。

3. 连接接头　按照表 20-3-9 配制 Adaptor Ligation Mix，将 50μL Adaptor Ligation Mix 加入装有 50μL 样本的八联管中，充分吹打混合后短暂离心。将八联管置于 PCR 仪中运行 15 分钟 (20℃、15 分钟，4℃、-∞)。

表 20-3-9　配制 Adaptor Ligation Mix　　单位：μL

Adaptor Ligation Mix	1 个样品所需量	4 个样品所需量 +10%	8 个样品所需量 +10%
Ligation Buffer	20	88	176
DNA Ligase	10	44	88
Adaptor Oligos	20	88	176
合计	50	220	440

4. 将产物 SPRI 分离纯化　将 80μL 重悬后的 SPRI select reagent 加入样本，吹打混匀后室温孵育 5 分钟。离心后，将样本置于磁力架 high 位，待溶液澄清后，吸除上清液。用 80% 乙醇溶液清洗 2 次。再次离心后，置于磁力架 low 位，吸除剩余乙醇溶液后于空气中干燥 2 分钟。然后加入 30.5μL EB 缓冲液，

吹打混匀,室温孵育 2 分钟。最后,将八联管置于磁力架 high 位,直到溶液澄清。转移 30μL 上清液样本到新的八联管。

5. Inde×PCR　将 50μL Amp Mi× 加入装有 30μL 样本的八联管中,每管再分别加入 20μL Dual Inde×TT Set A,振荡混匀后短暂离心。将八联管置于 PCR 仪中运行[98℃、45 秒;(98℃、20 秒;54℃、30 秒;72℃、20 秒)× N 个循环;72℃ 1 分钟;4℃、-∞],循环数 N 取决于用于建库的 cDNA 含量(表 20-3-10)。PCR 产物可于 4℃保存 72 小时。

表 20-3-10　按照 cDNA 含量区分循环数

cDNA 含量	推荐循环数
0.25~25ng	14~16
>25~150ng	12~14
>150~500ng	10~12
>500~1 000ng	8~10
>1 000~1 500ng	6~8
>1 500ng	5

6. 将产物 SPRI 分离纯化　将 60μL 重悬后的 SPRI select reagent 加入样本,吹打混匀后室温孵育 5 分钟。离心,将样本置于磁力架 high 位,待溶液澄清,吸出 150μL 上清液于新的八联管中。再次加入 20μL 重悬后的 SPRI select reagent,吹打混匀后室温孵育 5 分钟,离心,将样本置于磁力架 high 位,待溶液澄清,吸除 165μL 上清液。80% 乙醇溶液清洗 2 次。取出八联管离心后置于磁力架 low 位,吸除剩余乙醇溶液,置于空气中干燥。加入 38μL 4 倍稀释后的 EB 缓冲液于八联管中,吹打混匀后在室温孵育 2 分钟。再将八联管置于磁力架 low 位,直到溶液澄清。最后,转移 35μL 上清液到 1.5ml EP 管中。样品可于 4℃保存 72 小时或 -20℃保存 1 周。

7. 文库质检　取 1μL 文库加入 199μL Qubit 试剂,使用 Qubit 仪器检测浓度。再取 1μL 文库用于电泳,使用生物分析仪进行峰图检测。

(五) 上机测序

对构建完成的文库测序,测序模式为 PE150,运行 2 天下机。

第四节　实验操作关键点和注意事项

单细胞测序从样本制备到最后的上机测序需进行很多的人工技术操作,只有规范且正确地制备样本才可能得到准确的实验结果。

一、样本采集的影响因素和质量控制

1. 建议采用无菌样品处理方式，包括使用不含核酸酶的试剂和耗材。

2. 新鲜组织最好立刻解离，如果长时间没有解离完成的话细胞就会死亡，进而降低细胞活性，影响建库效率。如果需要对组织进行保存，可将组织立即放进组织保存液中于 4℃保存。从拿到组织到最终解离完成最好不要超过 36 小时。

3. 为了减少细胞损伤，移液和离心应保持在最低程度。在给定的离心速度、时间和温度下，细胞浓度和大小直接影响制备效率，因此需要依据实际情况适当调整离心条件。

4. 在进行细胞清洗和重悬过程中，使用具有足够容积的器皿可避免高浓度导致细胞聚集和结块，还可使用大吸头重悬来减少细胞损伤。细胞破裂释放的 RNA 会在上机扩增时影响数据。

二、制备细胞悬液的影响因素和质量控制

1. 制备细胞悬液时间最好不超过 4 小时。

2. 单细胞悬液中不能含有 Ca^{2+} 和 Mg^{2+}，且不能含有诸如 Tween 80 之类的表面活性剂，否则会影响细胞活性。

3. 视情况选择合适尺寸的细胞筛，用于滤掉杂质和细胞团。

4. 推荐细胞活率为 90% 以上，低于 80% 不能上机。

5. 细胞悬液最适浓度为 700~1 200 个 /μL，浓度过高时，上样体积太小，误差太大；浓度太低时，上样体积太大，可能会带入一些杂质和细胞团等。

6. 细胞悬液制备完成后应尽快建库，样本制备好到上机的时间间隔不宜超过 30 分钟。

三、10×Genomics 操作的影响因素和质量控制

1. 需要注意 Chromium 芯片从密封袋中取出后应直接使用，不建议使用拿出超过 24 小时的 Chromium 芯片。

2. 上样时应注意避免上样到标记 “NO FILL” 对应的孔道行，并且在另外三行出现空孔时应加入适量的 50% 甘油。

3. 上样时应注意取量正确，并且不要产生任何气泡。

4. 加入 partitioning oil 应立即盖上 10×gasket 垫片，并且应注意水平拿取，避免样品溢出交叉污染。

5. 使用多通道移液器转移 GEM 时，应注意 GEM 在所有通道里呈现统一的不透明状态。若存在透明液体（即 partitioning oil），表明可能存在堵塞。

第五节 单细胞转录组数据分析技术

一、概述

单细胞转录数据分析主要包括两方面：数据质控和标准化、特征信息提取和解读。其中每一方面又包含多种不同的子方向。

二、数据质控

scRNA-seq的局限性包括转录本覆盖率低、捕获效率低、高技术噪声。即使是最敏感的scRNA-seq方法，一些特定的转录本也不能被检测到（称为dropout）。一般来说，scRNA-seq实验会产生一部分来源于死亡或多个细胞混合的低质量数据。这些低质量的数据将阻碍下游分析和结果解读。因此，质控的目的是识别和消除低质量的细胞数据。

由于测序深度不足可能导致一大部分中低表达的基因缺失，那些样本只包含少量转录组数据的细胞应首先被丢弃。一些最初为传统块RNA测序数据研发的质控工具可用于检查测序质量。此外，序列比对后，那些映射比例过低的细胞也要被去除，因为低映射比例可能是由RNA降解造成的。对于死亡细胞而言，细胞质RNA缺失但是线粒体RNA会保留。因此，高线粒体基因的比例往往预示着死亡细胞。可检测转录本的数量也可以用来识别死亡细胞。

三、批次效应修正

批量效应是技术噪声的一个常见来源。技术的发展使得人们可以描述大量的细胞，而这些数据可能在不同时间、地点和平台产生。这些因素会引起系统误差并混淆技术噪声与生物学信号，使得一个批次中的表达谱特征不同于另一批。为了避免错误的数据集成和解释，批次效应必须在下游分析前进行修正。由于单细胞数据和传统块组学数据的差异，针对传统块组学数据提出的批次校正方法可能不适用于单细胞数据。最近有针对单细胞数据的批次矫正方法被提出来，如MNN（mutual nearest neighbor）和kBET（k-nearest neighbor batch effect test）。

四、标准化

标准化可以去除由捕获效率、测序深度等造成的误差，因此是正确解释scRNA-seq数据的关键。通常标准化可分为两种不同的类型：样本内标准化、样本间标准化。样本内标准化旨在消除基因特异性偏差（例如GC含量和基因长度），这使得基因表达谱数值可在一个样本内进行比较（如RPKM/FPKM和TPM）。相反，样本之间的标准化是消除样本间的特异性差异（例如测序深度和捕获效率），以便比较样本间的基因表达。通常，这些简单的标准化策略是基于测序深度或上分位数。如果使用 spike-in 或 UMI，标准化可以基于 spike-in/UMI。

五、降维和特征提取

scRNA-seq 数据是高通量数据，可能涉及数千个基因和大量细胞。降维和特征提取是处理高通量数据的两种主要策略。降维方法通常将数据投影到低维空间并最大限度地保留原始数据的一些关键特征。PCA 是一种线性降维算法，它假设数据近似正态分布。t-SNE（t-distributed stochastic neighbor embedding）是一种非线性方法，主要用于可视化高维数据。PCA 和 t-SNE 均已被广泛应用于各种 scRNA-seq 研究中。值得注意的是，PCA 并不能有效处理复杂数据，而 t-SNE 则受困于低计算效率和结果的随机性。UMAP 被证明是一个很好的替代方案。Becht 等人证明 UMAP 能提供最短的计算时间、可靠的重现性和最有意义的细胞聚类展示。

特征提取是通过寻找与所研究的问题最相关的基因，从而达到降维和提高计算效率的目的。特征提取有两种策略：带监督的差异表达基因判定和无监督的特征选择。其中，带监督的差异表达基因判定需要样本的分类信息作为先验信息，为块转录组数据和单细胞数据所设计的算法都可以用来判定差异表达基因。无监督的特征选择主要选取高变化基因。值得注意的是，无论何种特征提取方法都需要与基因滤除方法相配合。基因滤除方法的目的是去掉噪声污染基因、提高后续特征提取的可靠性。噪声污染基因的滤除阈值可以通过人工经验设定，也可以通过统计最优化方法获得，如单细胞最优基因滤除法（OGFSC）。

六、聚类分析

scRNA-seq 数据分析的一个关键目标是鉴定细胞亚群（不同的聚类群体往往是不同的细胞类型）。细胞聚类的方法主要为非监督聚类，其中包括 4 种类型：① K-means；②层次聚类；③基于密度的聚类；④基于图形的聚类。K-means 是一种能快速将细胞分配到最近的聚类中心的方法，需要预先设定簇的数量。层次聚类可以确定聚类之间的关系，但是通常比 K-means 慢。基于密度的聚类方法需要大量样本才能准确计算，通常假设所有簇的密度相等。基于图形的聚类可以看作是基于密度的聚类的扩展，它可以应用于数百万量级的细胞。SC3 是基于 K-means 技术，专门为 scRNA-seq 数据发展的算法。其可靠性较高，但是最大的问题是运算效率低，不能够适应动辄几十万到上百万的细胞数目。Seurat 基于图形聚类技术，是目前常用的分析方法之一。

七、伪时间轨迹分析

许多生物系统中的细胞都表现出连续的表达谱变化特征，这涉及不同状态之间的跃迁。这样的动态过程可以通过重建基于 scRNA-seq 数据的细胞伪时间轨迹来模拟。伪时间是指将细胞按照一个连续发展过程的轨迹排列，从而研究整个过程细胞状态和亚型的变化。除此之外，伪时间轨迹推断也有利于发现触发细胞状态转变的关键因素。目前已经开发出一系列算法，例如 Monocle、Waterfall、Wishbone 和

Slingshot。所得到的轨迹拓扑结构可以是线性的，分叉的或树/图结构。

八、基因调控网络推断

基因调控网络推断已被广泛大量应用在块 RNA-seq 研究中，scRNA-seq 也为此类分析提供了巨大的潜力。对于块 RNA-seq 数据，通常用 weighted gene co-expression network analysis（WGCNA）方法从多个样本中获得。一个基本的假设是这些相关表达的基因可能受到共同调控。因为这样的分析无法确定调控的因果关系，导致网络通常是无向的。理论上来说，scRNA-seq 中每一个细胞都可作为一个样本处理，因此同样的方法也适用于 scRNA-seq 数据构建基因调控网络。

基于 scRNA-seq 数据的网络推断可能揭示基因相关性和提供块 RNA-seq 数据中无法解释的生物学信息。SCENIC 算法可以基于 scRNA-seq 数据重构转录因子调控网络。研究显示，SCENIC 能可靠地预测转录因子与靶基因的相互作用。

参考文献

[1] DEAN F B, HOSONO S, FANG L, et al. Comprehensive human genome amplification using multiple displacement amplification. Proc Natl Acad Sci USA, 2002, 99 (8): 5261-5266.

[2] MARDIS E R. A decade's perspective on DNA sequencing technology. Nature, 2011, 470 (7333): 198-203.

[3] NAVIN N, HICKS J. Future medical applications of single-cell sequencing in cancer. Genome Med, 2011, 3 (5): 31.

[4] TANG F, BARBACIORU C, WANG Y, et al. mRNA-Seq whole-transcriptome analysis of a single cell. Nat Methods, 2009, 6 (5): 377-382.

[5] POWELL A A, TALASAZ A H, ZHANG H, et al. Single cell profiling of circulating tumor cells: transcriptional heterogeneity and diversity from breast cancer cell lines. PloS One, 2012, 7 (5): e33788.

[6] NAVIN N E. Cancer genomics: one cell at a time. Genome Biol, 2014, 15 (8): 452.

[7] SHAPIRO E, BIEZUNER T, LINNARSSON S. Single-cell sequencing-based technologies will revolutionize whole-organism science. Nat Rev Genet, 2013, 14 (9): 618-630.

[8] LASKEN R S. Single-cell genomic sequencing using Multiple Displacement Amplification. Curr Opin Microbiol, 2007, 10 (5): 510-516.

[9] BASLAN T, KENDALL J, RODGERS L, et al. Genome-wide copy number analysis of single cells. Nat Protoc, 2012, 7 (6): 1024-1041.

[10] XU X, HOU Y, YIN X, et al. Single-cell exome sequencing reveals single-nucleotide mutation characteristics of a kidney tumor. Cell, 2012, 148 (5): 886-895.

[11] ZONG C, LU S, CHAPMAN A R, et al. Genome-wide detection of single-nucleotide and copy-number variations of a single human cell. Science, 2012, 338 (6114): 1622-1626.

[12] NAGANO T, LUBLING Y, STEVENS T J, et al. Single-cell Hi-C reveals cell-to-cell variability in chromosome structure. Nature, 2013, 502 (7469): 59-64.

[13] LOVATT D, RUBLE B K, LEE J, et al. Transcriptome in vivo analysis (TIVA) of spatially defined single cells in live tissue. Nat Methods, 2014, 11 (2): 190-196.

[14] RAMSKÖLD D, LUO S, WANG Y C, et al. Full-length mRNA-Seq from single-cell levels of RNA and individual circulating tumor cells. Nat Biotechnol, 2012, 30 (8): 777-782.

[15] SHALEK A K, SATIJA R, SHUGA J, et al. Single-cell RNA-seq reveals dynamic paracrine control of cellular variation. Nature, 2014, 510 (7505): 363-369.

[16] SHALEK A K, SATIJA R, ADICONIS X, et al. Single-cell transcriptomics reveals bimodality in e × pression and splicing in immune cells. Nature, 2013, 498 (7453): 236-240.

[17] SONESON C, ROBINSON M D. Bias, robustness and scalability in single-cell differential e × pression analysis. Nat Methods, 2018, 15 (4): 255-261.

[18] SATIJA R, FARRELL J A, GENNERT D, et al. Spatial reconstruction of single-cell gene e × pression data. Nat Biotechnol, 2015, 33 (5): 495-502.

[19] KISELEV V Y, KIRSCHNER K, SCHAUB M T, et al. SC3: consensus clustering of single-cell RNA-seq data. Nat Methods, 2017, 14 (5): 483-486.

[20] QIU X, HILL A, PACKER J, et al. Single-cell mRNA quantification and differential analysis with Census. Nat Methods, 2017, 14 (3): 309-315.

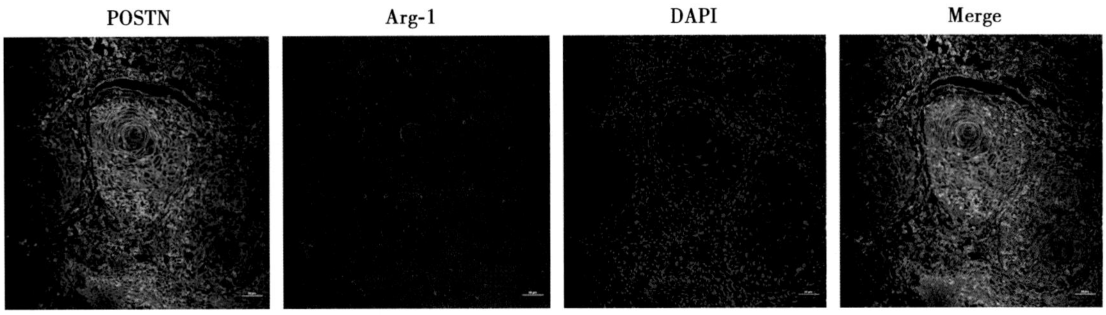

图 2-4-1　口腔鳞癌组织 POSTN 和 Arg-1 蛋白多色免疫荧光染色图

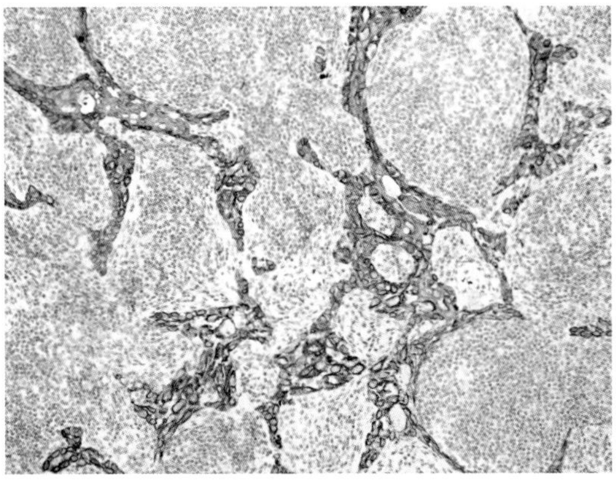

图 3-5-1　采用 DAB 显色系统显示上皮标记物 AE1/AE3（细胞质内的棕黄色沉淀）（×400）

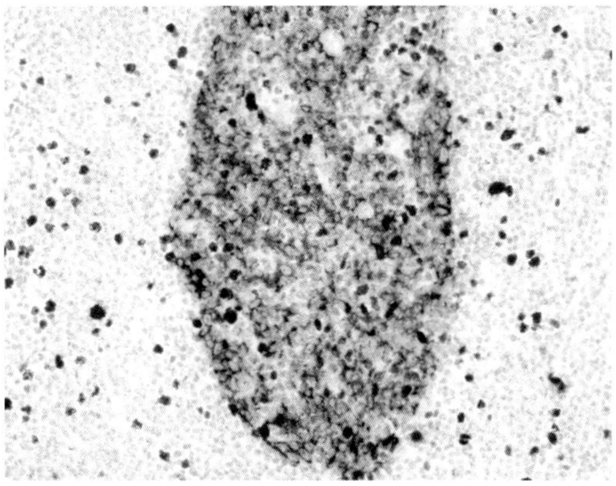

图 3-5-2　采用 DAB 和 NBT/BCIP 双显色系统分别显示增殖指数 Ki67（棕黄色）和上皮标记物 AE1/AE3（紫蓝色）的免疫组化染色结果（×400）

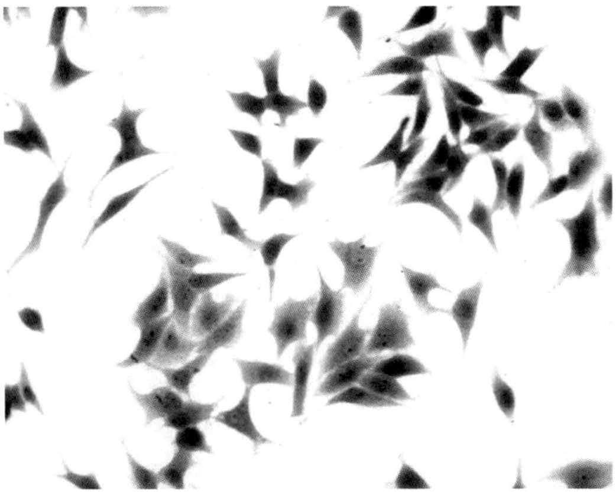

图 3-5-3　细胞爬片上皮标记物 AE1/AE3 免疫组化染色结果，采用 EnVision™ 免疫组化染色系统，棕黄色为阳性染色（×400）

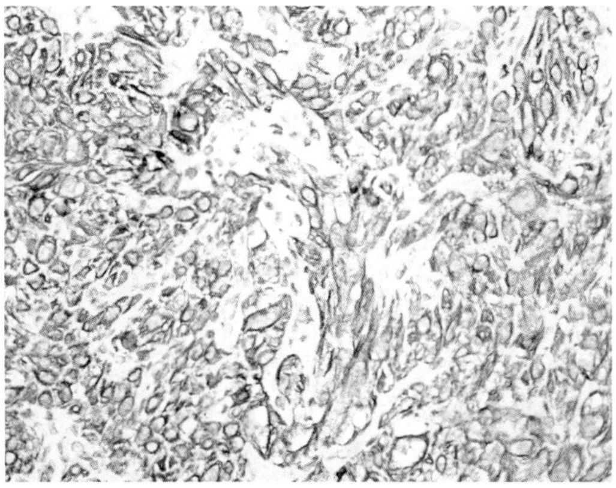

图 3-5-4　石蜡组织切片上皮标记物 CKH 免疫组化染色结果，采用 EnVision™ 免疫组化染色系统，棕黄色为阳性染色（×400）

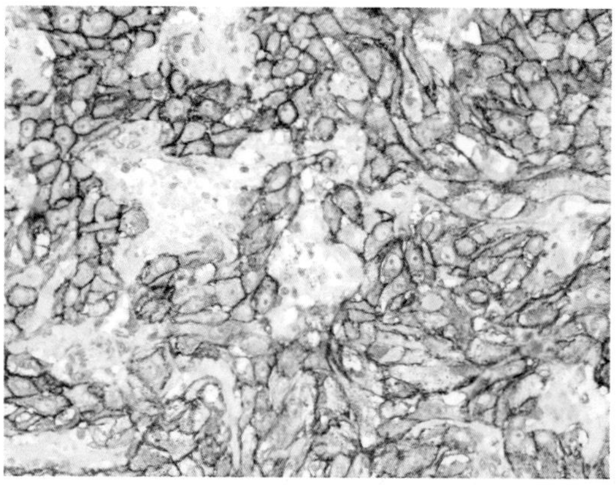

图 3-5-5　石蜡组织切片上皮标记物 EGFR 免疫组化染色结果，采用 EnVision™ 免疫组化染色系统，棕黄色为阳性染色（×400）

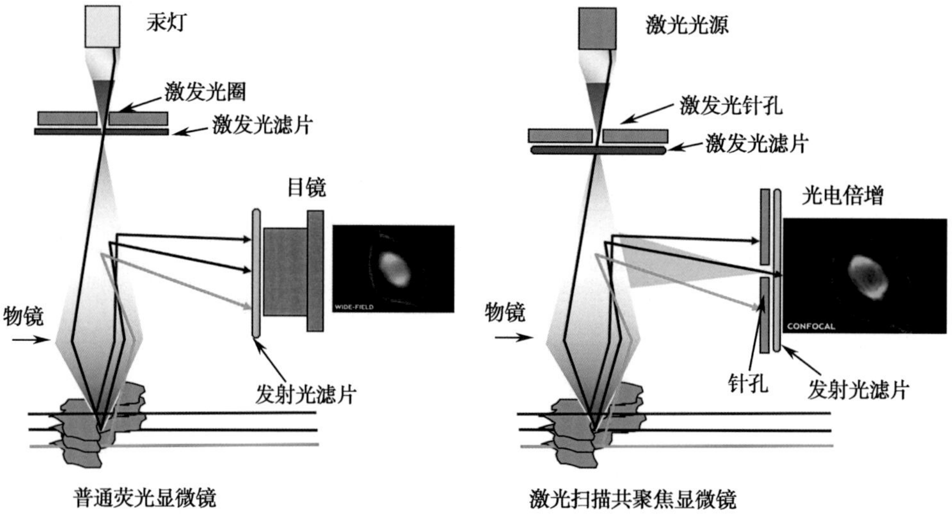

图 5-2-1　成像原理

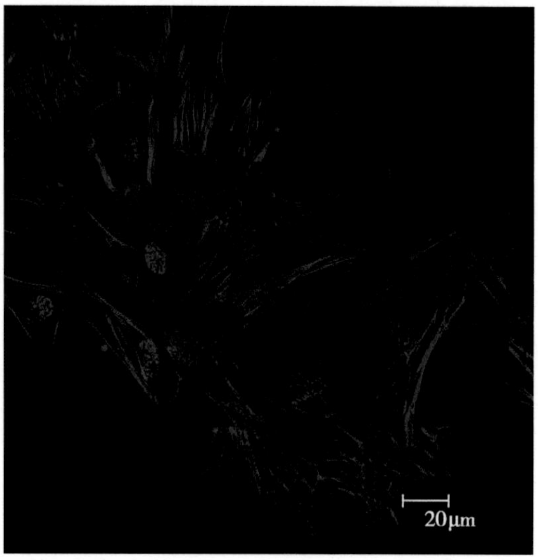

图 5-7-1　细胞骨架

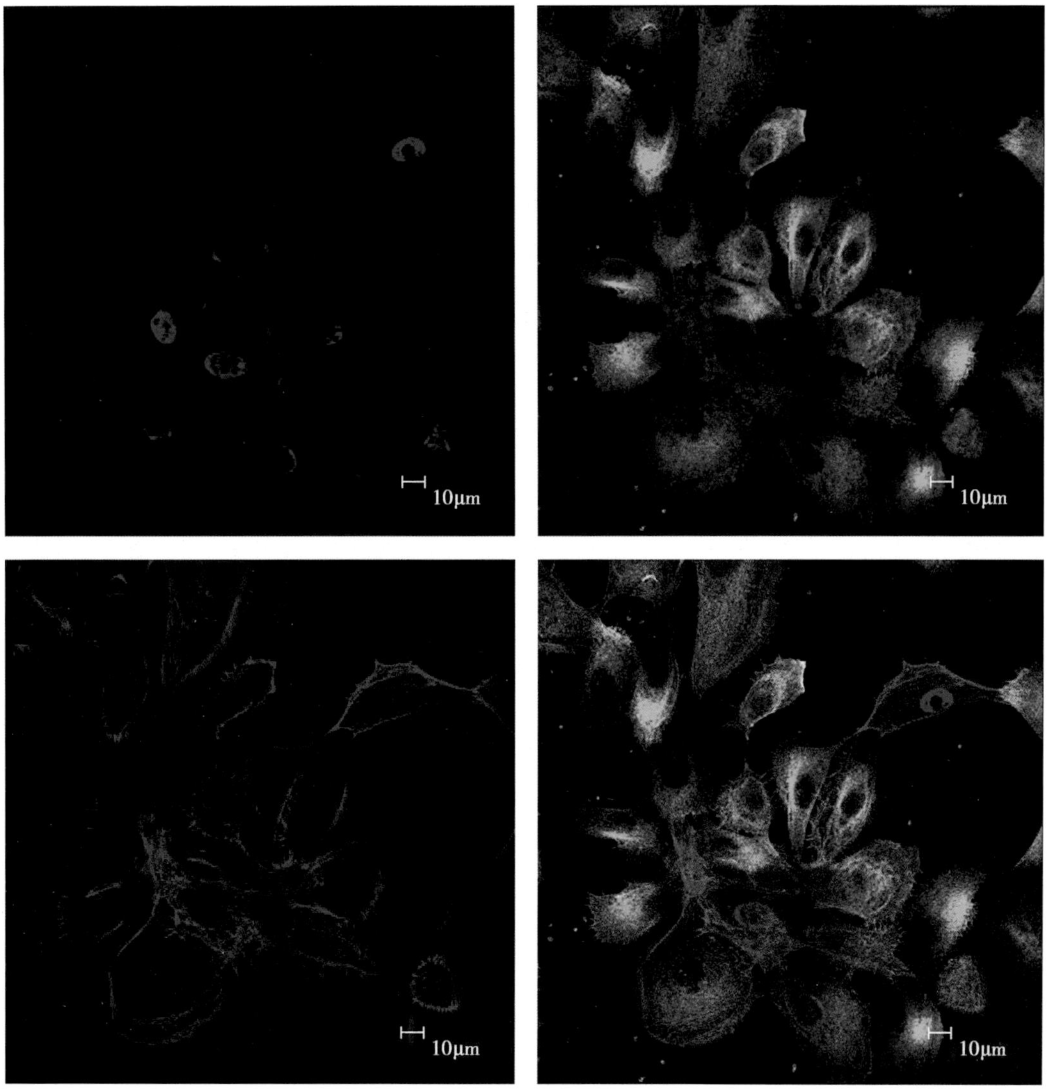

图 5-7-2　细胞内特异性蛋白定位

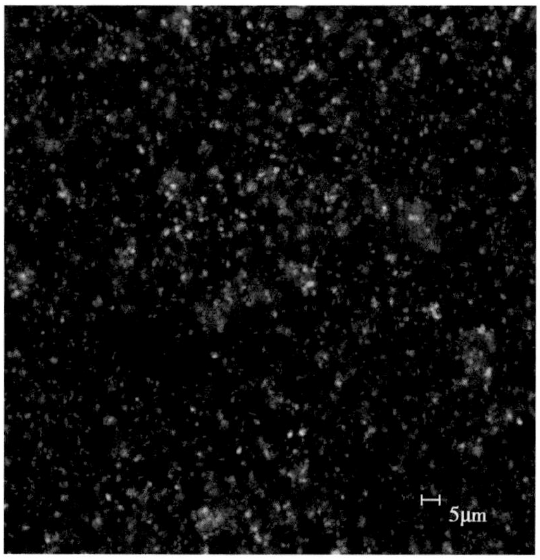

图 5-7-3　细菌生物膜

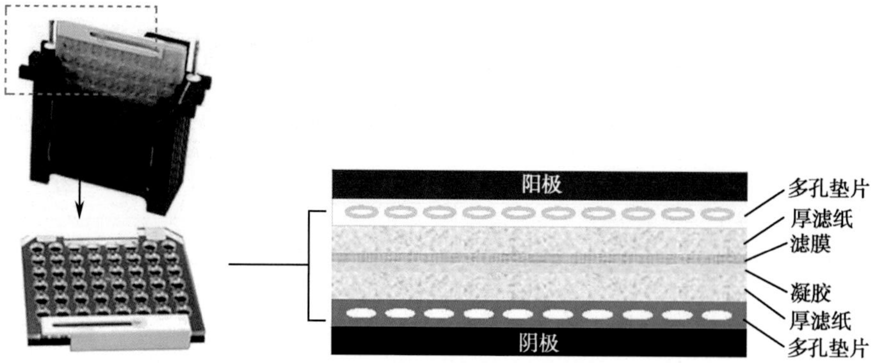

图 6-5-2　转移装置安装顺序

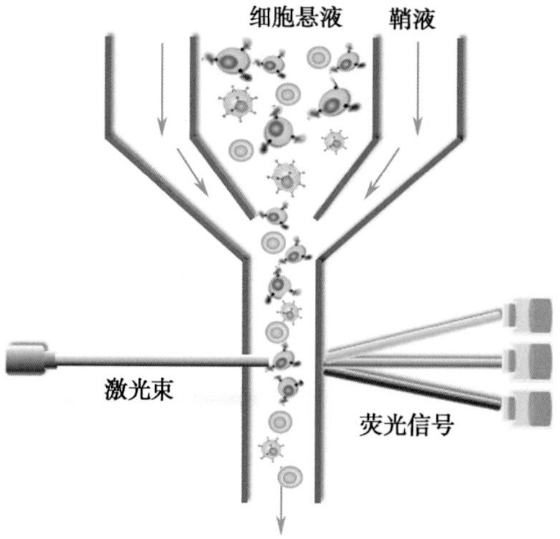

图 10-2-1　流式细胞仪工作原理

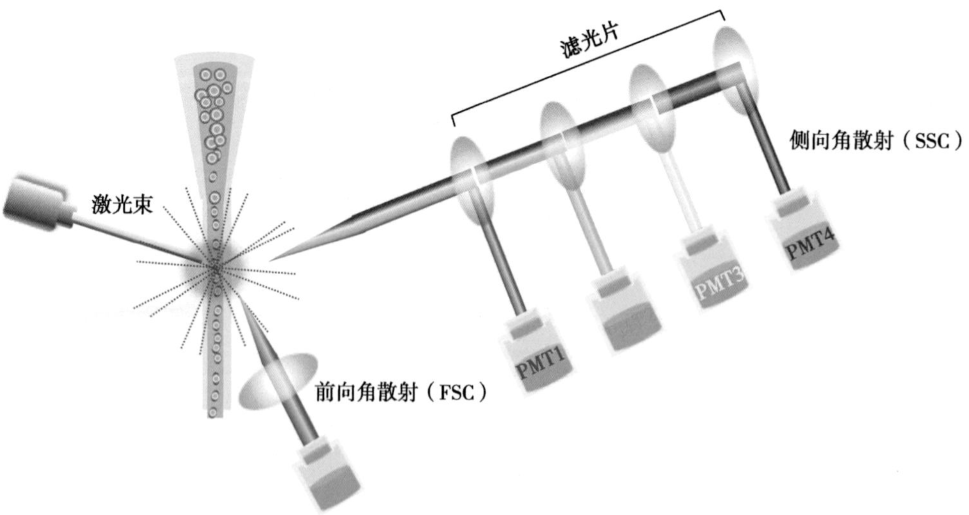

图 10-2-2　光信号分离，导向，各探测通道 PMT 接收并转化为电信号

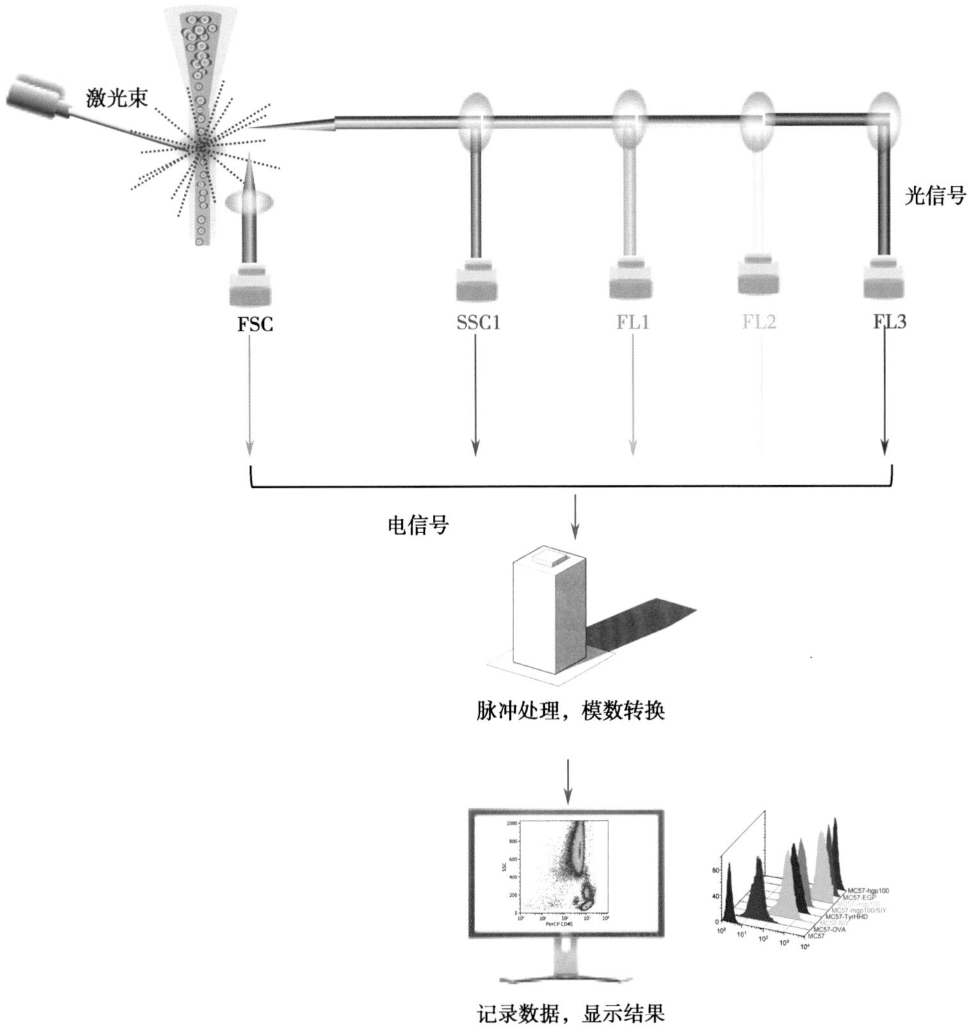

图 10-2-3　电信号转化为数字信号，数据呈现

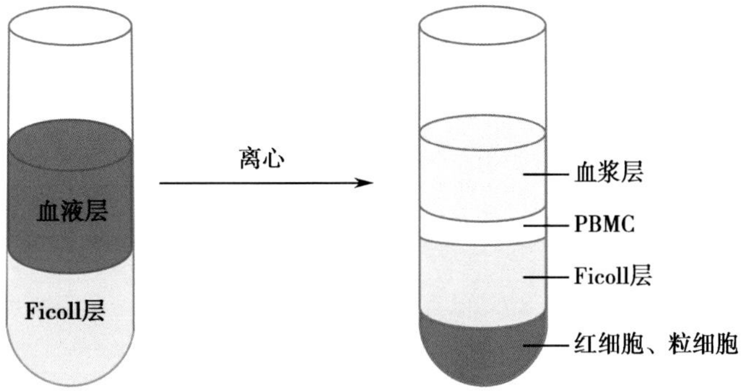

图 10-5-1　Ficoll-Hypaque 密度梯度法分离 PBMC 的原理示意图

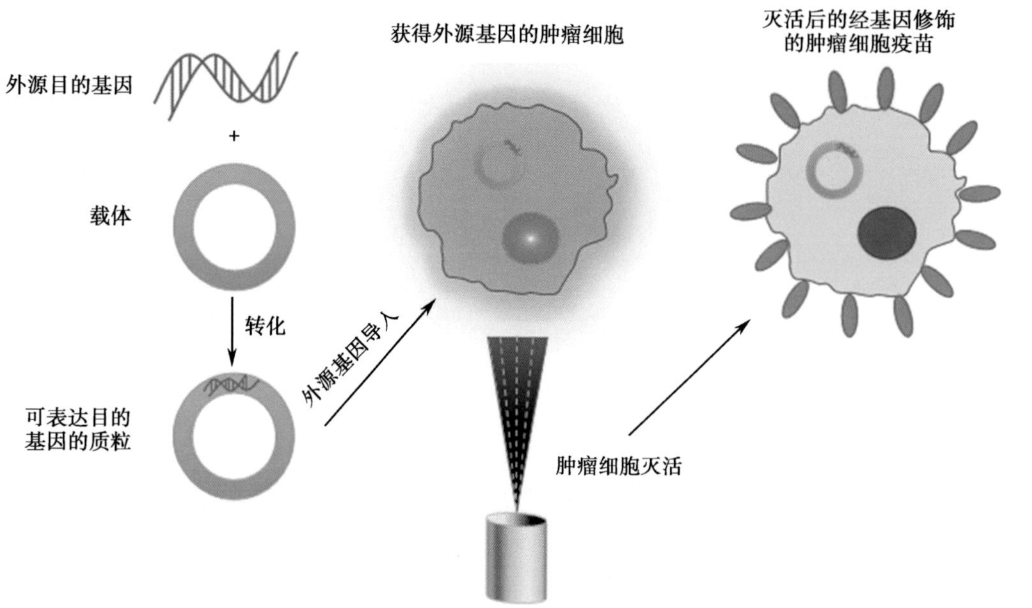

图 15-4-1　基因修饰的肿瘤细胞疫苗制备流程

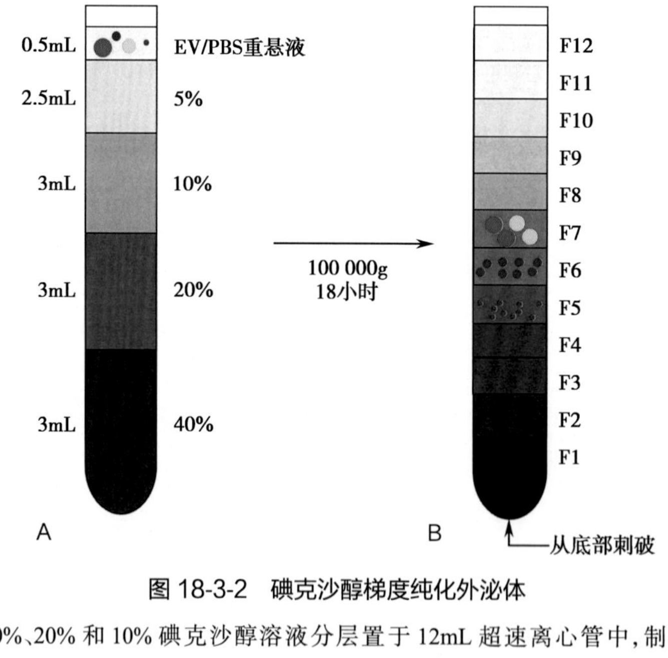

图 18-3-2　碘克沙醇梯度纯化外泌体

A. 将 3mL 40%、20% 和 10% 碘克沙醇溶液分层置于 12mL 超速离心管中，制备梯度，加入 2.5mL 5% 碘克沙醇，用移液管在顶部移取 0.5mL 粗囊再悬浮液（通过差异超速离心法获得的外泌体重悬液） B. 100 000g 超速离心持续 18 小时，以获得连续的梯度，然后从底部收集 1mL 的组分

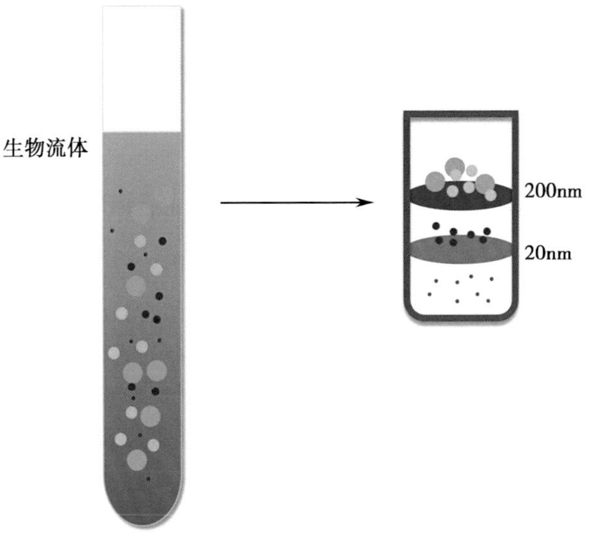

图 18-4-1　串联配置的微滤器

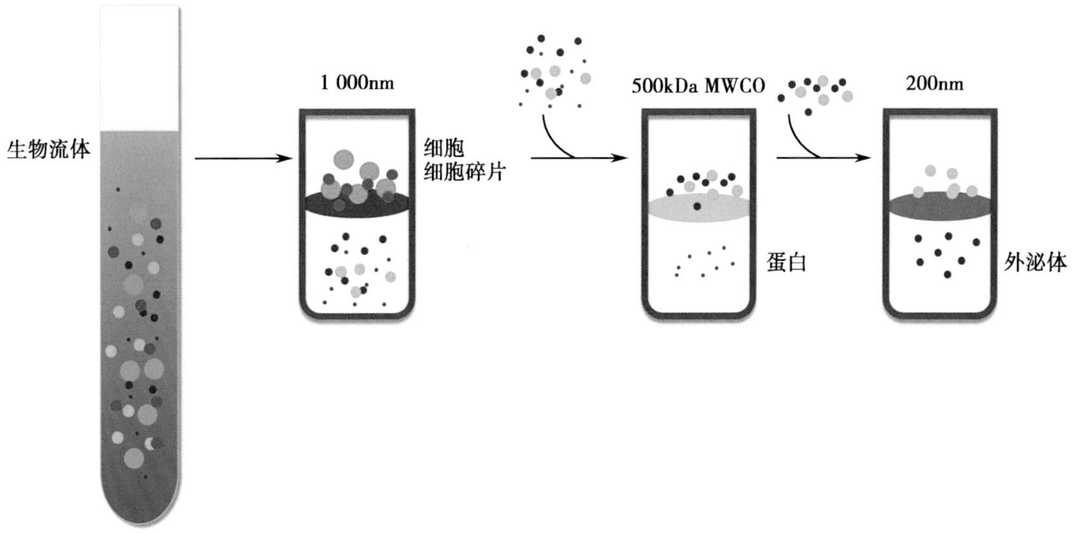

图 18-4-2　顺序超滤法分离细胞外囊泡

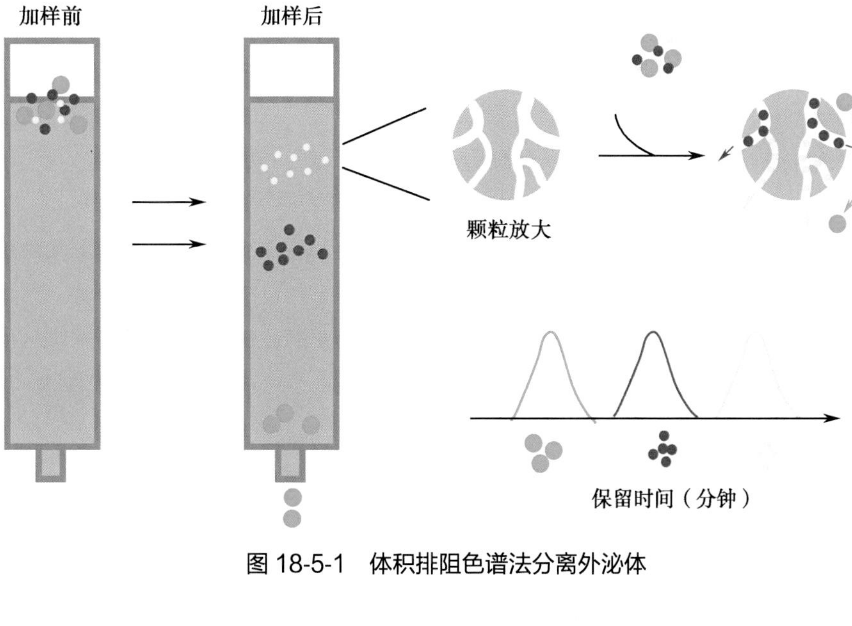

图 18-5-1　体积排阻色谱法分离外泌体

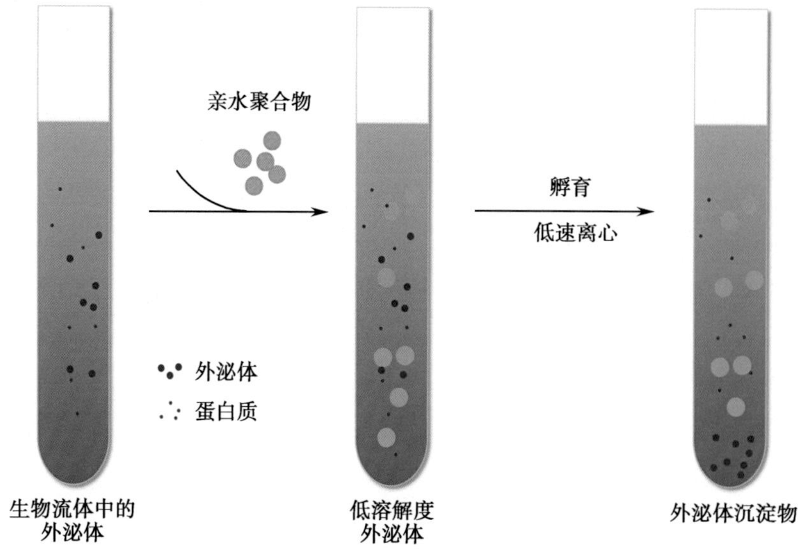

图 18-6-1 基于聚合物的外泌体沉淀法

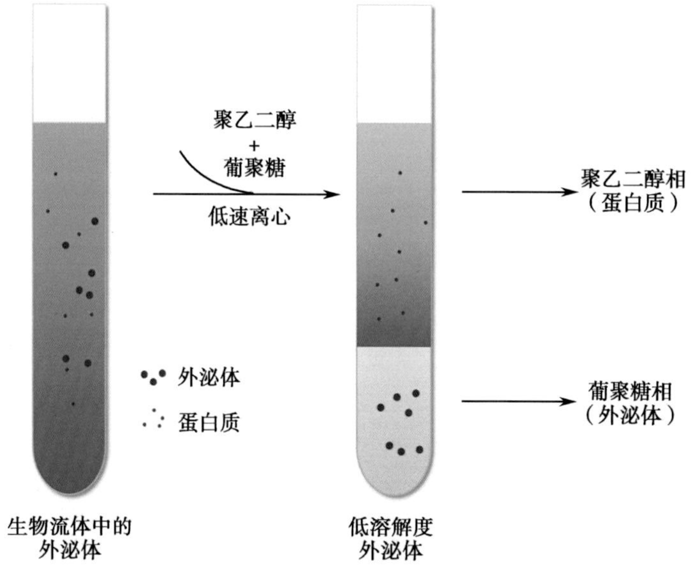

图 18-6-2 双水相（层）系统（ATPS）分离外泌体

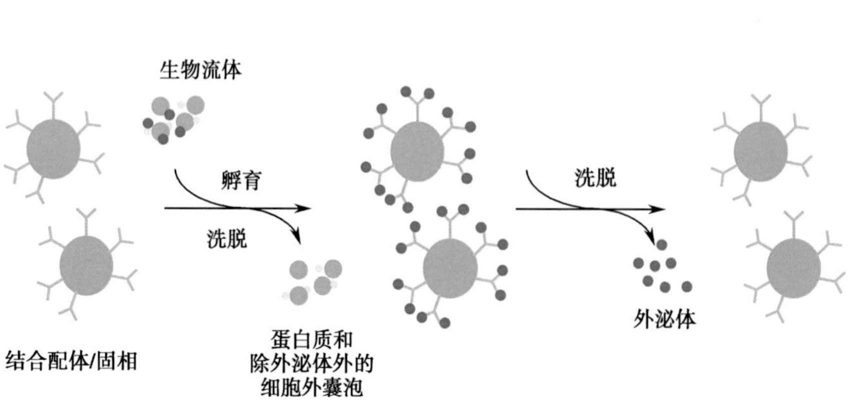

图 18-7-1 基于免疫亲和力的外泌体分离